ハイパーワールド

共感しあう自閉症アバターたち

池上英子
Eiko Ikegami

NTT出版

目次

ハイパーワールド——共感しあう自閉症アバターたち

プロローグ

高機能自閉症の大人、ジョンとの出会い

もうかれこれ一〇年近く前のことになる。

私たち夫婦がたまたま京都に数カ月滞在していたときのこと。シリコンバレーで起業しているアメリカ人の友人から、「大学生の息子ジョンが、初めて日本旅行をするんだけど、途中、たまたま京都にも寄るから、ぜひ会ってほしい」というメールが届いた。

普段、私はニューヨークの大学で社会学を教え、オランダ生まれのつれ合いも、プリンストンで宇宙物理学を研究している。二人とも仕事は大学関係で、学生に会うのは慣れている。まして友人の子息は、日本に来るのは初めてで一人旅。二人とも忙しいとはいえ、断る筋合いはない。

「もちろんいいよ」と返信すると、「ありがとう」の後に一言、「ところで私の息子はアスペルガー症と診断されているんだ」とのメールが返ってきた。

アスペルガー症候群が、高機能の自閉症の一つの形と言われていることは私も知っていた。シリコンバレーのコンピュータ産業関係者には、まさに石を投げれば当たるほどいると言われているアスペルガー。モーツァルトやアインシュタインもひょっとしたらアスペルガーだったと言われていることくらいなら聞いたこともある。しかし私たちの知識はその程度のものだった。

一抹の不安を抱きながら、京都の町中の店をランチの場所に指定した。気取らない店だけれど、古い町家をほとんどそのままに改装した雰囲気が、初めての日本訪問には面白いかもしれないと思いながら。

そしてジョンが京都に現れた。

不安は杞憂だった。世間話や期待していた町家の雰囲気の話には興味がないのかのってこないし、食事の感想は言わないけれど、食は進んでいる。話が弾むということはないけれど、礼儀正しく真面目な印象だ。私たちは心の隅で小さく安堵した。

ジョンは、観光客が話題にするようなことには興味がないようだった。英語で「スモール・トーク」という、ちょっとした世間話に花が咲くということがない。彼の日本一人旅の目的は戦国時代の古戦場巡りだ。京都に来る前は関ヶ原の戦場跡を旅してきて、これからさらに南下していくつかの古戦場を短期間で見て回るつもりだという。古戦場に佇んでツワモノどもの夢の跡、と感慨に浸るつもりはない様子だった。でも、そこでの陣立てや戦力など、戦に関する興味と知識は生半可でない。

ちなみに、私はもともと社会学のなかでも歴史社会学という分野を専門としていて、『名誉と順応――サムライ精神の歴史社会学』という本も書いている。これはもともとハーバード大学出版会から出版された英語の本だが、森本醇さんの名訳でＮＴＴ出版から日本語の翻訳版も出していただいている。というわけで、サムライの歴史は一応私の専門とも言えるが、それでもジョンの古戦場へのこだわりには恐れ入った。数日後にまわる予定の九州の古戦場のことなど、日本人でもきちんと知る人は多くないはずだ。そのジョンが初めて日本に来て、日本人にもあまり知られていない戦場跡を一人で回る旅を効率よく組み立てて実行するなんて、それだけでも大変なことだ。

もっとも、ジョンの興味はサムライの文化や歴史の全般に向かっていかないので、どうも話がすれ違うことに気がついた。彼は古戦場の事象と事実に沿って思考しているようで、「文化」といったあいまいなことには興味がないので、会話は微妙にすれ違う。こうしてジョンは、さっそうと次の目的地に向かっていった。これが私の高機能自閉症をかかえる成人との初めての自覚的な出会いだった。

振り返ってみると、私は当時、自閉症について本当に何も知らなかった。自閉症の症状の核心に、他人とのコミュニケーションのとり方に困難があること、そしてジョンのように一つのことにこだわりを持つ人が多いこと、すべての自閉症の人に当てはまるわけではないが、会話が続かないとか視線が合わないといった症状がある人が多いことも、よく知らなかった。いまでは一般的になった「自閉症スペクトラム」という考え方、つまり自閉症の現れ方や症状は実に多様であることも聞いたことがなかった。と言っても、これは当時はまだ専門家のあいだでも十分に定着していない言葉であり、ジョンの場合は思ったより普通の印象で、障害というより一つの個性に出会ったという印象が強かったことを覚えている。

アバターとして出会った自閉症の人々

ジョンに出会ってからしばらくして、私はまったく予想もしていなかった偶然から、一方で歴史社会学に片方の足を突っ込んだまま、コンピュータを介し、自分の分身であるアバターを使ってコミュニケーションをとる仮想世界の研究に入り込みはじめた。

はじめ私の研究チームは、仮想空間のなかで人々が代理の自己を使うという経験とネットワーク作りに焦点をあてていた。そのうち私は、仮想世界にたくさんの障害者の方のグループができていることに気がついた。そして、さまざまな障害をかかえる人たちが、仮想世界で互いに支えあい啓発しあうグループをいくつも形成していることに、深く感銘を受けた。

その仮想世界で思いもかけず、アバターを通じて他者との交流に励む大勢の自閉症の人たちに出会ったのだ。自閉症の人たちは一般に、コミュニケーションをとることに困難をかかえていることが多い。ところが彼らにとってコンピュータを通じた仮想空間はとても馴染みがよいようで、そこではさまざまな自閉症の人たちがアバターとして活動している。すでに自分もアバターになって仮想世界の観察を始めていた私は、自閉症の自助グループを長年続けてきた方々のアバターと仮想空間で出会い、そのグループの毎週のセッションに参加するようになった。自閉症のアバター同士の会話に触れて、私は自閉症の人々の世界の豊かさと複雑さに初めて目を開かされた。
この経験をきっかけに、私は歴史社会学と仮想（ヴァーチャル）エスノグラフィーの二つの視点から、自閉症を研究するようになった。長年、仮想空間で自助グループの活動を続けている人たちが話している現場に許可を得て参加し、仮想空間で出会って交流するようになった自閉症の人々から、自閉症の世界について多くを学んだ。

私がデジタル空間でアバターとして出会った自閉症の人々は成人であり、普段の生活ではさまざまな社会的不適応の問題をかかえていたが、アバターを通じて自分の経験や考えを的確に表現できる人がほとんどだった。おもな会話のテーマは、自閉症の人が日常的に困ることやその解決方法などであり、その語り口もとてもフランクだ。多くの場合、日常の何気ない体験について話していると言ってもいいだろう。

しかしそのなかで、私はよく「そうか、自閉症の人たちはそんなふうに感じているのか」と思うことがあった。そして自閉症の人たちを理解しようとすることは自分自身を知ることにもつながり、人間の脳の不思議へと分け入る入口になると強く感じるようになった。こうして私は、自閉症というカテゴリーの社会史や、脳神経科学などの分野での自閉症研究の歴史にも深くかかわるようになった。私はしだいに、神経回路のパターンが違い、モノの見方や感じ方のスタイルが異なると言われている自閉症の人たちの、奥深い世界に魅せられていった。なにより仮想空間の自閉症アバターの語りは、私の常識を揺さぶるような新鮮な驚きに満ちていた。

私はいわゆる自閉症の専門家でもなく、かといって自閉症当事者でもないし、自閉症児の親でもない。けれども私自身がそうだったように、社会のなかでは自分は自閉症とかかわりがないと思っている人が大半なわけで、その意味では、私のような人間が仮想空間で出会った自閉症の方々の語りに何を感じたかを読者にお伝えすることに、何らかの意味があるのではないかと思うようになった。本書では、仮想エスノグラフィーの手法を使い、私自身もアバターとなって自閉症の方の自助グループに参加させていただいたりインタビューしたり、仮想空間の街角で出会った自閉症当事者の人たちとの何気ない会話から、いわゆる「定型発達者」であるらしい私なりに感じたことをまとめてみることにしたい。

一九四〇年代に使われるようになった「自閉症」という用語は、自分のなかにこもり、こだわりの繰り返し行動などにふけっていて、言葉の発達や認知能力に遅れがある幼児の発見を端緒とする。しかし現在は、自閉症はその症状の多様性から「自閉症スペクトラム」と呼ばれるようになり、知能も平均かそれ以上で、言葉の発達にも遅れがない高機能自閉症（いわゆるアスペルガーも含む）の人たちの存在も広く知られるようになった。それでも一般的には「自閉」というもとのネーミングのイメージをどこか引きずっているところがある。

ところが、私が仮想空間で遭遇した自閉症の人々が語る内面世界はそうしたイメージとはむしろ正反対で、嵐のような強烈な脳内体験であり、過剰な情報を過剰なままに取り込んでいるハイパーワールドを生きる人が多かった。しかも自閉症アバターたちは仮想空間のなかで正確な言葉を操りながら、その驚くべき感覚知覚経験、心的体験、さらに社会において「感じ方」「見方」が少数派であるがゆえの困難な体験を語り合い、共感しあい、支え合っていた。このことも自閉症がコミュニケーション能力や社会性の障害と言われていることを考えると、注目すべきことと言えるだろう。

私の出会った自閉症アバターの人々の世界を、自閉症当事者の代表として一般化するつもりはない。しかし一見自分のなかに閉じこもり、深刻なコミュニケーション上の問題をかかえているようにみえるタイプの自閉症の人々のなかにも、実は豊かな情感と認知力を持っている場合があることも最近は知られるようになってきた。しかし、そうした人々の経験や世界を知ることは楽ではない。その意味で、私が仮想空間で出会った社交する自閉症アバターたちは、その脳内世界や自閉症的経験の貴重な語り部でもある。

この本は私が思わぬ偶然からアバターというツールの助けをかりて、仮想世界のなかで自閉症の人々のハイパーな世界に出会った記録である。それは私にとっては一つひとつ不思議の国の扉を開けるような驚きに満ちた経験であり、その度に自分がいかに固定的な視点から世界を見ていたかを思い知らされた。私がなぜ仮想世界の自閉症アバターたちに出会ったかを手始めに、ハイパーワールドへの旅にしばらくおつきあいいただきたい。

第一章　自閉症と出会う——仮想する脳を旅して

自閉症は人間の脳の不思議への扉

自閉症の現れ方は実にさまざまだ。幼いころから言語に遅れがでて、儀式的とも思えるこだわり行動なども強く現れ、自分のなかに閉じこもったように見える「古典的自閉症」の症状を示す人もいる。そういう人々に比べれば、私がこの仮想世界の研究で出会った自閉症の人たちはコンピュータの使用に問題がないわけで、比較的高機能の方と言えるだろう。(＊)だから、私が仮想世界で出会った人々が自

(＊) 自閉症のなかでも、言語の使用に問題がなく、平均的かそれ以上の知能を持つタイプの人を「アスペルガー」と呼ぶのが一般的だ。ところが米国の最新の診断基準DSM－5では「アスペルガー」というカテゴリーを使わなくなり、すべてを高機能自閉症に含めることになった。しかしそれ以前にアスペルガーと診断されている人も多く、「アスピー（Aspie）」が自分の個性の一部だと強く自覚している人も多いため、本書では、アスペルガーという言葉も使うことにする。

閉症のすべてとは言えないことを初めにお断りしておきたい。症状に違いが大きいからこそ「自閉症スペクトラム」と呼ばれるようになったのだ。

しかし、高機能と言っても大部分はその言葉から感じるイメージとは異なる。一般に知能や言語に問題のない高機能自閉症とかアスペルガーと呼ばれる人でも、人と話すこと自体が大きなストレスになる方はかなり多い。それ以上に、人との交流で疲れ果てる人もいる。あるいはそこまでいかなくてもスモール・トークとか、女性の場合だとガールズ・トークというような、目的のはっきりしないおしゃべりがとても苦手で、社会的に孤立してしまいがちだという人は少なくない。

一方、感情・情緒が一見あまりないようにみえるタイプの自閉症の人もかなりの数いる。論理的なことや理性的な推論など、社会をシステム化して把握することに、より才能を発揮するが、あいまいな情緒や感情の機微を感じることが苦手だと自認するアスペルガーの人も珍しくない。たしかにその通り苦手な人もいるのだが、ここで複雑なのは、実は情緒を感じることと、それをより普通の人にわかるような表情や身体表現でタイミングよく表現することとは、別の問題であることだ。自閉症の人たちの「みかけ」は、時として定型発達者に強い差異の感情を抱かせる。一方、ある自閉症のアバターが言っていたことだが、「僕たちが見かけ上感情がないようにみえても、僕たちが感情を抱いていないわけではない、ということをわかってほしい」という場合もあるのだ。

感情表現だけの問題ではない。たとえば、普通の言葉は話さないのに、見事な詩のような文章を出版して人々を驚かせたインドの自閉症の少年もいる。ティト・ムコパディヤイ（Tito R. Mukhopadhyay）

はインドで生まれ、三歳のときに自閉症と診断された。この少年は、明らかに話し言葉は操れないが、心の中に溢れる感情があり、しかもその感情や内省を詩的かつ哲学的に、豊かな語彙を使って文章化することができる。ペンやキーボードを使って自分で書くこともできる。しかし少年は、母親の介助がないと日常生活をこなすことができない。

「ニューヨーク・タイムズ」紙の記者は、ティトが母に連れられて神経科学のラボに検査を受けに来たときのことを、こう描写している。

「ティトは部屋に入るなり体でリズムを刻み、さらに立ち上がってくるくる回ったり、大きな音を立てたりした。腕をひらひらさせたり、まるで操り人形の調子が悪くなったみたいだった」[1]。

自閉症児によくある常同動作（同じ言葉や同じ動作を繰り返す）だ。ただし彼が特別なのは、同時にノートに、そうした自分の行動の意味を説明することだ。外側から観察しただけだと、一見、外界に興味を示さずおかしな動作をしたりくるくる回ったりするという、ほぼ古典的な自閉症の症状を示す。けれども、内面を記したどの文章でも、あるいはその場でノートに鉛筆書きするコミュニケーションでも、彼は少なくとも定型発達者と同じように論理を的確に操り、かつ深く感じる情緒を詩的な文章で表すこともできる。外見だけ見ていると、少年のなかに溢れる豊かな感情と言葉の世界が存在することを想像することは難しい。

社会の多数派である定型発達の人は、身体に張り巡らせたさまざまな知覚を同時に働かせながら、さらに相手の表情やジェスチャーを無意識に読み取り、そしてそうした感じ方を一瞬のうちに統合して、他人と会話や交流を行っているのだと思われる。そしてその知覚と認知の統合の瞬間に、無意識であっても、今までの育ちかたのなかで培ってきた文化的なスタイルや社会的価値観というようなものともすり合わせている。普段は無意識にやっているけれど、この同時ということは実はすごいことなのだ。たとえば、知覚のどれかに異常があったり、あまりにも敏感である場合は、情報過多になってその統合がうまくいかなかったりするし、時間がかかってタイミングよく対応できない場合もある。実は自閉症の人には、過敏なほど情報を受け止めてしまうケースが多いようなのだ。

自閉症は深い謎だ。そしてその謎は、人間の脳の不思議にダイレクトにつながっている。彼らは自分とは違うある特殊な障害を持った人たちだ、として、その深い謎を私たちに提示してくれる人たちのことを知ろうとしないでいるのは、あまりにも「もったいない」と私は感じた。

自閉症の人の知覚の特徴

仮想空間を通じて自閉症の人々の感じ方を少しずつ知るようになると、私たちが無意識のうちになんの疑いもなく受け入れている脳の働き方や体の感じ方、あまりに当たり前すぎて語られることのない前提などが、いかに当たり前でないかに気づくようになった。まるで、脳や身体と意識の不思議の扉を一つひとつ開いていくような気持ちになるのだ。なかでも聴覚、視覚、触覚等の知覚に関する差異は印象的だった。

たとえば、普通の感覚を持った人にはなんでもない音でも、自閉症の人にとっては金槌で頭を叩かれるような感じがする場合がある。そう思うと、自閉症の子供が突然異常に思える行動に出るのも、もしかしたらこうした音が過敏に聞こえているからかもしれないのだ。また、自閉症の乳幼児には視覚に異常がある場合があり、相手の顔を見たり視線を合わせたりすることがなかなかできないという報告もなされている。そしてこのことが、言葉の習得や社会性の発達に大きく関与していると考える研究者も多い。

一方、自閉症の人のなかには見たものを驚くほど正確に記憶できる人がいる。それなのに体調によって、視野が古いテレビの画像のようにザッザッとブレたりする人もいる。まるで鷹が獲物を捕らえるときのように、狭い範囲の物体を正確に捉えられる人もいる。では、そうした視覚的な記憶に優れた人は、顔の表情の意味を捉えるのもうまいかというとそうではなく、ジェスチャーや表情から人の心の機微を感じることが難しい自閉症の人も多い。それどころか、人の顔を覚えることが難しい自閉症の人が少なくないという報告もある。

こうした話を聞いたり最近の脳神経科学の研究成果を知ったりすると、視覚が優れているとか耳がいいなどという言葉で、私たちが知覚とは何かということを実に大まかにしか捉えていないことがよくわかる。たとえば視覚や聴覚といっても、おそらく脳の機能はかなり細分化されて働いており、その内容は実に多岐に分かれているのだろう。そして、私たちが「普通」と思っている視覚や聴覚のありかた自体が、実は、見たり聞いたりしていても、必要でない情報はあえて意識にのぼらせないという大雑把な捉え方ができることによるようなのだ。

たとえば、賑やかな立食パーティ会場などで自分の名前が噂話に出てきたり視線が自分に向けられていたりすると、ざわざわしていても急にそれに気がつくことがある。普段の巡航運転モードから、一気に気がつきモードに転換する。しかし逆に、すべての音にそれと同じように反応していたら大変だということは容易に想像がつくだろう。その点では、大雑把こそ幸いなれ。

あまりにも多くの近くの情報をとりこんで、すべてを意識にのぼらせていたら、私たちは時々爆発してしまうだろう。ところが自閉症の人々の知覚の特徴のひとつは、このように過剰な情報を過剰なままに感じてしまうことにあるようなのだ。

多数派の生活・文化で暮らす――異文化交流との相似

こうした自閉症の人々の感じ方や見方を知り、社会のなかでのさまざまな苦労を知ると、人口では多数派の「定型発達者」のコミュニケーションスタイルに合わせることに、いかに彼らが苦労しストレスを受けているかを感じさせられる。逆に「普通」であることがいかに当たり前でないか、そしてそれを普通と考えて、他者もそれに合わせることを当然として疑わないことが、自閉症の人に時に大変なストレスを与えていると感じることができる。

それはまるで、大多数の国民が「国語」として一つの言葉を話し、文化と伝統がよく定着している国に移民してきたエスニック・マイノリティに似ている。彼らも、日々適応するために苦労している。

そして、それは日本のような国にやってきた外国人の問題だけでない。実はそれは、また偶然にも米国で職業生活のほとんどを送ってきた日本人である私の経験とも、どこかで深くつながっているところがあると感じるようになった。

個人的な話になるが、私はたまたま人よりかなり遅く留学し（つまり脳の神経回路や文化的な蓄積がすっかりメイド・イン・ジャパンとして成熟したまま）、その後米国の大学で社会学者としてキャリアを積んできた。いわば文化的・言語的なマイノリティのまま、米国社会のルールと文化、仕事場である大学のルールと文化に合わせることを余儀なくさせられている。いろいろな方々の教えや協力で、なんとかこなしているけれど、結構ストレスだ。米国は移民国家だから、日本より外国人にはオープンなところもあるけれど、その一方、大学教員のような職業生活においては強い同化圧力もある。

米国はそもそも全般的に文化的な同質性を前提にはできない移民社会なので、その代わりに法律と契約できちんとゲームのやり方を決めておこうとする傾向がある。違うことを前提にして、職業上やコミュニケーション上のルールはかなりカチッとしているところがあるのだ。それにコミュニケーションでは、やはり米国で育った人、つまり多数派の人間がつくり上げた暗黙の生活・文化上のルールに合わせなければ、相手を効果的に説得することができない。

キャリアのサバイバル上、適応せざるをえなかったことが多々あったが、なにしろ私は元が言葉も文化も脳のつくりもメイド・イン・ジャパンなので、日米を往還していると文化的船酔い状態を自覚することがある。日本に「帰る」と（かなり自動的に）日本人らしく振る舞い、そして米国に「帰る」

と、それはそれでストレスだが、なんとかニューヨークのプロフェッショナルとして振る舞おうとする自分がいる。頭の上のほうにメタな自分がいて、そうした自分を観察しているときもある。

しかし多くの場合、それは自覚的なギアの切り替えではない。いわば場所と人々が私にそう振る舞うことを自然に要求して、私の頭と体がそれに無意識のうちに反応しているのだ。[2] ちょうど、駅のプラットフォームにベンチがあると思わず座りたくなり、壁があると寄りかかりたくなるように。この生育条件に由来する文化的・言語的な脳の設定は、普段はなかなか気づくことのない無意識の領域であり、異文化のなかに身を置いて、他者との交流のなかで差異を感じたときに、それを意識化せざるをえない場合が多い。

それぞれの個人にはその育ってきた環境やさまざまな心理的・文化的背景から、無意識のコミュニケーションスタイルがあり、またそれぞれのグループには、それぞれのグループのコミュニケーション文化がある。それに合わせてギア・チェンジすることは、どのような人にでも目に見えないストレスのはずだ。そうそう、たしかに他者に合わせるのは疲れる、職場の人間関係はストレスだ、と思う人も多いだろう。けれども大体の人は他者と交流することにより、自分が成長してきたことも自覚している。私もそうだ。そう、日本の繊細な文化や感覚は素晴らしい。けれども私には、違う文化のなかで「泳ごう」としてもがいた経験が自分の可能性を、思いもかけない方向と深さで確実に広げたという感覚がある。

究極の鏡としての自閉症

だが、自閉症スペクトラムの人々との出会いを通じて、私はしだいに、日本だろうが米国だろうが、他者との交流の難しさはいわゆる異文化間の問題だけではないと感じるようになってきた。他者は自分の鏡だし、人間は所詮、他者とのすり合わせのなかでしか自分を知ることもできない。そして、神経回路の構造自体が違うらしい自閉症の人々は、大部分の「定型発達者」にとっては、究極の鏡としての他者である。

それは生まれ落ちたエスニシティ的な文化の違いからくる他者と自分の関係と似ているが、その異邦人性はより深いかもしれない。なにしろ、同じ言葉を話し、しかも同じ文化のなかで育ったはずなので、違いがとてもわかりにくい。その違いを自覚的に知ってもらいたくて、一部の自閉症的な人々は、自分たちは神経回路的に定型発達の人たちとは違う「ニューロトライブ（神経部族）」だと表現している。違う神経部族と考えるかどうかは別にしても、このような鏡としての深い他者の存在を知り、その感じ方を学ぶことは、素晴らしい経験だ。これは自閉症の療育とか福祉にかかわっている人だけが問題とすべきことではない。

言い方はヘンかもしれないが、読者の方がたとえ自閉症の人と直接なんのかかわりがなくても、一般教養として自閉症とは何かを考えることは、それだけで自分と自分の脳の働きをよりよく知ることにもなるのではないか。自閉症的な脳の働きが一つの個性であり、その現れ方は「スペクトラム」と呼ばれるように、連続体であるという考え方はよく知られるようになってきた。そうだとすれば、脳の一部に自閉症的な傾向がある人の数は、自閉症の診断数よりずっと多いはずで、自閉症について学ぶことは、自分のまわりにいる人々のなかにある自分とは違う感じ方やコミュニケーションの方法をより細やかに感じられることにつながるのではないだろうか。

一方、大人になった自閉症の人々のなかには、苦労してコミュニケーションのギア・チェンジが比較的うまくできるようになった人もいる。一見うまく社会に適応しているようにみえる人でも、それがストレスなしでできているわけではないことに注意したい。彼らは知能や言語能力に問題がなくても、神経回路が多数派の知覚や認識のパターンに合致しないまま、マイノリティとして生きているとも言える。多数派である「定型発達者」に適合した形で発展した文化の形やコミュニケーションのルールに合わせることを強いられている。

私は、神経回路としてはまあ「定型発達者」という多数派に属するようだが、言語的・文化的にはマイノリティとしてリアルに米国社会で暮らしている。その立ち位置から、私は自閉症の人々が主張する「ニューロダイバーシティ（神経回路の多様性を主張すること）」に、共感を覚えた。ニューロダイバーシティという考え方は、いろいろなスタイルの脳の働きがあり、さまざまな神経回路を持っている人々がいるからこそ、社会全体として創造的な力が生まれるのだ、という考え方である。

ちなみに心理学などでは、より多数派の構造に脳が発達した大部分の人のことを「定型発達者」、自閉症スペクトラムのような人を「非定型発達者」という言い方をする。私は実はこの用語の語感に少し抵抗がある。「定型」的に発達した神経回路を持つ人々のなかにもさまざまな神経回路のスタイルがあるし、定型発達者と非定型発達者とのあいだに、そうはっきり線を引けるとも思っていない。さまざまな神経回路のスタイルを持つ人々がいたほうが、社会全体としてもより豊かな可能性をはらむと思っているので、その観点からも二分法的な語彙に良い印象を持たない。

しかし本来、「定型発達者」とは実在する普通の人という意味ではなく、社会科学でよく言われるところの「理念型」でフィクショナルな概念である。代替用語も思いつかないので、とりあえず発達の形の多数派という程度の意味で、この本ではこの言葉を時として使うことをお断りしておきたい。

仮想世界で自分と出会う人々

セカンドライフという仮想空間

少々話を急ぎすぎたかもしれない。自閉症の人にとってコンピュータを介した仮想世界は馴染みがよいということは、仮想空間の世界で遊んだ経験がないと感覚的にわかりにくいかもしれない。もちろん、すべての仮想空間が自閉症の人にとって馴染みがよいとはかぎらない。まず、私が自閉症のアバターと出会った経緯も含め、私が関係した仮想世界とはどういうものかについて、もう少し具体的に紹介してみたい。

私の場合、他の仮想空間もいろいろ試してみたが、やがて「セカンドライフ」という仮想空間がとても気に入るようになった。「レジデント（住民）」と呼ばれるプレイヤーが、好きなように自分の家や街をデザインしている仮想空間だ。このセカンドライフは、サンフランシスコに本社があるリンデンラボが製作したプラットフォームで、コンピュータ画面のなかに擬似3D環境をつくり、自分の代理のアバターを動かして他のメンバーと交流する、というもの。

仮想世界での私のアバターの名前は「キレミミ・タイガーパウ」。深い意味はない。ちょうどそのころ沖縄の八重山諸島を旅した後で、たまたま石垣島の店で購入した文庫本が動物写真家の横塚眞己《まこ》人《と》さんのエッセイだった。そのなかに出てくるちょいと気が強くてエレガントな西表《いりおもて》ヤマネコ、キレミミの名前を借りた。米国での生活で、私は喧嘩の語彙が未発達のせいか、温順《おとな》しくて優しいオリエンタルと思われがちなので、そのメス山猫にあやかろうという気持ちがあったのかもしれない。セカンドライフの操作に長けた人のなかには、アバターの身体を一から自分でデザインする人もいるが、私はそこまでの力も時間もないので、「既製品」のパーツを自分なりにアレンジすることにした。セカンドライフ内にはたくさんの「ショップ」があるが、たまたま日本人が経営していたショップで身体の基本のパーツを「買った」ので、少し小柄なアバターになった。

ちょっとした技術があれば、アバターの顔や体はもっと自分の好きなようにデザインできる。もっともセカンドライフは米国製のためか、日本製のアバター交流サイトなどのフラットで「かわいい」系のアバターの印象と違い、男女ともにかなりセクシーで若々しい肉体の持ち主が多い。しかし、リアルや想像上の動物、あるいは奇想のロボット風のさまざまなアバターを使う人もいて、お仕着せの仮想空間ができているわけではない。レジデントが空想上のルネッサンス風建物を建て、そこで貴族になったつもりのアバターが貴族風のコスチュームを着て遊んだり、そうかと思えば、宇宙空間をつくって見知らぬプラネット上で太極拳を習ったりする。

まるで未来世界のようだが、技術という点から考えると、最近開発が進むヴァーチャルリアリティに比べ、二〇〇三年に発足したこの「セカンドライフ」というプラットフォームは、かなりプリミティブだ。3Dといっても、フラットなコンピュータ画面上の話で、アバターが画面から浮き上がってくるわけでもなく、景色やアバターが立体的に作りこまれて見える程度だ。だが、自分たちで建物を建てることも可能でユーザーの自由度が高い。

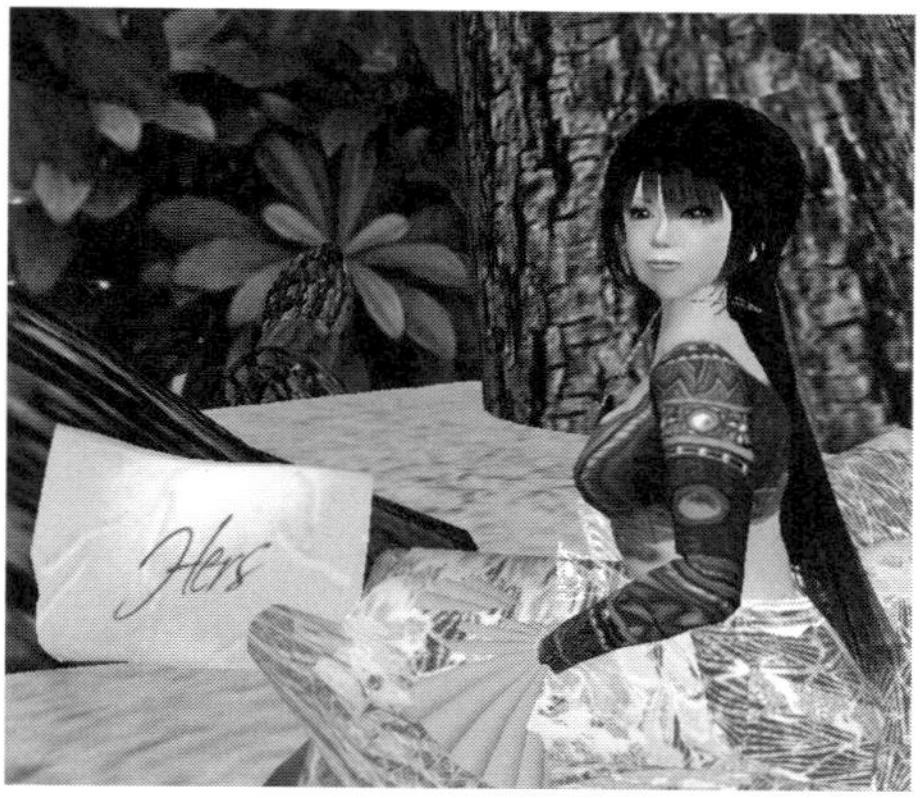

キレミミ（著者のアバター）

ヴァーチャルリアリティとはいえ、アバターを通じて触覚を持つことはできないし、顔の表情もあまり変えることはできないが、多数のアバターが同時にログインして、まるで街角で話し込むような雰囲気でリアルタイムに交流できる。上からのお仕着せのルールで遊ぶゲームではなく、SNSのように、興味に合ったさまざまなグループを自分たちでつくって交流するという点が、社会学者である私の興味を引いた。まるで現実社会のコミュニティの生成を研究するようではないか。

普通のヴァーチャルゲームは、運営会社がつくるシナリオや役割、ゲームのルールに従いながらプレイするのだが、セカンドライフでは所与のゲームのシナリオもなければ何かを競うわけでもない。家も街並も、アバター自身も自分でデザインできるし、そうしなければならない。そして友達も自分でつくるしかない。普通のゲームとはまったく違うので、ゲームに慣れた人は、逆に何をしていいかわからず戸惑ってしまうようだ。

それでも、荒野に街をつくるように、バーや居酒屋（もちろん酒やビールは実際には飲めないけれど）などがレジデントの創意でつくられ、ダンスクラブや教会や学校、そして少々いかがわしい場所やユニークな高層ビルなども出現した。そこにさまざまな団体、グループが期せずして立ち上がり、ストレンジャーが出会う街角が出来上がっていった結果、社会学者の想像力をかき立てる「代替社会」が生まれたのだ。

仮想世界のアバターたち――分身は成長する

アバターという言葉はハリウッド映画の「アバター」ですっかり有名になったが、今ではゲームやSNSなどで、自分の代理としてアニメのようなさまざまな形の「アバター」を使ったことがある人も多いと思う。アバターはもともとインドの言葉で、宇宙的な存在が、この世に人間などの形をとって顕現することを言う。仏様がさまざまな仮の姿をとって現世に出現する仏教での分身も、英語ではアバターと言う。ヒンズー教でも同じこと。地上に人の形で降り立って、悪と戦ったり恋をしたり大活躍する神などのことだ。

この単語は古くから英語の語彙にあり、アメリカの美術館に行くと、インドや中国・日本やチベットなど仏教の世界観を表す曼荼羅《まんだら》の説明にも、分身仏のことを「avatar」と呼んで解説しているのを目にする。デジタル世界の分身をアバターと呼ぶのは、実に深い翻訳だったと思う。アバターとは人間や動物やさまざまな形の自分の分身をつくって、デジタル空間で自分の代理として使うわけだ。米国製のセカンドライフの場合、そのアバターはかなり立体的でリアリティがある肉体を持つ場合が多く、分身っぽい感じはかなり強い。

もともと私の仮想エスノグラフィーでは、障害者だけに焦点をあてていたわけではなく、広く「仮想」ということに興味があった。またアバターという代理の自分の身体をもって、代替的な仮想の環境・社会のなかで第二、第三の、時にはそれ以上のアイデンティティを育てることはいったいどういう意味を持つのかという問題にも興味があった。

デジタル世界のアバターは自分の分身だけれども、仮想の世界の他の「住人」の言葉や行動に触発されて、時に自分でも思いもかけないような行動をとったり、普段と違う自分を発見したりすることがある。単に「自分」によってアバターが使われているのではなく、しだいにアバター自身が新しい命を持つような感じになる場合がある。登場人物を決め、生活スタイルや行動を書き込んでいくと、登場人物自体が命を持っていくようにプロットがどんどん展開していく、という経験をする小説家の話を聞いたことがある。アバターも時々、それを動かしている「タイピスト」（アバターを操るリアルの個人のこと）の意思を超えるような思わぬ成長をすることがある。代替の肉体と心を持ち、それを代替の仮想環境に置き、そしてそれが他者との関係で育っていく感覚を持つとはいったいどういうことかと、私は考え続けてきた。

文明を創ってきた仮想の力

仮想社会と聞くとコンピュータゲームのようなものを連想し、子供のためのものだとか、大人がやるものでないという意識があるようだ。それに入れ込むのは、特に子供や若い人にとって有害だ、という拒絶反応も、社会の良識者からよく出される。子供の発達にとって、リアルの世界に身体ごとかかわる以上の成長の場はないので、私もそういう側面があることはよく理解できる。しかしだからといって、仮想世界の文明史的意味を軽視してよいわけではない。今の時代の良識は過去の経験の積み重ねからできたものであり、良識は時として狭い。問題があるからといって、人間と仮想の世界の不思議な関係、そしてテクノロジーがもたらした新しい仮想世界の可能性に深い意味があることを考えなくていいはずがない、と私は思う。

人間はデジタルの力などが存在しない大昔から、脳の仮想する力を使って、心の翼を広げてきた。たとえば、文章を書くこと自体も仮想の力を使っている。文章を書くという行為は、文章という形で自分の意識をいちど、自分の外側に置く行為と言える。自分の内省や考えたこと、または詩的・情緒的な感覚をいったん書きだすと、自分のなかにもやもやと存在していた意識を客体化できて、自分の感じていることがはっきり見えてくる場合が多い。見えない読者を仮定して文章を書き出すと、さらに面白いことになる。自分のなかの二人の自分の対話、それは仮想の世界だ。

自分のなかの仮想の他者は、触媒となってさらに自分の心の翼の飛距離を大きく広げる。源氏物語からシェイクスピアまで、仮想の力を借りてイメージを広げる人間の力の豊かさ、そしてさらにそのつくり出した仮想の世界とそのリアリティのなんと素晴らしいことか。光源氏から紫の上、そしてハムレットからリア王まで、こうしたキラキラした人物たちは、文章というテクノロジーを借りて地上に降り立ったアバターたちなのだ。

人間の言葉が動物のコミュニケーション手段と比べて特殊なのは、どんなことでも言えるし、しかも時間や場所の転移が容易なことだ。動物たちはかなり複雑な情報の伝達手段を持っているが、時間や場所を超え、未来を考え語り合うことはできない。未来は本来、仮想のなかにしかないのだ。つまり人間の言葉は、仮想の力が羽ばたくのに有利なようにできている。

さらに人間は、実際に見ることも触ることもできないものを、感じる力や考える力だけで、切実に存在するものにしてきた。たとえば神様や仏様など名前はさまざまだが、見えないもの、触れられないもののなかにいちばん大事な尊いものがある、という気持ちは共通している。神様や仏様のようにいちばん尊く大事なものには触れることができないし、握手もできない。お話しもできないし、ご挨拶もできない。しかしそんなに尊く大事な存在なら、なおさらなんとかして見てみたいし、触れてみたい。

だが、仮想する世界ではそれができる。たとえば目に見えない尊い存在を、よりヒューマンに近いものに仮託した聖なるイメージの数々。曼荼羅のなかに描かれた分身仏や聖者が英語でアバターと呼ばれてきたのもそのためだ。分身仏やさまざまな菩薩は人間に近く寄り添って、仮想の世界で人々に救いを与える。それも抽象的な至高なるものが、仮想の世界で形を持ったものとして照射されたからこそだ。

そして、自分にとって何よりも大事な「自己」というものも、自分の心と身体から脱することのできない人間には、そもそも容易に触れられないし、本当に客観的には観察できない。それこそ古代から哲学者を悩ませてきた問題だ。文章を書いたり、内省したりすることはできるけれど、その場合もやはり仮想の他者が、より深い世界の観察に必要だ。

古代ギリシャのソクラテス、プラトンの時代から、哲学者は対話形式で自分の考えを表現することを好んだ。仏典や経典もブッダと弟子の対話形式で書かれている。明らかに実際の対話を記録したものではないのだが、自己のなかに仮想の力でつくりあげた他者との対話にしたほうが、漠然とした思考や感覚をダイレクトに文章化するより、よりはっきりとした形で伝えられるからだろう。つまり、自分のなかの他者との対話を「触媒」にしているのだ。自己を客体化して自己の内部にいるもう一人の自分と対話し触発されながらのほうが、内省と議論を深められるからだ。

アバターで哲学する方法

だが、そうした哲学的・宗教的な深い内省は抽象的であり、誰にでも簡単に深められるものではない。イマジネーションのジャンプ力がかなりある人でないと難しい。ところがセカンドライフの「レジデント」のなかには、アバターを使った仮想の冒険によって、サイバー空間上に代理の自己を想像し投影すれば、それが可能になると感じている人々がいた。それはちょうど文章を書いたり内省したりするときに、自分を客体化し、そこに置いてみる、という行為と似ている。

しかしサイバー空間上の仮想自己の実験は、文章を書いたり、内省したりするのとは明らかに違う、もう一つの次元が加わる。それは本当の他者の存在だ。

初めは軽い気持ちでつくった分身アバターでも、仮想のコミュニティのなかで活動しているうちに、他のアバターたちとの交流を通して、そのアイデンティティが自己の意図を超えて「成長」していくことがある。それは、まるでもう一度生まれてくるような経験だ。さらにグループ活動をしていると、あのアバターは頼りになるといった「信用」も生まれてくることがある。期せずしてリーダーも育ってくる。つまり、誰も知り合いのいない新しい街に引っ越して、新しい髪型と服装で、前の自分とは違う雰囲気で再出発するときの感覚とちょっと似ているかもしれない。仮想の世界で予期せぬ自分が育っていく感覚は、まるで霊的新生を唱えるキリスト教徒のボーン・アゲインのようだ。アバターになって仮想空間で羽ばたく人々には、現実社会のなかでさまざまな形で押し込められたカテゴリーから自由になろうともがいている人が多かった。

そもそもなぜ仮想世界は、時として人をフワッと自由な気持ちにするのだろうか。私たちはリアルの社会でいろいろなしがらみから出来上がったラベルを背負い、社会経済的なカテゴリーに分類されて生きているわけだが、それは誰にとっても少し重たい。自分には他の可能性も秘められているのに、と誰もが思うときがある。可愛い子供を連れて幸せいっぱいに見えるお母さんや、人生を悟ったかに見えるおじさん。だが、お母さん、おじさんといったラベルの影には、きっと昔追い求めた夢が隠れているだろうし、顕在化していない能力があるはずだ。それなのに、社会のなかで出来上がったラベルとカテゴリーは、まるで硬い殻のようにその可能性を閉ざしている。障害者とか自閉症といったラベルも同じだ。そんなとき、外見をアバターでちょっと変えて新しい仮想空間の街のなかで再出発し、意外な自己を発見しようとする人は多いのだ。

仮想空間ではアバターを使うことにより、違う自己像を試せる。男性がちょっと女性のアバターをつくってみる。これは実世界でジェンダーを変えるよりかなり軽いノリでできる。パンダとか猫とか動物のアバターを使うこともできる。これは日本では抵抗がないと思うが、キリスト教世界では、神の創ったヒトと動物の間には厳しい序列的線を引くので、人間が動物になるのは排斥される恐れがある。でもまあセカンドライフならそのあたりもかなりいい加減で、動物の頭とヒトの体をした「ファリー」と呼ばれるアバターを愛するグループも複数存在する。

複数のアバターを使う人もいる。初めは、こうした人は多重人格か、と思ったものだ。実はこのプラットフォームでは新しいアバターごとに課金したりするというシステムがない。無料で新しいアバターをつくることができる。だから、気楽に複数のアバターをつくってしまう人がたくさんいた。外観の印象が違うアバターを使うと、他者の反応も当然違ってくる。ある研究者は、黒人のアバターを使った場合と白人のアバターを使った場合とで、人々の反応がどう違ってくるか調べてみた。その結果はご想像のとおりだ[3]。一方、自分とジェンダーの違うアバターを使うと、他者の反応のみならず、本人の気持ちにも変化が起きることはよくある。

セカンドライフという仮想空間でいくつものアバターをつくり、自分がどんなふうに感じるか実験している複数の人たちに、私は早い段階でインタビューしている。たとえば、とても素敵で親切な女性アバターのウルさん。「プレイ・アズ・ビーイング」というディスカッション・グループで知り合いになった。この「ウル」はアバターの「本名」だ。「自分としては、出版するなら仮名にしないでウルで出してほしい」とウルは言った。「ウルは僕にとってリアルだから」。彼は、現実社会ではヨーロッパのとある街に住む五十代の男性「トニー（仮名）」だ。セカンドライフでウルになっているときは、ウルそのものになりきり、人々と交流しているそうだ。

彼は自分の年恰好に近い、小太りのおじさんアバターを作成して、仮想空間で活動を始めた。それから彼自身の憧れの女性に近いファッショナブルで氷のように白い肌を持った美人アバターも作った。どっしり落ち着いたおばさんアバターや、アイドルのような若い男性も作成してみた。けれども、完璧な美人ではなくて親しみやすい感じのウルが自分にいちばんしっくりきて、友人からも頼られる人気のアバターに進化したのだという。

リアルの本人は人付き合いが得意なほうではまったくなく、仕事オンリーの生活を送っている。しかし、ウルになったときは自然に優しく人と話せて、人の世話を焼いたり悩み事を聞いたりできるのだそうだ。トニーが日本に遊びに来たとき、私も会うことができたのだが、「ウルになったおかげで、僕はより良い人間になったような気がするんだよ」と語っていた。

仮想世界の身体的外観を変えることができるという特性は、それ自体も実に面白いけれど、ちょっと「視点」を変えることで固定しがちな世界観や自己のイメージからいっとき自由になる、という哲学的行為への入口につながると考えられないだろうか。視点を変えることは、固定したアイデンティティから自由になることに通じる。それは先鋭的瞑想の営為、たとえば禅やチベット仏教の瞑想修行に通底するものがある。常識的にみると馬鹿馬鹿しくも思われる禅の公案も、社会のなかで育ってきた固定的な視点から自由になり、固定観念をヒョイと外してみる「仮想」的な行為だ。

固定的で単一的な視角から世界を見るということは、どうしたって見えない角度ができるということである。遠近法のように一つの視点から見ると、必ずその陰に見えないところがある。だけど、多数の視点から世界を見るようにすれば、モノの裏側も見ることができるはずだ。あるアバターの言葉だが、「安全だとわかっていても、自分の奥深く眠っている自分を見ることは怖い」。たしかにそうだ。しかし、仮想世界で楽しみながら複数のアバターを操ると、比較的安全に自分のなかの他者に出会うことができる。複数のアバターを持ったり、自分のアバターの形を次から次に変える人たちも、決して変な人とはかぎらないのだ。

スタンフォード大学の人類学者、タニア・M・ルーマン（Tanya M. Luhrmann）は、エヴァンジェリ

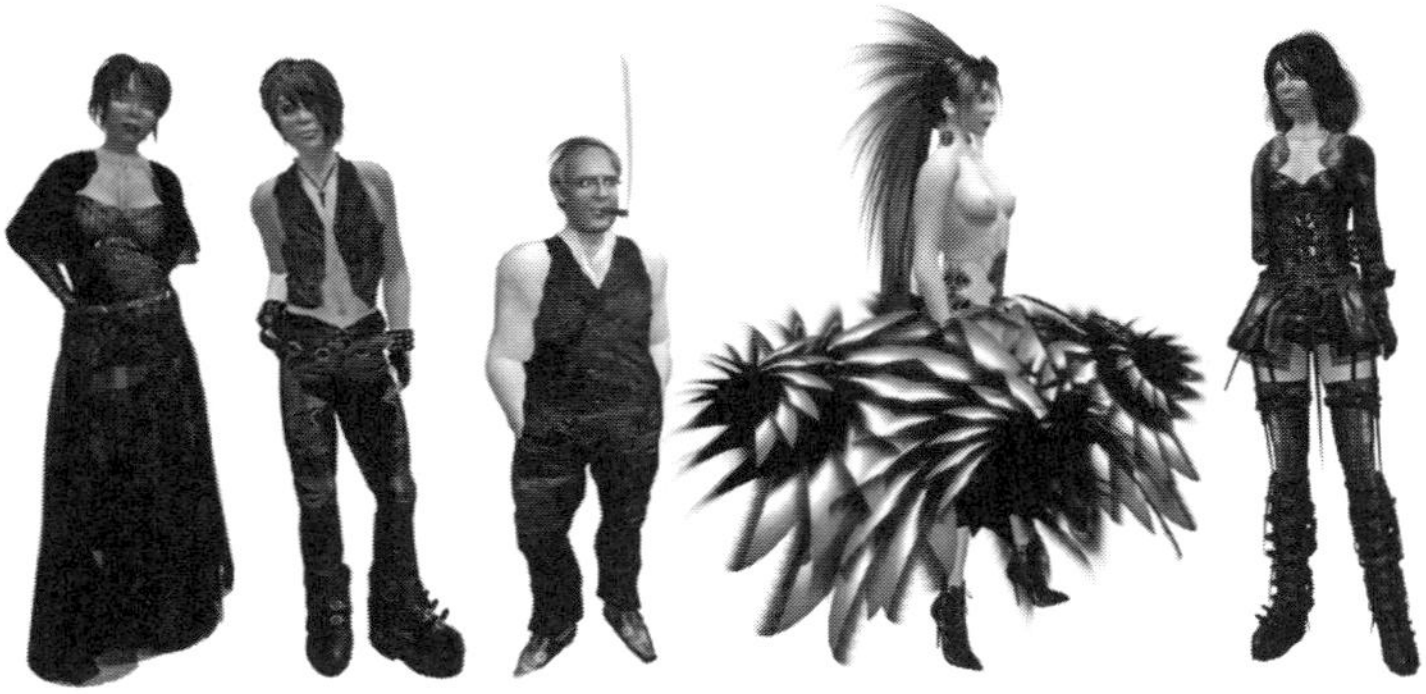

トニーの複数のアバター：右端がウルのアバター。その隣がファッショナブルな美人アバター。真ん中の中年の男性が、初めて作った本人に近いアバターのウッジ。ただし、ウルとウッジ以外のアバターはキャラクターがあまり進化しなかったそうだ。

カル・クリスチャン（キリスト教福音派）のグループを深く参与観察した[4]。彼らは、神にどうしても触れたい、その声をどうしても聞きたいと切実に願い、そして恍惚のなかでそれを聞いたと主張する。いったい神の声が聞こえるという彼らの主張は、福音派教会やその政治団体の保守的な政治観と相まって、世俗的でリベラルなインテリの間からはほとんど精神病に近いとみなされることさえもある。ルーマンはそのような世俗的リベラル派の見方からは一線を画す。福音派のキリスト教団体は米国の政治を動かす保守派勢力を形成しているが、ルーマンはその政治的側面ではなく一人ひとりの経験そのものに興味があった。そして、神の声が聞こえるという人々の体験そのものに迫ろうとした。

　私自身の立場もルーマンに近い。多数のアバターを操ったり、その人格に憑依《ひょうい》したように見える人々を、精神を病んでいる、またはそうした傾向があるという立場から見るのは簡単だ。しかし私は端的に言って、そうした見方は当たらないと思っている。少なくとも物事の一面しかみていない。個々の人をさらに詳細に検討すれば、それぞれの人々のなかに現実社会における悩みや不適応があり、それが仮想社会のなかで別の自己を試そうという動機になっている場合も十分ありうることだ。しかし昔から深き宗教者・修行者や哲学者がその道に入る動機には、なんらかの不適応、苦悩、違和感がつきものだった。その違和感こそが、固定観念からの自由を求める行動につながったのだろう。

そして、障害者や自閉症の人たちは、健常者、定型発達者の単一定点視覚によるラベル貼りに、ほとほと迷惑しているが、この視点を変える装置としての仮想社会こそが、彼らを仮想社会に引きつける一因になっているようだった。少なくとも仮想社会に集まる人のなかには、健常者か否かにかかわらず、社会の多数派が構成する固定概念とは違う世界があることを知っている人が多い、ということだろうか。

仮想世界の臨場性と「座の文芸」

仮想の代理の自己とはいえ、アバターどうしが同じ仮想空間でひざを突き合わせてする会話には、単にメールやSNSだけとは違うリアリティと、時間と場所を共有しているという臨場感がある。それは、書斎や禅堂で内省や文章による仮想の力によって、孤独のなかで自己と向き合うのとは、やはり違う高揚感だ。実際、私もキレミミとして仮想空間で会話に参加していると思わぬ高揚感があり、「そうだそうだ」と納得することがある。臨場感のなかで会話に集中すると、相手からなにか深いものをもらった気持ちになるのだ。だがしばらくしてチャットの記録を読み直してみると、臨場感のなかで高まった気持ちをなかなか思い出せないことがあった。

私は前著『美と礼節の絆』で、制作の場でのコラボレーションと臨場感を大事にする日本の文芸のありかたを、「パブリック圏」という言葉を使って交際文化の一形態として論じた。そうした文芸制作の場は、中世や徳川時代にあっても、身分や年齢、職業、ジェンダーなどの壁を一時取り払って、市民的な交際を可能とする場、すなわちネットワークが交差する場でもあったので、私は「パブリック圏」と呼ぶことにした。(5) そのせいで、アバターの仮想空間での臨場感覚と交際のやり方を見ていると、日本の文芸の伝統における「座」の臨場性のことをつい思い出してしまう。日本のいわゆる「座」の文芸は、集団で協同する場で何かを共に創り上げるなかに現れる心の共鳴にこそ美の真髄がある、と考えてきた。「座」の文芸の伝統と精神は、和歌や俳諧の世界から茶道などの世界まで、さまざまな分野を広く覆った社交文化でもあった。

たとえば短い歌や句を参加者がつなげていく連歌は、俳句などと違って現代人には馴染みが薄いが、その昔は人気の遊びでもあった。芭蕉も、もともと中世の「座」の文芸に淵源《えんげん》を持つ「俳諧の連歌」にこそ彼の俳諧の真髄があると考え、場の即興性、臨場性、協同性を重んじた。「座」という集団におけるコラボレーションの場で、あるときはダイナミックに挑戦的に、またあるときはひそやかに、その場を共にする人々が句を読んでつなげていく際に、参加者のあいだに共鳴と高揚感が盛り上がる。もちろんその白熱した気持ちはやがて夢のように消えていく。だが芭蕉は、その臨場感と消えていく時間に人と人との真のつながりを感じ、それを愛《いと》おしんだのだ。

だからこそ芭蕉は、「俳諧の真髄は皆で文台を囲んでいるときのなかにある。連句一巻を詠み終わって、それを記録した懐紙を文机から引き下ろせば、それはもう単なる反故にすぎない（誹諧は文台上にある中とおもふべし。文台をおろすと、ふる反故と心得べし）」と語ったと言われている。こうして俳諧は江戸時代を通じ、人と人を現実の身分の壁を超えて、ひととき文芸の仮想世界のなかで交流させる装置をつくりあげた。仮想世界は、デジタルの場にかぎらない。

伝統芸能や文芸が発達した日本の前近代社会は、生まれついた身分により分類された、一つの視点で構成された社会だと思いがちだ。ところが文芸の世界のすごいところは、そうした身分社会を裏口から多視点社会化する契機を含んでいたことだった。伝統的文芸の空間では俳名や芸名など、別の名前を使うという仕組みもその一つだった。それは仮想社会で、アバターとして仮初《かりそ》めのアイデンティティをつくるのと似ている。パブリック圏も、なにも文芸の場の専売特許ではない。アバターは仮想空間でつかの間のパブリック圏をつくっているのだ。

仮想空間におけるアバターたちの会話や交流も、そのときはいかに面白く深く思えても、やがてその臨場感や高揚感は消えていく。けれども、そこがいいのだ。時としてまさに一期一会と思えるような、深い会話が飛び出す瞬間もある。

アバターを使うリアルの人を「タイピスト」（テキストでチャットする人が多いので）と呼ぶことがある。仮想世界では、タイピストとアバターのアイデンティティは別のものと考えられている。リアルの世界で重要なお金や学歴、職業なども、アバターの世界では、たとえ本人が公開したとしてもあまり意味をなさない。高級バッグやドレスもコーヒーを買うくらいの値段で買えるし、ビーチ沿いの高級住宅を建てても大した額にはならない。それよりこの世界でステイタスとなるのは、仮想世界へのコミットメントと情熱、何より貴重な時間を使うこと、デジタルのテクノロジーを駆使して素敵な仮想空間をつくれる力である。こうしたことのほうが仮想の世界ではかっこ良く見え、そして何よりもアバターとしての行動の積み重ねが信用につながる。

体と心とそれに環境まで、仮想の世界で新しい条件をつくって、世界に投げ込む。そして世界自体がその新しい代理の自己を育ててくれる。そんなことが、シェイクスピアの才能がなくてもできるようになったのには、やはりテクノロジーの力が大きかった。他人との交流を通して、アバターが仮想の世界のなかで成長するのを驚きをもって見守る人々。私はその文明的実験を見守りたいと思った。

セカンドライフ自体はこの世界のパイオニアだが、規模的にはごく小さい実験だ。同じころに始まったフェイスブックがビジネスとして大ブレイクしたのに比べ、その規模はあまり大きくならなかった。フェイスブックがあくまでリアルの世界のネットワーク手段であり、時間を節約して人とリンクする手段であるのに比べ、セカンドライフは夢の代替世界であり、それも同時にアバターとしてログインしないとコミュニケーションができないから、とにかく時間がかかる。多忙でそんな仮想社会に浸る余裕がない人にとっては、他のＳＮＳのほうが時間を節約して他者と交流できるから、効率的にはそちらのほうがいいだろう。しかし、人間が代替の体と心と仮想の環境を持って、そのなかで交流するということの仮想空間の実験に、社会学者として惹かれないわけにはいかない。

仮想エスノグラフィー、事始め

ヴァーチャル研究所「ラ・サクラ」の誕生

初め、キレミミとして私はともかく興味深そうなグループや団体を訪ね歩くことにした。たとえば、そこには世俗化した社会のなかで既成宗教だけでは満たされない精神性のありかを探る人々がいた。さまざまな奇想な形のアバターが、枯山水の庭の前で円座になって真面目に座禅を試みたりしているのには驚いたものだ。いくつものバーやダンスクラブ、ミュージックシーンが展開されていて、見知らぬ人と（アバターとして）友達になることもできる。あまりに広いので、歩いてまわるのは大変だが、そこは仮想世界。アバターは飛行して世界を俯瞰することもできれば、一瞬でテレポートして好きな場所に移動できる。

そのうち、なんと私の研究は米国国立科学財団（NSF）の助成金までいただいてしまった。それも、「人間中心のコンピュータ科学」という部門である。これが米国の研究文化の進取の気性に富んだところだ。

こうしていろいろな形をしたアバターたちとおしゃべりに興じ、時には踊ったり飛んだりしながら、彼らの想像力が創り上げたさまざまな仮想の世界で遊ぶようになった。そして、人間が仮想の体と心を持ち、仮想の環境で生きるということはどういうことなのか、と考えはじめた。一時期は面白がる院生のアシスタントを一〇人以上抱えてリサーチグループができたこともある。若い院生たちにとっては、デジタルの世界はお馴染みだ。一方、セカンドライフはちょっとした規模のコスモポリタン都市を調査するようなもので、ぐっと絞っても研究対象として面白い数十のグループがあり、とても一人では全体像がつかめない。

仮想エスノグラフィーは新しい分野で、そのやりかたも、研究の対象もSNS的なセカンドライフからゲームまでさまざまだ[6]。そのため、私がまず予備調査をしてから学生にセカンドライフの使い方や、チームでエスノグラフィーを行う方法を細かく教え、あちこちのグループやイベントに派遣することにした[*]。そこはニューヨークに本拠地を置く大学のありがたさで、院生にはアメリカ人だけでな

（＊）調査の対象は、初めは政治的なグループから宗教的なグループ、エスニックグループから環境問題やジェンダー・アイデンティティや哲学を語るグループ、ダンスクラブやバーなど、さまざまなグループから特に社会学的に面白そうな団体や分野を私が選んだ。リアルの世界のエスノグラフィーも仮想世界の調査も行ったことのない学生による初めての調査体験実習でもあったので、初めに何を観察しどう行動するかについて、さまざまな指導を行い、分野ごとに観察を助けるための細かいキーワードを作成した。インタビューする際には研究の目的を明示して許可をもらうようにした。本書ではデジタルや仮想世界自体の社会学的解明に焦点をあてるつもりはなく、仮想世界を媒介として、自閉症の人たちの世界とメンタリティに迫ることが主要目的だ。

くウルドゥー語をしゃべるパキスタン人、アラブ語を母国語とするパレスチナ人、日本人やスペイン語をしゃべる学生たちがいた。一方、セカンドライフのレジデントも、英語を話す人が多いとはいえさまざまな国の人がいるから、これは都合がよかった。(*)

そして、ついには調子にのって「ラ・サクラ」というセカンドライフ内の「ヴァーチャル研究所」まで創ってしまった。研究所の建物は、セカンドライフ内の障害者団体「ヴァーチャル・アビリティ(Virtual Ability Inc.)」から「賃借」した土地に建てた。ビーチ沿いの静かな一角で、まわりには聴覚障害者のアバターの住人が多い。研究所の建物は、仮想空間を通じて友達になったイギリス人のストームさんがデザインし、速攻で「建てて」くれた。彼はセカンドライフを通じてアメリカ人の女性と知り合い、ついに結婚するために米国のデンバーに移住してしまったという、仮想が現実になった人だ。

ストームさんは本物の建築デザイナーのように、「建築家というのは、施主がこうしたいというイメージからデザインをふくらませます。なんでもいいからこんなふうにと言ってみてください」と言う。それではと、私が日本人だから「ちょっとサクラのイメージで」、それにいろいろな国のアバターが訪れるので「無国籍風な感じも入れて」などと思いついたことを言ってみた。

その結果、「ラ・サクラ」は、インド風のベランダに日本の絵が飾られている私のオフィスと、ソファや安楽椅子を丸くならべたグループワークショップに最適な大きいドーム型建物とからなる、ちょっと不可思議なワンダーランドになった。美しくランドスケープされた庭には小川が音をたてて流れ、たくさんの桜の木が植えられている。ビーチフロントに建てられた「ラ・サクラ」の大きなテラスは、パーティや展示会にも使える。ストームさんは独特のデザインセンスで、とても素敵な夢の空間をつくってくれた。

キレミミとストームとそれにもう一人のアバターの友人エリザの三人連盟の招待状に応じて、「ラ・サクラ」のオープニングセレモニーの日には、たくさんの友人のアバターが集まってくれた。エリザさんは心優しいアバターで、リアルではフロリダに住む三人の子供がいるお母さんだ。また、スピリチュアルなグループで出会ったアバターのゼンさんが、ディスクジョッキーを務めてくれた。ゼンさんは、ある病気の後遺症で体に障害をもっているが、もちろんここでは、昔のヒッピー時代のような若々しい印象だ。

同じく友人で、リアルでは南アフリカに住んでいる女性のムーンさんが振り付けしてくれたダンスをみんなで踊った。

私は「来てくれてありがとう」と、ちょっとしたスピーチもする。

そこはデジタルでつくり上げた建物や庭、シミュレーションでつくり上げた仮想の世界。でもその

（＊）この研究の初期からのチームとしての観察報告や会話の記録などは、この数年で数千ページにのぼる。これをさまざまなやりかたでテーマごとに抽出・分析し、さらに重点的に観察する方向性や課題を「雪だるま式」に次々と探っていった。そのなかでも、私が直接自分のアバターを使って行った会話やグループ観察、「ラ・サクラ」でのグループ活動が、この方向性を探るうえでも重要な柱となったのは言うまでもない。

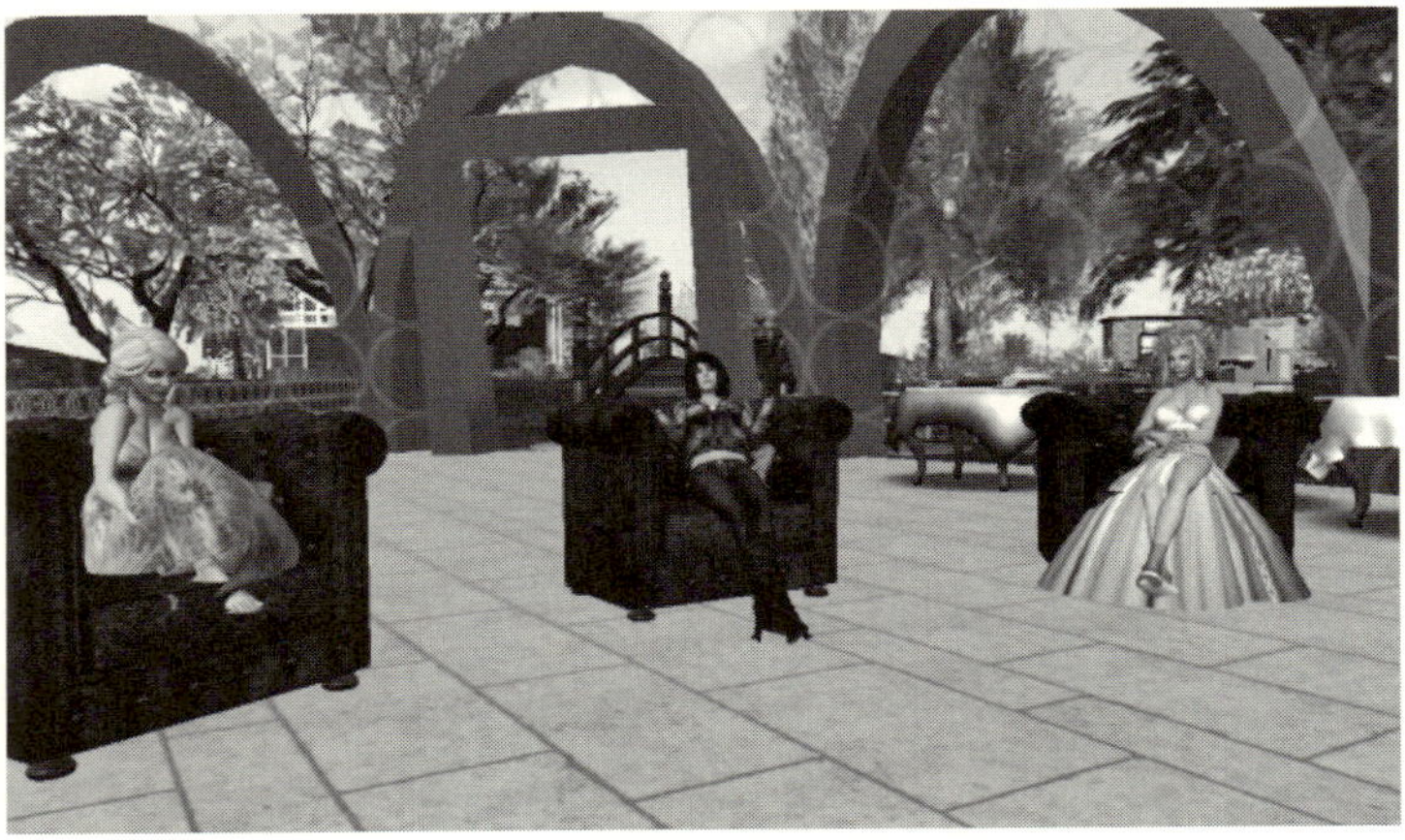

ある日の「ラ・サクラ」でディスカッションするアバターの友人たち。

世界も夕方になると、暮れなずむ。夕焼けがだんだん深い闇に沈むころ、ダンスはますます盛り上がった。

波が静かに押し寄せるビーチに面した「ラ・サクラ」の庭には、草むらに蛍のような小さな花々がキラキラと群れ咲いている。

ムーンやエリザがそこの草むらで踊ると、スカートがやさしくくるくると風に舞った。たくさんの蝶々も時として同時に舞い上がる。ムーンがプログラムした演出だ。私もそれに加わって踊る。あれは本当に楽しかった。

こんなふうにして、私は仮想エスノグラフィーを始めた。

「仮想空間のマザー・テレサ」ジェントル・ヘロンとの出会い

障害者の人々の仮想世界での活動が、やがて私の研究の一つの焦点になっていったのは、ジェントル・へロンという女性に出会ったことが大きかった。「仮想空間のマザー・テレサ」（おそらく本人は嫌いな名前だろうが）と言われることもある彼女とその仲間は、主として仮想空間を活動の場としている障害者団体「ヴァーチャルアビリティ」を主宰している。私がヴァーチャル研究所「ラ・サクラ」の建物を建てた「土地」を賃借した団体だ。とはいえ、単なるおままごとではなく、公益団体としてコロラド州に登録し、寄付金が免税になるようにもしている。実はセカンドライフ内には、ざっと数えただけでも一〇〇を超える障害者関係の団体やサイトが存在するのだが、そのなかでもいちばん活発な団体だ。

ジェントル・ヘロン（本名：アリス・クルーガー、以下ジェントルと記述）と初めてリアルでお会いした二〇〇八年のサンフランシスコでの会議を、私は今でも昨日のことのように覚えている。それは、仮想世界は個人にとっていかに切実で大事なものになりうるかということを認識した瞬間でもあった。

彼女が、仮想空間を使って障害者とコミュニティをつくる試みについて会議で発表すると聞いたので、私もそのセッションに参加した。発表終了後、私は聴衆の熱気にみちた反応に頬を紅潮させているジェントルに話しかけてみた。

「仮想空間のグループ活動の研究をしているんです。ちょっとあとでお話しできますか？」

少し緊張する私。でも、彼女が車椅子からにっこりしてくれたのでほっとした。

「では、私のホテルの部屋に行きましょう」と、間髪いれず言ってくれた。五十代後半くらいだろうか、ふくよかなお母さんのような外見だが、明るく聡明で、リーダーシップがある人だ。でも彼女は難病の多発性硬化症（multiple sclerosis：中枢神経の自己免疫疾患）をわずらって、神経にかなり深刻な障害が出ている。住んでいるデンバーから飛行機に乗って他の州に出るのは本当に久しぶりと語る彼女に、長旅と発表の興奮で疲れていないか心配しながら、私は彼女の車椅子を押してホテルの部屋に向かった。長年、私は米国と日本を往復して高齢の母の遠距離介護を続けていたので、幸い車椅子を押すコツは知っている。

私は彼女を部屋に送ってからひと休みしてもらい、あとでまた話を聞こうと思っていた。だが彼女は、かまわず机の上のラップトップコンピュータを開ける。そして、ジェントルとその仲間がつくり上げた、ヴァーチャル・アビリティのセカンドライフ上の空間へとログインした。

ジャケットと赤いタイトスカートとハイヒールを身につけたキャリアウーマン風の服装のアバター、ジェントルが、スーッと現れた。コンピュータモニター上のヴァーチャル・アビリティの敷地はきれいにランドスケープされ、さまざまな施設が見える。ジェントルのアバターがそのなかの道をてきぱき歩いて案内しはじめた。

「どう？　これが聴覚障害者の人たちのカフェよ。ロゴはスタバに似てるけど、ちゃんと許可もとったの」

次は広場、そこには車椅子も置いてある。

「私は仮想空間でまで車椅子を使おうとは思わないけど、障害は自分のアイデンティティの一部だし、アバターでも本当の自分に近い姿でいたいという考えの人もいるから、車椅子もここに置いてあるの」

ジェントルはチョンと車椅子に飛び乗ると、「車椅子ダンスもできるのよ」と、くるくると回りはじめた。

「では次は、最近できた障害者アーティストの作品を展示するアートギャラリーに案内するわ」とさっと立ち上がる。

いいのだろうか——と私は考えた。

今日は朝からデンバーの空港を発ち、サンフランシスコに到着してからボランティアの力を借りてすぐに会議で発表するという、ジェントルにとってとても長い一日のはずだ。まだ明日の会議の日程もある。彼女の健康を考えると、疲れていないだろうか。

「そろそろ失礼するわ。ではまたあした」と私はちょっと遠慮する。そのとき、彼女の言った言葉が忘れられない。

「エイコ、これね」と、モニターの画面を指差しながらジェントルは言った。「私にとっての誇りでもあるのよ。あなたにいま、見せたいのよ！」

ともすれば子供のゲームともみられがちな仮想空間だが、そこには明らかにこの空間を愛おしく誇りに思っている一人の人間がいた。この仮想空間とアバターは彼女にとって、切実にリアルなのだ。

ジェントルは健康と時間の許すかぎり、いつでもそこにいる。そこには脳梗塞の後遺症に悩む人も来れば、事故で車椅子の生活になった人、戦争で足を失った元兵士もやってくる。聴力障害者のコロ

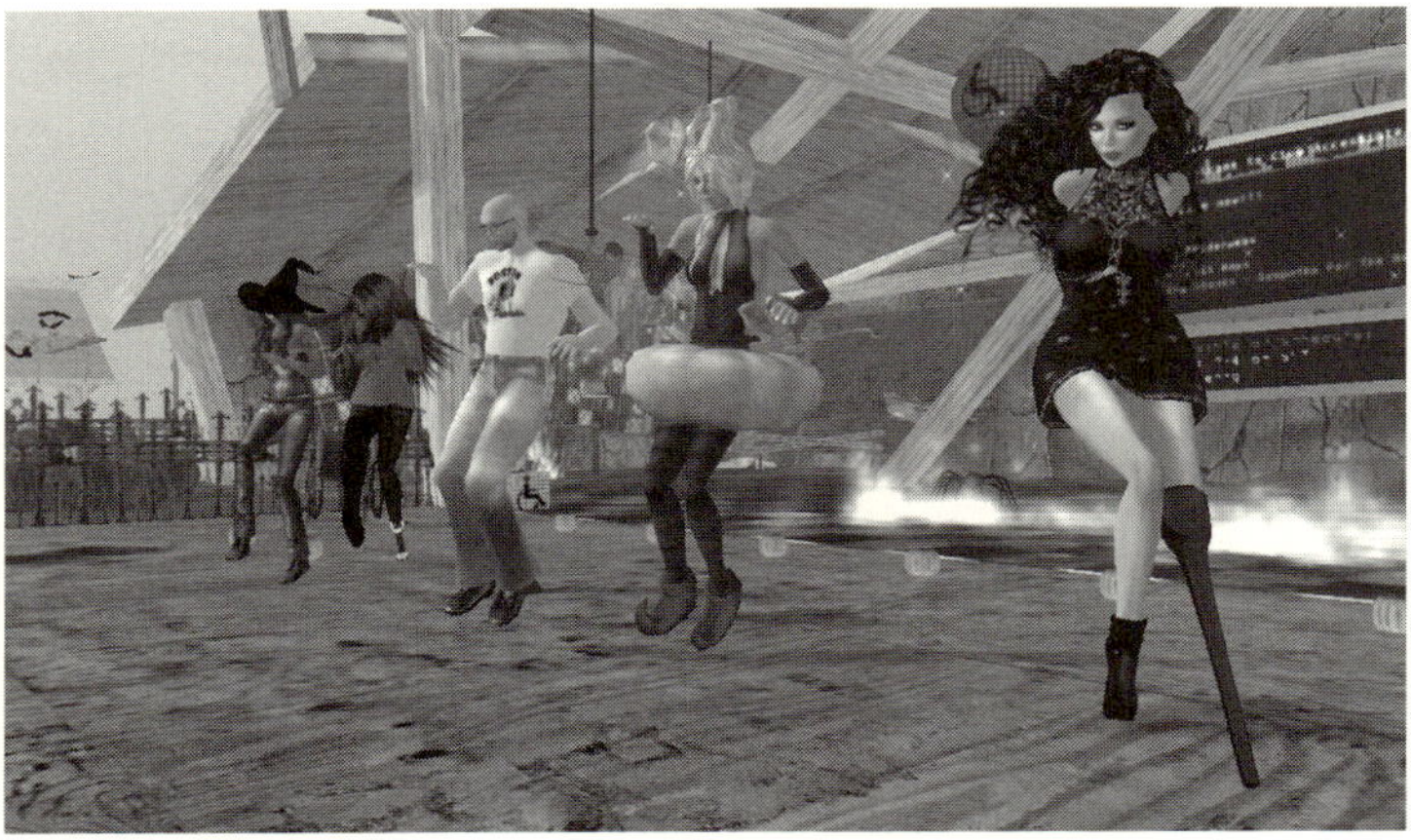

障害者のためのダンスクラブ「クラブ・アクセシブル」で踊るアバターたち。ハロウィンのダンスパーティにて。

ニーもあれば、うつ病に悩む人も、自閉症の人も訪れる。新来のアバターには手を差し伸べ、ちょっと悪さをしそうな若者には、初めからピシャッと厳しく対応するときもある。そして彼女のヴァーチャル・アビリティが主催して、健康や障害に関連する最新情報を盛り込んだ会議を仮想空間で開くこともある。研究者や医者や患者がみなアバターになってしゃべる。時にはダンスパーティもすれば、感謝祭のお祭りもする。そしてジェントルも時々、想像の翼をひろげて、セカンドライフ内の日本の温泉のサイトに行ってみたり（私が連れて行った）、宇宙船のサイトで遊ぶこともある。

まじめなディスカッションや自助活動も大事だけれど、それだけでは人間は満足できない。実際、さまざまな障害や深刻な病と闘っていて日常生活の自由を制限されている人にとっては、障害と関係なく楽しめる場が、アバターでひとっ飛びの距離にあるのが良いところだ。実際の街角のコミュニティが、市役所と学校、教会だけでは成り立たないように、居酒屋やカフェがあり、ちょっとした悪の香りのする娯楽の場もあったりと、さまざまな機能を持つ場があってこそ、魅力のある街だ。仕事と家庭のあいだの第三空間で、ちょっとした時間を使い、人々と何気なく交流する場があることは大切だ。当時のセカンドライフには、そうしたバラエティに富んださまざまな空間が存在していた。

仮想世界に集う自閉症当事者たち

こうして私はセカンドライフのなかでも、特に障害者のコミュニティを訪ねてまわるようになった(*)。そのなかで特に気になっていたのは、セカンドライフでどういうわけかよく会う自閉症の人々だった。たとえば当時セカンドライフの運営会社「リンデンラボ」のスタッフにも、高機能自閉症の一つアスペルガー症候群であることを公開している人がいた。その人は、セカンドライフ内にあるアスペルガーの運動サイトでも活動していた。さらに、年に一度開催されるセカンドライフ上の「バーニングマン」という祭典などでも、自閉症を名乗る多くのアバターに遭遇した。

(*) セカンドライフ内にこれまで存在してきた障害者や患者の団体、障害・健康・病気関連の多数の情報サイトをリストアップし、そのなかから当時活発に活動していた二〇ほどの障害者のためのグループやサイトを訪れ、その活動を観察した。

セカンドライフ内にはリアルの自閉症のさまざまな団体と関係する建物がいくつも建っている。なかには自閉症のミュージアムのような建物もある。私が二〇一一年にセカンドライフ内の自閉症関係のシム（仮想の施設や建物、土地）やグループ・団体を調査したときには全部で四一あった。明らかに自閉症の人や自閉症に関心がある人々（家族など）はセカンドライフにたくさんいるのだ。そうしたところに佇んでいると、時に驚くほど興味深いアバターたちと出会い、後にその人たちが自閉症当事者とわかることもあった。でもすべてが活発に活動しているわけではなく、大学の研究関連の施設や、自閉症家族の団体の施設には、普段はアバターがほとんどいない。

セカンドライフは共時的なSNSでもあるので、同じときにログインしている人としか交流はできない。リアルタイムのSNSなのだ。つまりフェイスブックのように、同時にログインしていなくてもページ上に情報を共有するサービスとは違う。だから、なにかイベントがあるときはたくさんのアバターが集まっていても、そうでないときは空っぽの建物が建っているというのが普通だ。

もっとも仮想世界に遊びに来た自閉症の人が、普段そうした自閉症関係の建物にいると考えるのは間違っている。自閉症の人だって、せっかく夢のような仮想世界に来たら自閉症以外のトピックスや娯楽にも時間を使いたいだろう。自分だったらと考えたら、当たり前だ。でもアバターは外から見たら自閉症の人が背後にいるかどうかなどわからないので、普通のセカンドライフ上のバーやダンスクラブで会ったアバターたちが自閉症だとしても、その人が自閉症かどうかという話はそれなりに交流が深まってからでなければできない。実際にそうした話ができた場合も多々あったが、私はどうすればもっと多くの自閉症の人たちに会えるのだろうかと考えていた。

直感的に、セカンドライフは自閉症の人々に好まれているという印象は早くからあったが、初めはどうしてなのかはよくわからなかった。だが、ジェントルたちの主催するさまざまな障害者たちの集まりや、障害者たちの「ダンスクラブ」などに一年ほど通っていると、少しずつ情報も集まってくる。そのうえ、私はそのころ性格や目的の異なるセカンドライフ上の何十にもわたるグループに出入りしていて、グループ所属を二、三のグループに限定しているアバターに比べると、仮想世界の「事情通」として一目置かれるようにもなっていた。私のアバターも、やっとそうした信用を積みはじめていた。

そうしたなかで、あるシムの話を聞いた。それは、今は亡きアバター「S」が残したシムで、彼女はジェントルやヴァーチャル・アビリティの人々には有名だった。彼女は脳梗塞の後遺症をかかえながら、「プラザ（仮名）」と名付けたシムをセカンドライフ内で長年運営していて、そこにはさまざまな障害や病気の後遺症などに悩む人々が集まってきていた。脳梗塞で彼女がついに亡くなると、悲しみに沈んだアバターたちは、アバターとしての「S」の死を悼む葬儀を行い、私もそれに参加した。それほど彼女は慕われてきた。ジェントルにとっても、彼女は同志だった。幸いそのシムは、自閉症の孫を持つあるアバターに引き継がれ、そこで自閉症の人々の自助グループの活動が続けられていると聞いた。

早速、私の研究室の院生のロバート・プロバーブとそこを訪れてみることにした。建物はコテージ風の簡単な場所だ。円陣に置かれたクッションに座り、一〇人ほどのアバターたちが、そのときどきに浮かんだトピックスについて話していく。このグループは自閉症当事者のためのメンバー制グループだが、孫が自閉症であるというこのシムを引き継いだ人も、創立以来のメンバーの一人として参加していて、開かれた文化を持っている。メンバーに加えてほしいという私たち研究者の願いは、幸いすぐ承認された。私たちの研究にとても興味を持ってくれて歓迎されたのだ。

私たちはメンバーの自然な会話の流れになるべく介入しないようにして、必要最小限の会話に留めるようにした。活動のペースは週一回、平均二時間ほどである。登録メンバーは一〇〇人以上。そのうち私たちがお馴染みと認めた、何度も訪れるアバターが三〇人くらい。そのなかで、一二人から一四人くらいは月に何度もやってくる人たちだった。私は他のグループも観察していたので、ロバートには、できるだけ毎週行くように頼んだ。私が参加できないときはあとでチャットを分析した。こうして私たちの参加は四年以上にわたり、総計一〇〇回を超えた(*)。

この自助グループはよくある自閉症の親の団体ではなく、基本的には当事者のためのものだ。ここに集まってくるのは自閉症と診断されている人が多いが、診断されていない人もいる。たとえば幼いころ学校の成績がいいと、少し変わった子だが問題ないとみなされ、発達障害と診断されないことはよくある。しかしだからといって自閉症でないというわけではない。

まず、自閉症の診断基準自体が急速に変わっている(これについては次章で述べる)。さらに大人になると知能の高い自閉症の人たちは、なんとか努力して社会に適応し、医者も診断するのがとても難しいことがある。

逆に、ここはアバターの世界なので、自閉症のふりをすることも可能かもしれないが、それにしても二、三回の自助グループへの参加ならともかく、このグループのように長年続いていると、ずっと「ふり」をし続けるのは至難のわざだ。長年彼らの会話に付き合ってみると、豊かな経験と社会での困難さに一貫して流れる自閉症当事者ならではのボイスがあるのは明らかだった。

大人になった自閉症の人たちは世界をどう認識しているか

こうして仮想エスノグラフィーを始めてみると、仮想世界での自閉症の人々の会話が、実はとても貴重な情報をはらんでいることに気がついた。一つには、「大人」の自閉症当事者が世界をどう認識しているかについての情報が、まだまだ不足しているためだ。一般的に、自閉症というと子供の発達

(＊) 個別にアバターに話を聞く場合は、まず私たちの研究について説明し、セカンドライフ上のノートを交換するという機能を使って承諾を得ている。アバター名自体がリアルの名前ではないのだが、本書では、さらにアバター名も原則として仮名を使用することにした。ただし障害者団体のリーダーであるジェントル・ヘロンのように、すでに仮想社会と現実社会の双方でよく知られている人については、アバターの本名(変な言い方だが)を使っている。またアバターのなかには、前述の「ウル」のように、本当のアバター名を使ってほしいとリクエストする人もいて、そういう場合は本人の希望に合わせた。この自助グループは当事者どうしで静かに話し合うことを大事にしており特にウェブサイトなどは設けていないので、団体名は明記せず、自助グループ関係で登場するアバターはみな仮名とした。

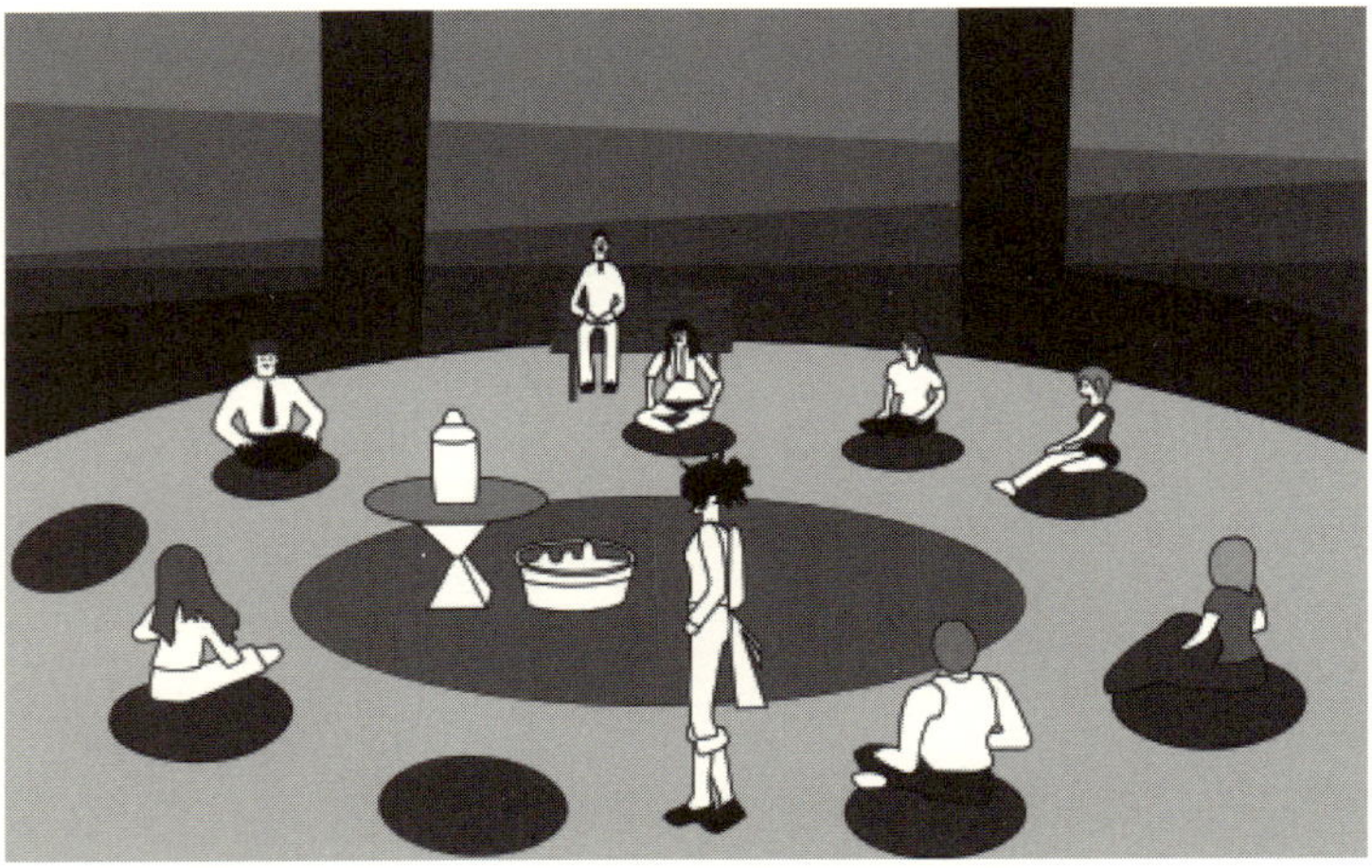

自閉症の自助グループイメージ。イラストは著者による。

障害として考える人が多いと思う。だが当たり前だが、自閉症の子供もやがて大人になる。そして人間の人生で考えると、子供の時代は短く、大人の時間のほうがずっと長いのだ。

私が仮想空間で遭遇した自閉症の人々が、みな成人だったのは、偶然だ。セカンドライフという仮想空間が、メンバーになるのに一八歳以上という年齢制限があるからだ。セカンドライフのユーザーの平均年齢は一般のゲームより高いと言われる。女性もかなり多い。着せ替え人形のようにアバターに違うファッションをさせたりできるし、仮想の家の中を飾りつけたり友人とダンスクラブで踊るなど、戦闘的なゲームとは一線を画すからだろう。私が仮想空間で遭遇した自閉症の人も、二十代後半から三十代が多く、五十代の人もいた。

一方、心理学や精神医学の分野での自閉症の研究は、いまだに子供の症例が中心だ。それは、もともと自閉症が幼児の発達障害として知られるようになった、という歴史に深くかかわっている。自閉症児の早期発見・介入によって、成長の過程で適切な療育を行うことで、社会への適応を高めることができるので、早期診断に力が入れられてきた。ただし自閉症は、成人していったんある方向に脳が発達したあとで「治る」というような性質のものではない。脳の神経回路の「個性」でもあるからだ。しかし、本人の努力によって自分の知覚と自閉症的個性を飼い慣らし、社会への適応を深めている人も多い。

子供のときに自閉症と診断されなかった大人は多い。昔は親たちの自閉症への知識も少なかったし、自閉症自体の診断の定義もかなり狭かったのだ。そのうえ、知能や言葉の習得に問題がなかったいわゆる「高機能」の自閉症の人は、大人になるまでにそれなりに社会適応をしていて、よけいに診断しにくい場合がある。本人が自閉症的だと感じていても、大人になってからだと、正確な診断はとても難しい。成人の自閉症について臨床のためのガイドはあるが、基礎研究自体が少ないのは、こうした理由も関係している。

もちろん最近では、自閉症当事者の自叙伝や手記なども世界中でかなり出版されるようになった。のちに述べるが、この分野ではパイオニアであるテンプル・グランディン（Temple Grandin）の数々の著作や、内面の葛藤を小説のように書き上げたドナ・ウィリアムズ（Dona Williams）などの自閉症当事者の自叙伝は、全世界に翻訳されて大きな反響を呼んだ。スウェーデンで生まれ育ったグニラ・ガーランド（Gunilla Gerland）の自叙伝も有名だ。最近では、英国の天才的アスペルガーで数字が色や形で見える共感覚者、ダニエル・タメットの自叙伝が話題になり、二四カ国語に翻訳されている[7]。最近では、自閉症当事者運動のブログも当事者たちに深い影響を与えつつある。

日本でも二〇〇〇年代後半に入ると、普段の発語が難しい重い自閉症でありながらその独自の感覚と気持ちを率直な言葉で中学生のときから出版してきた東田直樹、脳性まひ当事者の熊谷晋一郎との共著の中で、自閉症的な自己の身体感覚と内面との関係性、また外界との関係性を深い内省で分析してみせた綾屋紗月などが現れた。早くから海外の自閉症当事者自叙伝を翻訳・紹介してきたニキ・リンコも、自身の自閉症的経験をユーモアを交えて次々と書きはじめた[8]。

自閉症の人々が一人称で語るそれらの経験や内省、そして当事者の運動上の主張などは、とても貴重な情報発信だ。だが、脳科学の研究成果と自閉症の当事者が実際どのように感じ、世界をどう見ているかという「当事者主観」の観点をすりあわせようとすると、脳神経科学の研究のような専門の論文においてまで二、三人の有名な当事者の著作が繰り返して引用されることが多い。

自閉症当事者の自然な感じ方や行動を知るための情報がもっとほしいところだ。通常、私たちは病気になると、自覚症状がなくても命に関わる場合があり、医療の介入が必要になる。しかし、障害の場合は、本人が社会生活をしていくうえで困難があり問題と感じている自覚が出発点だ。本来は介助や介入は、本人が不便や不自由を感じて、あるいはそれを求めてきたときに必要になる。けれども自閉症の場合は、子供の自閉症が対策の中心であったこともあり、本人が別に困っていなくても介入が行われてきた。したがって、専門家も当事者が本当に困っていることは何なのかを真剣に追求してきたとは言えない。

もともと自閉症は、言葉を話さず内に閉じこもったようにみえる子供の症状として、一九四〇年代に初めて注目されるようになった。幼い子供たちのことだから、常に親や医師の外側からの観察によって発達の障害や問題行動を特定し、診断されて「療育」されてきたのは仕方なかったかもしれない。幼児の自閉症の場合、早期に発見して適切に介入すれば言葉や社会性の発達に良い影響を与えるが、そのためには、いまのところ子供の行動や発達の状況を観察して早期に診断するしかない。その場合、自閉症の子供は自分の気持ちをうまく伝えられないので、どうしても外側から見た子供の行動パターンや言語の発達や身体行動の特徴を特定していくというやりかたになる。

自閉症は脳の発達のパターンが非定型的であることから起こるとされているけれど、いまのところそれを正確に計測・診断する技術も開発されていない。ところが、人によって自閉症の症状はそれぞれ大きく異なるのに、外側からの行動観察に頼ると、ある基準に従ったパターンで判断され、個々人の特性が見えにくくなる。幼児の場合はしかたがないにしても、いまでは自閉症であることを自覚している大人もたくさん存在するのだから、彼らは自分の症状をどう感じているか、何に困っているのかという視点がもっと大切にされるべきなのではないか。さらに成人の自閉症の人どうしの自然なコミュニケーションについての情報は本当に少ない。これは、自閉症の人がコミュニケーションに問題があるのは即、人との共感を求めていないことだ、と誤解されているせいでもある。

人生の大部分は成人となってからの時間だ。子供の自閉症なら特殊教育やさまざまな自閉症児の療育の方法が知られている。しかし、大人になった自閉症の人々の生活の質をどのように高め、能力のある自閉症の人々の社会的・職業的自立をどう図るかという観点からの研究や施策はまだ進んでいない。

自閉症研究の新しい課題

自閉症の基礎研究は過去二〇年ほどのあいだに、精神医学や臨床心理学だけでなく、脳神経科学や遺伝子研究との関連がますます強くなった。特に重要なのは、脳のさまざまな測定技術が発達してきたことで、これまでのように単に外側からの行動や症状の観察だけに留まらない自閉症の研究の時代をようやく迎えつつある。特に動きまわる赤ん坊の脳を、ものを見たり聞いたりする自然な状態で測定できるさまざまな非侵襲脳計測技術が開発されたことは大きい。外側からの行動や言葉、視線などの観察や測定だけに頼る段階からやっと一歩進んだといったところだろうか。

それだからこそ、逆に、今こそ自閉症の研究自体も、もっと大人の自閉症の人たちの力を借りて、主観的に感じていること、困っていることなどとのすり合わせが必要な時代なのではないだろうか。大人の自閉症の人たちのなかには、自分たちが何に困りどこを変えてほしいか、十分に認識する力がある人が多いのだ。現在、日本で盛んないわゆる当事者研究（自閉症や精神障害の人々が自分の状態を観察・研究すること）も、その意味でとても有効だと思われる。

ところで、こうした自閉症当事者の感じ方や世界観、社交文化の研究、そしてそれを「普通」の

「定型発達」の人々がどう受け止めるかという視点に立った研究は、人類学や社会学の調査が本来はもっとも得意とする分野でもある。というより、エスノグラフィーの真骨頂は、対象の人々が世界を主観的にどう理解し行動しているか、何がその人たちにとって大事なことなのかを、観察者の視点も明らかにしながら再構築していくことだからだ。

しかし、社会学者が一般的に使う調査の方法では自閉症の研究には難しい点がある。たとえば、インタビューとか、人を集めてグループで話を聞くフォーカスグループといった社会学の調査の王道は、自閉症の人々には余計な緊張感やストレスを与えてしまうことが多い。単に参与観察するエスノグラフィーにしても、研究者が自閉症の人たちのこだわり行動やコミュニケーションの障害を越えて、その世界観にまで話を深めるのは容易ではない。

一方、万能ではないにしても、アバターを介して聞き取り調査をしたり自然の行動や会話を観察したりする仮想エスノグラフィーは、こうした余計なストレスをかなりのところまで削減することができる。こうしたメリットは、初めから計画されていたわけではないが、仮想世界のなかで自閉症当事者の人々と話すようになるにつれ、私のなかではっきりしてきた(9)。

もう一つ、だんだんわかってきたことは、仮想世界に集まる自閉症当事者には、驚くほど過敏な知覚をかかえている人が多いということだ。たとえば、ほんのわずかな機械音などに反応してしまい、突然、話せず聞こえずの状態に陥ってしまう人もいる。私が接したほとんどの自閉症的アバターがさまざまな知覚の異常を自覚していた。

また、自閉症の人には先のことをフレキシブルに予測して行動することが難しく、予測自体に不安を抱いたり、予測がつきにくい質問などをリアルな世界でうけることが苦手な人が多い。それどころか、何か社会的なイベントが予定されていたり、初めての人に会う予定があると、こうしたらどうなる、と頭の中で予測を繰り返し考えてしまって、それだけで疲れ果ててしまう人もいる。

逆に、初めての環境のなかに入ると不安が一挙に増してしまい、突然、一見奇矯な行動に出たり、叫んだりうなったりする人もいる。この予測不安も知覚過敏のせいで、人と接しているうちに自分がどのような行動をするかわからない、という不安から生じている場合がある。こうした自閉症独特の傾向は、普通の手法の社会学的調査では、打ち解けた普段着の声を聞くことを難しくしてしまう。

ところが、幸いコンピュータのチャットを使い、さらにアバターというフィルターを通じると、そういう不安感をあおることが少ない。それに自分の慣れ親しんだ環境である自宅からログインできるし、不安を助長させる余計な雑音も遮断でき、突然、握手やハグを求められたりすることもない。自分と他者のあいだには、情報を絞ってある距離をおいて交流するデジタルというフィルターがあるので、安全な感覚でつながれる。そのおかげで、かえって他者との距離を縮めることもできる。

会話する自閉症アバターたち——仮想自助グループで安全につながる

仮想空間の自閉症自助グループの素晴らしいところは、そこにすぐ反応してくれる他者がいることだ。そこが一人称の自叙伝の言説と違うところだ。仮想空間での当事者どうしの話や、仮想空間での街角の何気ない会話は、リラックスしたものだ。内面を深く掘り下げて混沌のなかの自閉症的自己を探究し、読者に説明するという当事者による自叙伝のスタイルとは質が異なる言説だ。多くのチャットは、深い内省に基づいた珠玉のような言葉が並ぶ自閉症当事者の自叙伝とは質が違う。また自閉症当事者の運動のブログのような論理的な主張とも違う。ただそこには、気のおけないわかりあえる他者がいつもいる。その構えない会話自体にハッとするような貴重な情報が含まれていることがある。他者と社交する自閉症の人々の姿を知るまれな情報でもある。

それどころか、最初のころに参加した自閉症自助グループのチャットで、私はその会話の流れの自然さにまず驚いた。もちろん、話している内容は、自閉症をかかえている人々の日々の不安や問題などだ。けれども、キャッチボールのように、会話はお互い噛み合っている。日本の依存症の自助グループでは、当事者の心を開く「言いっぱなし聞きっぱなし」を旨とする会話をその方針として活動し、成果を上げているところもあると聞く(10)。しかしこの仮想空間の自閉症自助グループではお互いの言葉に集中していて、相手への共感と問題へのディスカッションがしっかり交わされることが多い。もちろんインフォーマルなサイバー空間のチャットだから時々話が飛んだりするが、それは一般のチャットルームでもよくあることだ。この自助グループの会話パターンに対して抱いた私の第一印象は、ごく「普通」の会話だ、というものだった。

そして自閉症がコミュニケーションの障害を核とすると言われているのだから、そのこと自体が驚くべきことだ。実際、仮想エスノグラフィーによって、サイバー空間というフィルターを通して見る自閉症の人々は、私には驚くほどノーマルで、生き生きとして見えた。そして自らを省みて、自閉症の人々に対する差異の感覚がどこから来ているかについて再認識せざるをえなかった。彼らの見かけや身体表現、こだわり行動、目線やしゃべりかたの癖、会話のタイミング、特に身体を通じて立ち現れてくる差異の感覚に、いかに自分の認識が左右されているかをも、思い知らされた。仮想空間で交わされる自閉症の人々の会話を、思ったよりとても普通であると感じたのは、仮想空間でアバターになることによって、自閉症的身体の表現の癖や発話の癖などの情報を一時的に減らせることが大きいようなのだ。

単に会話が普通に感じられるというだけではない。もし誰かに現実の生活で大変なことがあると（たとえばペットが死んだとか、親の健康上の心配など）、共感やさまざまなぐさめの言葉がそこにいるアバターからちゃんと返ってくる。これは当たり前に思えるかもしれないが、実は心理学では、自閉症の人は他人の心を他人の視点から慮《おもんぱか》ることが難しい、とする有力な説がある。さまざまな症状が現れる自閉症のなかでも、この点が中心的な症状であるという考え方だ。これをサイモン・バロン＝コーエン（Simon Baron-Cohen）をはじめとする研究者たちは、自閉症の人には「心の理論」がないという、ややわかりにくい言い方をしている。さらにそれを発展させて、「心の盲目」、つまり他者の視点がわからない、という言い方をすることもある。たしかに心理学の実験結果などをみてもそういう部分があるし、自叙伝や当事者の証言でも、相手の本当の意図がわかりにくいという悩みがよく語られる。そこを一歩進めて、「心の鏡が壊れた」などという強いメタファーの仮説を出してきた研究者もいる。

こうした説明はあくまで仮説にすぎないのではあるが、私はそこに強い欠如の言説を感じてしまう。仮想空間ではなぜ、少なからぬ場面で、こういう思いやりと共感の言葉が交わされているのか。私たちはなにか大切なことを見落としているのではないか。自閉症とデジタル世界の組み合わせには、謎が多い。

ところで、長年続いている（本書執筆時点ですでに六、七年）この仮想空間上の自閉症自助グループの話をすると、驚かれる専門家の方がいる。自閉症というと、まず社会的に孤立しがちな人たちという印象があるからだ。自閉症はもともと、自分のなかに閉じこもっているという意味で名づけられ、一九四〇年代、米国の精神科医レオ・カナー博士（Leo Kanner）が、統合失調症とは違うが、言語の発達が遅れ他者との関わりに困難をかかえる障害であると主張した論文で知られるようになった（七七ページ参照）。当時の古典的な自閉症のイメージは、普段は感情や社会性に乏しい引きこもりの子供のイメージだった。

ところが実際には、このような古典的なカナーのイメージに沿った、閉じこもり型の発達障害の人は一部であり、プロローグで紹介した戦国時代の古戦場巡りの途次に京都に立ち寄ってくれた大学生ジョンのように知能が高く、計画性や行動力がある人もいる。ハリウッド映画「レインマン」で知られるようになった、知的障害があるが特殊な分野で天才的な技能を発揮するサヴァン症候群の人もいる。好きなことや得意なことに打ち込むときは大変な集中力と細部へのこだわりをみせ、そのおかげでコンピュータ関係や理系の仕事で素晴らしい成果をあげる人も多い。偏った興味やこだわりは必ずしも人生においてマイナスに働くとはかぎらず、その分野で大きな力を発揮することもある。

こうした天才的なアスペルガー症の人の話は、今では日本でもよく知られていると思う。でも、いわゆる高機能などと診断される知能の高い自閉症の人でも、知覚に異常があり、お腹がすくというような単純な身体の反応もよく自覚できなかったり、他人に会うのが負担で、疲弊して寝込んでしまう人も多い。アスペルガー症＝天才というわけにはいかないのだ。そこでこうしたさまざまな症状がありうることを踏まえて、いまでは「自閉症スペクトラム障害（ASD）」と呼ぶのが一般的になっている。

自閉症スペクトラムの障害の核には、他者とのコミュニケーションが難しいことがあると言われる。自閉症の子供でもっとも障害の程度が深刻な場合、まったくしゃべらず言語を十分習得できないまま成長する人もいる。一方、知能が高く言語も習得したけれどもこだわり行動があったり、興味の幅が狭かったり、高度なコミュニケーションや、他者との機微にふれた会話が難しい人もたくさんいる。さらに、言葉できちんと説明された感情は理解できても、それがジェスチャーや顔の表情などの非言語的なコミュニケーション手段で暗示的に表出されるとわからないという自閉症の人も非常に多い。

それほど超高機能でなく、社会的適応やコミュニケーションに明らかに障害がある自閉症の人々でも、コンピュータを通じて、自分にとって心地よいコミュニケーション環境を整え、自分でコントロールできる状態にすると、他者と交流しやすくなるケースも多い。仮想世界ではさらに、代理のアバターを使い、環境まで自分でコントロールしながらコミュニケーションするので、さまざまな不安や知覚異常をかなりの程度コントロールすることができる。そして代理の自分をその交流の場に置くことで、臨場感を保ちながら安全に他者と交際することができるのだ。

自閉症的と自認するあるアバターはこう語る。「自閉症的な人間にとってはさ、気心の知れない人たちとの会話に参加するって考えただけでストレスなんだ。だからといって突然黙ったりするのはちょっとエチケット違反なんだろ。それがセカンドライフなら少しくらい休んでても、誰もヘンに思わないよね」。タイピスト（アバターを操る人）は、トイレにも行けばちょっとコーヒーを飲んでいるのかもしれない。そばで泣いている子供をあやしているのかもしれない。自閉症の人が手をひらひらさせたくなったり何か叫びたくなっても、そうすればいい。コンピュータ上のアバターたちには見えないし聞こえないのだから。それにチャットでは考えをまとめあげて会話するのに時間がかかっても、誰も気にしない。「コンピュータの調子が悪いときは誰だってそうだろう」。

このようにチャットの世界では、自閉症の人が他の自閉症の人だけでなく他者一般と話すときでも、かなりの程度でこのコミュニケーション上の「安全」の感覚は保持される。しかし、その見方もまだ十分ではないことに、私はすぐに気づかされた。

「アバターはみんな自閉症的だ」

新しいテーマの歴史研究を始めると、初めのうちは資料の混沌のなかに投げこまれたような気持ちになるものだ。それでもじっと我慢して調査を続けていると、なにかちょっとした事象に出会って、ああそうだったのか、という気づきが訪れ、急に視界がひらかれることがある。英語でよく言うところの「アハ・モメント（Aha moment）」だ。腑に落ちた瞬間、と言えるかもしれない。エスノグラフィーでも同じで、初めは雲海のただなかにいるけれど、その状況に耐えていると、その「時」が巡ってくる。

そして、そんな「時」がやって来た。

ある日の自閉症スペクトラムの自助グループでのこと。アバターのトーマスさんが新しい洋服を着ていることに気がついた。自助グループの常連さんだ。その彼が着てきた新しいパーカーには「アバターはみんな自閉症的だ（ALL AVATARS ARE AUTISTIC）」という文字が躍っていた。[11]

「そうそう、そうなんだ」。私はすっかり腑に落ちた気持ちになった。

それまで私は、自閉症の人々はなぜ、仮想社会でより自由な気持ちになれるのかとばかり考えていた。でもそれは足元を見ていなかったのだ。たしかにトーマスの言うとおり。仮想空間のセカンドライフでは、自閉症の人が使うアバターだけではなく、仮想コミュニティで交流し遊び踊るすべてのアバターたちが、私を含めて「自閉症的」なんだ。そしてそうした状態こそが、自閉症の人々にとっては、コミュニケーションのルールの民主化につながる。

いまのセカンドライフのテクノロジーでは、アバターはまだ顔の表情を自然に表現することができない。笑い、大笑い、ハグ、投げキス、怒り、お辞儀とかのボタンを押せばそれらしい格好もするが、まだまだ決まりきったジェスチャーしかできず、動きもぎこちなくて、適切なタイミングでのジェスチャー表現ができない。

自閉症の人々は、顔の表情やジェスチャーから相手の意図や隠された意味を読み取ることが苦手な人が多い。言葉が十分理解できても、身体表現で感情を示したり、それをタイミングよく表すことが難しい自閉症の人は珍しくない。でもそんなことは、この仮想空間では何も心配することはない。誰もができないんだから！

そんなことにも気づいていなかったなんて。私はほとんど笑い出しそうになった。

たとえば私が実際に講演や授業をするとき、座って聞いている聴衆の表情は演壇からは意外によく見えるものだ。眠そうな顔の学生、一生懸命頷きながら聞いてくれる人、人間の顔はみな正直だ。その様子を見ながら、ちょっと声を張り上げてみたり、ジョークを言ってみたりする。ところがセカンドライフでの講演は、私としては、ひどく勝手が違った。アバター・キレミミとして仮想空間で講演すると、聴衆のアバターたちの表情に自然な反応がなく、視線も定まらないので、ちゃんと聞いていてくれているか心配になる。

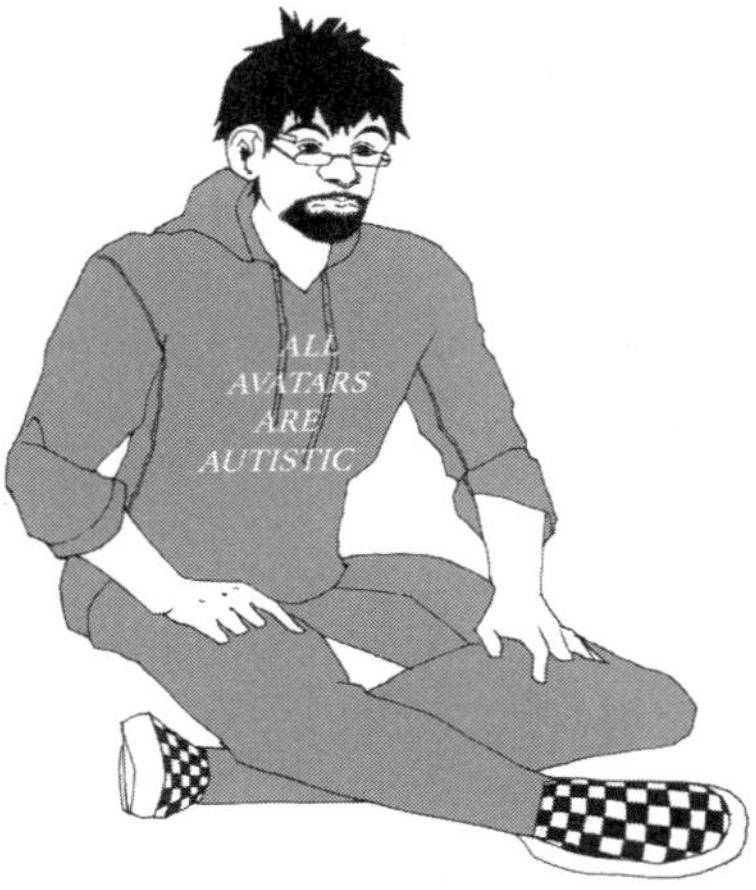

「アバターはみんな自閉症的だ」というロゴ入りのパーカーを着たアバターのトーマス。イラスト：Lucia Deng.

でも、非定型発達者である自閉症的な人たちにとっては、これはかなり楽なのだと思う。自閉症の人は顔の表情から感情を読むことが苦手と言われるけれど、仮想空間では、発達障害であろうがなかろうが、全員がそれはできない。ある自閉症のアバターの話では、表情を読まなくていいし雑音もないので、しっかり言葉に集中できるのだそうだ。現在の仮想空間では、自閉症の人だけでなくアバターみんなが、言葉以外の情報が少ないなかで交流しているのだ。

過剰な情報が引き算された世界

それに、急に会話の途中で感激して（温かい気持ちからだとしても）握手を求められたりハグされたりすることもない。自閉症の人のなかには触感の知覚も普通の人と違う場合があり、実際にハグされたりするのが嫌いな人もいる。セカンドライフでは、最新のヴァーチャルテクノロジーとは違って触る感覚は再現できない。近未来のヴァーチャルリアリティの技術は、アバターを通じて触るという感覚を再現するようになるだろう。でもそうすると、自閉症の人々のパラダイスは失われてしまう。

つまり、セカンドライフの仮想空間としての技術的限界は、実は自閉症の人にとっては素晴らしい長所なのだ。定型発達者も、自閉症の人など非定型発達者も、仮想空間ではみな立場が同じになってしまうのだから。そしてアバターたちはみな、いわば定型発達者も自閉症の人たちのコミュニケーションルールに従って会話を行うようなもの。定型発達者にとって、セカンドライフでは現実にはできないこと――自分好みの完璧な肉体に最新のファッションを纏うこと、夢の建造物をつくること、

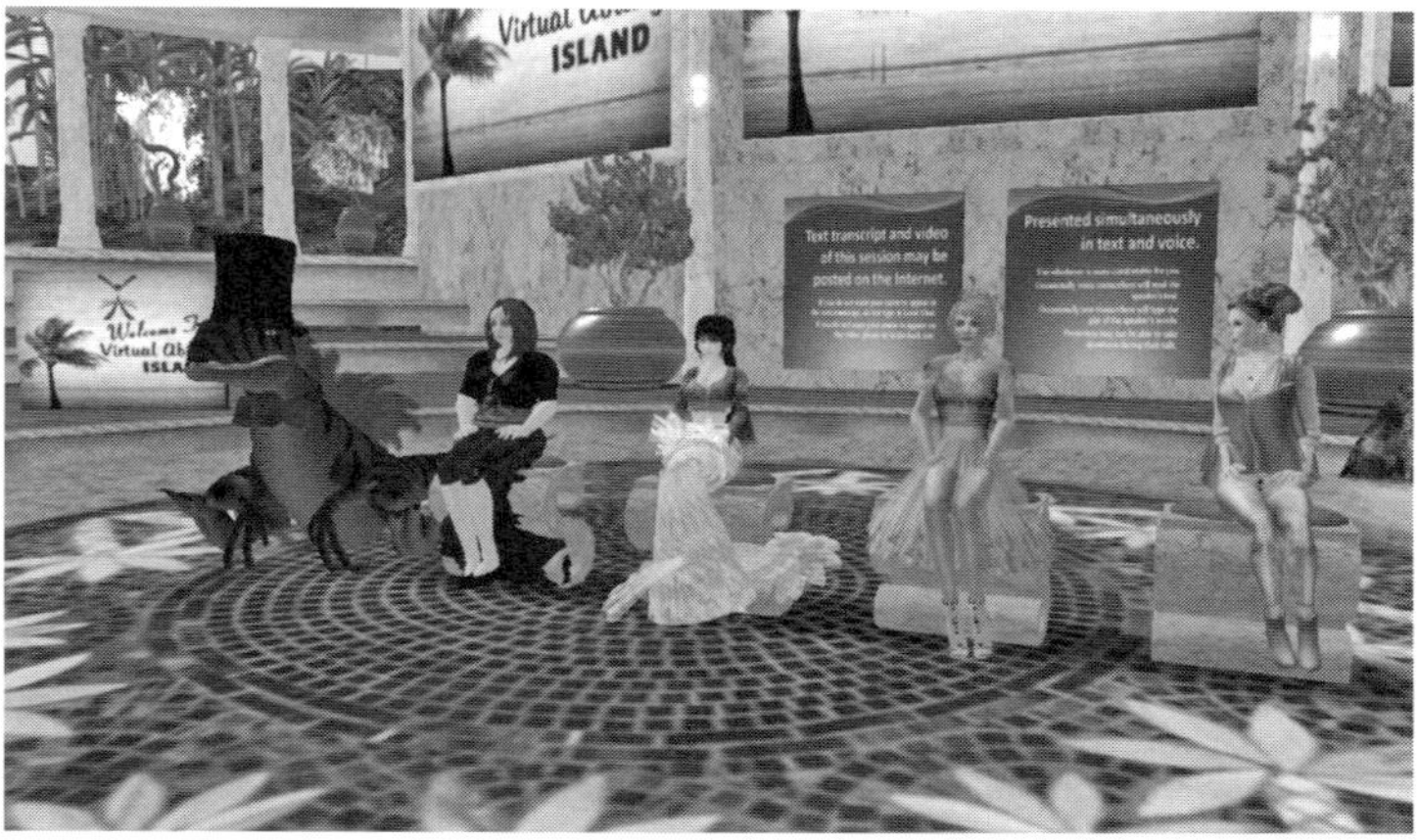
ISLAND
Text transcript and video of this session may be posted on the Internet.
Presented simultaneously in text and voice.

過剰な情報を引き算された仮想社会では、アバターはみな視線が定まらず自閉症的になる。ヴァーチャル・アビリティ主催の会議に出席するパネリストのアバターたち。

空を飛んだりすることなど——をできることが、素晴らしいところだ。このため、ついあれもこれもできる、という点に考えがいってしまう。普通の参加者にとっては、現実の社会ではできないことができる夢の足し算の仮想の世界、拡張現実（augumented reality）だ。しかし自閉症の人たちにとっていちばんありがたいことは、そういうこともちろん楽しめるけれど、実は過剰な情報をフィルターにかけて少なくできることだった。

セカンドライフでは、意図せず情報を絞ることにより、会話の集中度を高める結果になっている。この引き算された仮想社会では、アバターはみな視線が定まらず自閉症的になる。自閉症グループのアバターと会話を重ねてしだいにわかってきたことは、この引き算こそ、自閉症の人にとっては素晴らしいということだ。足し算の要素だけが、この仮想社会の魅力ではない。引き算で構成した仮想社会での会話には、それなりの魅力と集中の力がある。

つまりこの情報の足し算と引き算の微妙なバランスのおかげで、自閉症的な人々にとっては、コミュニケーションが非定型発達者である自閉症の人の側のルールに近い形で「民主化」された状態になるのだ。だがこの微妙なバランスは、仮想世界のテクノロジーの進化過程でたまたま出現した偶然の産物だ。だから、この仮想空間に自閉症のコロニーができたのも偶然にすぎない。したがってそのバランスはいつ失われてしまうともかぎらない。私がこの世界を記録したいと思った一因だ。

ところでセカンドライフでは、大多数のアバターがチャット機能を使って会話している。アバターどうしは、普通に音声で会話することもできるのだが、コンピュータの性能などによってチャットのほうが安定して会話できるし、また本人と違うジェンダーのアバターを使っている人も多いので、テキストをタイプするチャットが一般に好まれている。つまり、より仮想の夢の世界にハマっていくにはこのほうがいい。実際もうだいぶ前の話になるが、セカンドライフの運営会社「リンデンラボ」が声で話すボイス機能を追加しようとしたとき、仮想社会の長年の一般住人たちは、貴重な「文化」が失われるとして、真剣に反対運動を起こした(12)。もちろんセカンドライフの会社側はより会員を増やそうと、これらの反対を無視してボイス機能を追加したのだけれど、いまだに多くの人々がテキスト・チャットで会話している。これも、自閉症の人にはかなりの福音だ。

聴覚に雑音が入ったり、突然大きな音がしたりすることがとても辛いという人は、自閉症の人々のなかにかなりの割合でいる。普通の人は聞き逃している音も、大きな雑音として聞こえてしまい、本当に聞くべきことに集中できない場合がある。一般的にかなりの割合の自閉症の人が、聴覚過敏を訴えるとされている。自閉症のアバターたちが、チャットなら声を使うのと違い、言葉の内容に集中できるのはこのためだ。だがそれだけではない。声を使うと言葉以外のニュアンスを捉えなければならなくなる。声のトーンや大きさ、どういう間合いでしゃべるかなど、自閉症の人には苦手であるあいまいな情報の読み取りが加わる。一方、チャットなら、適切なタイミングで正確に自分の気持ちを声で伝えられるので、余計な雑務に脳が邪魔されることがない。

知覚過敏と情報の絞り込み

自閉症的脳を持つ人々は、多数派の神経回路の人々によってつくられた価値観や他人を判断する基準のなかで生きることを余儀なくされているので、定型発達者には想像しにくい大きな困難さに立ち向かっているのだろう。たとえば、私が会った自閉症のアバターのなかには、チャットではあふれるほどの語彙と明晰な論理能力がある人もいるが、それでも人間の会話のやり取りにつきものの機微とゆらぎ、その動態的な複雑さが苦手という人は少なくない。程度の差はあるけれど、自閉症と診断されているかどうかにかかわらず、私たちのまわりには典型的な神経回路のパターンに当てはまらない人が、かなりいるはずだ。

こう考えると、多数派の神経回路を持つ定型発達者は他者との会話に際し、⑴聴いて言葉の意味を理解し、⑵同時に言葉のニュアンスや間合い、顔の表情や声のトーンなどから入ってくる言葉以外の情報の意味を的確に読み取りながら、相手の気持ちと言葉の表面に明示されない感情などを瞬時に判断し、(3)それに合った適当な身体的表現と考えをまとめ上げて言葉にし、(4)声を使って自分の気持ちを伝える（自然に、ある程度感情を込めたりジェスチャーを交えたりする）という作業を瞬時に、またほとんど無意識に行っていることがわかる。定型的な神経の発達者が何気なくやっていることは、実は神経回路的にたくさんの作業を同時に行う非常に複雑なプロセスだ、ということに気がつくだろう。神経回路が非定型的に発達した人の場合、このどこかの過程で、こうした情報の統合や並行処理、同時発信が難しいことがある。

そのうえ、私たちのまわりには言葉以外にも情報があふれており、多種多様な情報が同時に知覚に働きかけている。会話だけではない。たとえば、混雑している夕方のスーパーに行ったとしよう。たくさんの商品の山がある意味を持って陳列され、そのすべてにさまざまな情報が付随していて行き交う顧客に働きかける。そのなかをさまざまな人々が動きまわっている。いろいろな匂いや色、音などが知覚に訴えかける。子供が泣きだすかもしれない。本日の特別セール商品への呼び込みが甲高い声で聞こえるかもしれない。他の人にぶつからないようにしながらカートを押す、という身体行為も必要だ。雑多な人混みのなかにもしご近所の知り合いの顔を見かけたら、軽く会釈くらいはしたほうがよい。一方、お気に入りの商品が、いつもとは違う棚に置かれていることだってある。このような状況で、人はどうやって無事に買い物をすませ、時としてそれを楽しめるのだろうか。

脳に入ってくる情報は、すべてが同じ価値を持つわけではない。混雑したスーパーのような場所では、必要でないものを振り分けて無意識の領域で処理し、大事なことだけを意識の領域にのぼらせる情報の「振り分けと絞り込み」が、とても重要になる。私たちの聴覚や視覚、触覚それに嗅覚・味覚・圧覚などの知覚は、無意識のうちに処理される膨大な情報の取り込みと振り分けのうえに成り立っている。知覚過敏をかかえている自閉症の人の場合、この取り込みがあまりにも良すぎるため、かえって膨大な情報の渦のなかでメルトダウンに似た身体反応を起こしやすい。

自閉症と言えば、もっぱらコミュニケーションの難しさとか、こだわり行動や柔軟性の欠如など、社会性や対人関係に関することが取り上げられることが多い。たしかにそうした側面は、診断基準のなかでもいちばん大事な症状とされているし、療育にあたる人や周囲の人々にとってはいちばんの問題になる。また社会性や対人関係の問題は、本人の社会的自立にとってネックになる。

一方、自閉症の人には、聴覚や視覚などの知覚が定型的な反応を示さない人が多いことも知られている。私が仮想世界のエスノグラフィーのなかで出会った自閉症当事者の人々がよく話題にしていた困りごとは多岐にわたっていたが、なかでも知覚異常や知覚過敏、そして身体感覚などに関する悩みごとがとても多かった。自閉症当事者の対人関係やコミュニケーションの悩みについては、家族のサポートの程度や本人の性格も違うし、それぞれの置かれた社会的環境も違うので、問題の現れ方も人によってずいぶん違う。だが、自分の知覚異常に振り回される感覚というのはかなり共通しているのだ。もちろん知覚異常といってもさまざまなバリエーションがあり、外界と自分をつなぐ知覚の異常と過敏が心理的不安や恐怖を呼び、痛みや疲れとして感じる人もいれば、時に発作的な身体反応を起こす人もいる。さらに予測できない出来事に柔軟に対処することの難しさや不安も、たびたび語られる。

自閉症に特有の社会性や対人関係上の問題と、当事者にとって痛切な問題であるさまざまな知覚や身体感覚などとの関係はどのようになっているのだろうか。私にはそれに答える力はないが、心理学や医学、それに脳神経科学などの研究成果を読んでも、その二つの大きな側面の構造的な関連性について論じているものはあまり見当たらない。「心の理論」に代表されるような、他人の心が読めないという対人関係における自閉症の特徴は重要な知見だが、それ自体が知覚や感覚異常の原因とは考えづらい。一方で、対人関係やコミュニケーションの基礎に、知覚過敏や身体感覚の異常が何らかの関係を持っている可能性は否定できない。当事者の語る知覚過敏や身体感覚の経験は、ひょっとしたらより基礎的な自閉症的な神経回路のありかたに原因があるのかもしれない。

一般に同じものを見たり聞いたりしても、他人も同じように感じている、あるいは同じように意味を捉えているとはかぎらない。同じ言葉の流れを聞いていても、同じように理解しているとはかぎらない。そして、同じような感覚をシェアしている人々も、その感覚を同じように他者に表現するとはかぎらない。自閉症の人々の声に耳を傾けていると、この当たり前だけれど、つい忘れてしまいがちな事実に気づかされる。そしてそのことは、人としての付き合いのなかで、なにかとても大切なことを示しているのではないだろうか。

ニューロダイバーシティの時代

いまでは、北米やヨーロッパ各国、それに日本やオーストラリアなどのいわゆる先進国では、自閉症は脳の発達の仕方の違いによって生じる障害と理解されている。近年、自閉症スペクトラムの人々は、人間の脳神経の構造には多様性があるというコンセンサスを踏まえたうえで、自閉症的な人々を一つの個性、あるいは一つの傾向性として尊重してほしい、と主張することが多くなった。これがニューロダイバーシティの基本的な考え方だ。ちょうど一つの国のなかでも独自の文化を持つさまざまなマイノリティが、自分たちのありかたをありのままで尊重・承認してほしいと主張するのに似ている。

一方、ニューロダイバーシティの考え方の源には、生物にとって種の多様性が重要であるのと同様に、神経回路の多様性こそが人類の進歩に重要だという考え方がある。どんな神経回路の型が文明の発達にいちばん大切かなんて、誰にもわからない。既成の考えに簡単に同調しない神経回路を持った人々のなかからこそ、人類にとって大切なイノベーションが生まれるかもしれない。だから神経回路の型にたくさんの多様性があることを、私たちはむしろ幸いと考えるべきではないか。診断基準や概念の変化のためとはいえ、さまざまな発達障害の人々の数は年々増え続けている。こうした非定型に発達した脳を持つすべての人々を、単に少数派、障害者とみなすのではなく、そこから一歩進んで、脳の現れ方にはもともと多様性があるという前提から出発したほうがよい、という考え方だ。

シリコンバレーのデジタル産業で働く有能な人々のなかには、多少とも自閉症的な人が多いと言われる。コンピュータ文化の発展には、幾分自閉的な心こそもっとも適しているのかもしれない。しかしそれは意図してのことではない。デジタル時代が到来して、結果的に初めて明らかになったことだ。

私の仮想エスノグラフィーにおける自閉症のアバターたちの会話にも、自閉症を神経回路における一つの個性とみなす考え方は、自然とよく出てきた。アバターたちは、定型的に発達した人々（つまり大多数の普通の人たち）を「ニューロティピカル（神経回路の定型発達者）」とか、短く「NT」と呼び、自分たちを「ニューロアティピカル（神経回路の非定型発達者）」と呼んでいる。アバターたちは何かにつけ、「なんでNTはさ、わからないんだろ」といった調子で話している。たとえば「NTはどうしてモノを遠回しに言ったり、本当のことをはっきり言わないのだろう。彼らのゲームにはあきあきする」といった調子だ。言葉の裏の意味とか、表情やジェスチャーで表される感情の機微が、自閉症の人にはわかりにくいことがあるからだ。

実際、彼らが言葉をあまりにも文字通り解釈してしまったり、冗談や皮肉、からかいなどがわかりにくかったりすることは、自閉症の診断の際にも問診で確かめられることがある。ただし、たしかにそうした点が弱いと自己認識している自閉症の人々にも、別の主張がある。それは、神経回路の多数派の人々も自分たち自閉症の人々の感じ方、モノの見方を理解できないのだから、同じではないか、ということだ（こうしたすれ違いについては、第三章でより詳しく考えることにする）。ニューロティピカルという言葉の背景には、自閉症の人たちが、自閉症的であること自体を一つの個性でありアイデンティティとして考えているという事実がある。では、こうした考え方はどのようにして生まれたのか。

仮想エスノグラフィーで出会った自閉症当事者の人々の、ニューロダイバーシティの語りの背景を理解するためには、自閉症というカテゴリーがなぜ出現し、それがどのように変わってきたか、その歴史を知らなければならないと私は思った。彼らが発言する言葉の背後に、自閉症という言葉のたどってきた歴史が隠されている。歴史好きの私は、現在の自閉症の人々の置かれた状態を知るうえで、自閉症というカテゴリーがどういう「経路」をたどって生成し、変遷してきたかがわからないと落ち着かない。

歌謡曲の題名ではないが、歴史とはまるで「川の流れ」のようだ。思わぬ歴史的なイベントや偶発的な障害、そして数々の複合的な要因を川の流れのように呑み込みながら、時には流れ自体の方向を調整して、「現在という時」に流れ込む。社会科学ではこれを、「歴史は《経路依存》的に変化する」というややわかりにくい言い方で表現することがある。つまり、さまざまな偶発的な出来事に影響されながらも、その流れのなかの一つひとつの歴史の曲がりくねった道の経路が、次の歴史の進展の道筋に影響を与える。自閉症の歴史にも、そのようなさまざまな道筋があった。

米国では過去さまざまなマイノリティが、そのありのままの尊厳の認証を求めてきた歴史がある。かつて知的障害や統合失調症などの精神病と混同されていたこともあった「自閉症」というカテゴリーが、いかにして神経回路の一つの個性的なありかたであるという、マイノリティの主張にまで成長したのか。次章では、自閉症という概念の歴史的変遷をたどってみたい。

第二章　自閉症の社会史——カテゴリーは人をどう動かしてきたか

自閉症カテゴリーの発達

自閉症の歴史の重要性

米国で初めて「自閉症」という概念を提唱したのは、ジョンズ・ホプキンス大学児童行動クリニックの精神科医、レオ・カナー（Leo Kanner）博士だった。彼が「情緒的接触の自閉的障害[1]」という題名の論文を発表したのがきっかけで、自閉症というカテゴリーが医学界で認識されるようになった。自閉症（autism）はギリシャ語の自己を表す言葉"autos"からきており、自閉症の人が自分のなかに閉じこもっているようにみえる様子から名づけられた。カナーが自閉症を提唱して八〇年近くがたつが、その間、自閉症の定義も、推察されてきた自閉症の原因も大きく変化してきた。

一般に、ラベルを貼られること、あるカテゴリーのなかに取り込まれることは、人の生活や意識を大きく変えざるをえない。自閉症のようなラベルは特にそうで、自閉症というカテゴリーの定義の変化は人々の人生に、とても深刻な影響をいやでも与えてきた。だが、自閉症定義の変遷の歴史を単に自閉症研究や医学の発達の結果として捉えることは、物事の重大さの半分しか見ていないと思う。そこに社会的・政治的背景があるのだが、そうした自閉症の社会史的な側面は日本ではあまり知られていないようだ。

私にとっては、研究上の実際問題としても、自閉症という概念の歴史を知ることは大切だった。そもそも、自閉症当事者のアバターたちの発言や、その人生の背景を理解するためにも欠かせない知識であるからだ。

自閉症の人々の研究を始めたころ、自助グループのメンバーのなかに、正式に自閉症と診断されていない人たちが何人も混じっていて、メンバーがそれを気にしていないことが引っかかっていた。もちろん、この自助グループに集うような、比較的高機能の自閉症の人は適応のために努力しているので、かえって診断が難しいこともある。それに加えて、自閉症の診断の歴史が大きな影響を投げかけていることがわかってきた。現在、比較的年齢が高い人が子供のころは、自閉症の定義はいまとは大きく異なっていたのだ。さらに、いつどの国に生まれたか、どこの地域に生まれたかによって、自閉症的な傾向を持っている人でも自閉症と診断されたりされなかったりした。

たとえば、「英国でもっとも人気のある自閉症者」とも称されたことがあるアラン・ガードナー（Alan Gardner）さん。彼は髪を赤く染め、腕は刺青だらけというタレント風の風貌だが、プロの造園家として人々の尊敬を集めている。二〇一五年に英国で放映された「自閉症ガーデニング」という人気テレビ番組で一躍有名になった人物だ。庭好きの英国人のためにその独特の才能を駆使し、「問題だらけの庭」を素晴らしい庭に変えるという番組で、ユニークなのは、彼の庭づくりを助ける五人のチームメンバーも、みな自閉症の人たちばかりであることだ。実はガードナーさんが自閉症（アスペルガー）と診断されたのは、つい最近、二〇一三年のことだ。[2]現在五〇歳くらいの彼が生まれた当時は、アスペルガーというカテゴリーは存在しないも同然だったし、彼が子供のころや成長し青年となった時代も、彼のようなかなりおしゃべりで言語能力が発達した人に、自閉症という診断が下されることは珍しかったはずだ。

私が一〇年前に初めて会ったアスペルガーの人である古戦場好きの大学生ジョンは、子供のころすでにアスペルガーと診断されていた。それには、彼がガードナーさんより二〇歳以上若いという世代的な違いと、彼がシリコンバレーという自閉症への意識が高い先進的地域に住む両親のもとに生まれたことの両方が影響しているに違いない。

私の研究の中心となった「セカンドライフ」の自閉症自助グループでディスカッションの司会を務めるアバターのアニスは、リアルでは五〇歳くらいの女性で、ガードナーさんとほぼ同世代だ。正式に自閉症と診断されてはいないが、「ワイアード（*Wired*）」誌の記事などを読み、自分のことを明らかにアスペルガーだと思っている。彼女は大学生時代に心理学を専攻しており、自閉症に関する一定の知識もあるが、いまさら診断されても仕方がないと考えているようだ。彼女は、いかにも「普通」

だと思われるように演技する術をすでに身につけていた。実際、子供であればまださまざまな教育支援制度が使える可能性もあるので、両親が子供のために早期に診断を受けさせる意味は大きいが、すでに中年に達し、ある程度自分なりに折り合いをつけている場合には、いまさらという気持ちになるのもわかる。

　では、アニスやガードナーさんのように、一九六〇年代生まれくらいの人が幼児期に診断を受けたとしたらどうだろう。のちに詳しく紹介するように、アスペルガーという概念が英語圏で紹介されたのは一九八一年ごろのことで、それ以前に子供時代を過ごした彼らは、当時の自閉症の定義には当てはまらない。ガードナーさんは、幼児のころはともかく、いまはおしゃべりだし、アニスも的確かつ論理的に言葉を使う。もし子供のころに診断を受けていたとすれば、言語や知能に問題がなくても、こだわり行動など社会性に問題がある場合は、自閉症という言葉を使わず、子供の精神障害と診断されたかもしれない。あるいは、幼児期に言葉の習得が遅れていたら、言葉の遅れ＝知能の遅れと判断されたかもしれない。成長してから言語能力が高くなった人でも、幼児のころ言語の習得が非常に遅れていた自閉症の人は多い。

　もし幼児期に自閉症と診断されていたとしたら、母親の養育に問題があるとする当時の偏見は、周りの人の態度にもネガティブな影響を与えたかもしれない。冷たい家庭から隔離したほうがよいという意見もあったからだ。このことは、本人にも自信を失わせたかもしれない。どんな子供であれ、自分に対する自信の感覚（セルフ・エスティーム）を育てることは、その潜在能力を伸ばす基本となる。

皮肉なことに、ガードナーさんが幼児期に自閉症の診断を受けていたなら、現在のように家庭を持ち、自分にふさわしい尊敬すべきキャリアを築くのは難しかったかもしれない。

カテゴリーの影響

人間の社会が大きく動くのは、「カテゴリー」が動くときだ、と感じることがある。昔から存在していたけれど表面化してこなかったカテゴリーが、急に社会の表面に登場するとき。いままでも存在した事象に誰かが名前をつけて、急にみなが大事だと言い出すとき。誰も注意を払っていなかった事象が、急に名前をつけられて社会の争点になり、人々が論争しはじめるとき。今まで染み付いていたネガティブなイメージを持っていたカテゴリーに、人々が文句をつけ始め、尊厳を求めるときなどである。

カテゴリーが政治で大きな役割を果たすのは、国民国家という概念の登場が私たちの社会、そして人間の意識にどれほど大きな変化をもたらしたかを考えると明らかだ。どこまでも続く大地や海の上に線を引き、ここからあそこまでは「○○国」で、そこに住む人を「○○人」と決める。その線引きは、中に住む人の意識を変える。ナショナリズムの登場だ。線引きだけでは意識のコンセンサスができないとなると、対立する文化のカテゴリー自体が熾烈な闘いを始める。エスニックマイノリティなどが、自らのアイデンティティの国民国家の中での尊重と承認を要求する。つまり、国民国家のようなあるパワフルな概念が誕生すると、その言葉自体が人々の関心に焦点を与え、ディベートや批判運動、暴力的抵抗などといった形で驚くほどのエネルギーをひき起こす磁石のような力を持つ。カテゴリー自体がコミュニケーションとネットワークの連鎖を引き起こすハブとなり、もやもやとした大衆の感情を一点に集中させるからだ。つまり、カテゴリー自体がある「パブリック圏」を創出するのだ。定型発達者に強い差異の感情を引き起こす、他者の存在を示す概念としての自閉症というカテゴリーもまた、パワフルな求心力のある言葉だ。一度そのラベルを貼られると、人々はそれに縛られる。それでも好むと好まざるとにかかわらず、障害や病気など健康や医療の分野では、カテゴリーの線引きを欠かすことはできない。医療や福祉の発達した現代社会では、障害や病気の定義の合意が社会的に必要不可欠だからだ。それが診断のうえでも治療のためにも、とても重要であることは言うまでもない。また、ある程度標準化された診断基準や治療方法の合意がなくてはならない。そうしたカテゴリーが、医療保険や福祉の適用といった実際的な問題にも直接影響を与えるのは言うまでもない。つまり、社会が保有する限られた公的・経済的な資源をどのように人々に適正に分配するか、という問題に直結する。

しかし自閉症の子供を持つ親や当事者など、さまざまな形で自閉症にかかわる関係者にとっては、自閉症をどう理解するかという問題は、単に医学的・科学的な問題にとどまらない。そしてそのカテゴリーが社会的にどのように意味づけされるかは、そのラベルのもとに生きる当事者たちの意識にも影響を与える。その意味で当事者や関係者の尊厳と誇りに深くかかわるため、障害や病気のカテゴリーをどう線引きし、どう意味づけていくかは、結局、社会的・政治的な問題にならざるをえない。

米国における自閉症の歴史

この章で述べる自閉症の「社会史」は、私がいま住んでいる米国での自閉症の歴史が中心であることを初めにお断りしておきたい。同じ英語圏であり自閉症研究の先進国の一つでもある英国における歴史にも触れていくが、もちろん包括的な自閉症の歴史とはほど遠い。ただ米国の自閉症の歴史は、自閉症というカテゴリーの生成と変遷を見るうえで、ある特別な位置を占めている。前述のように、もともと自閉症というカテゴリーは米国の児童精神科医のカナーの論文に端を発するので、まず自閉症という言葉の概念のスタートからして米国発だった。ただそれだけではない。自閉症のカテゴリーの発展に米国の市民社会、特にその核である市民団体が深く関連しているからだ。自閉症の政治社会史は、米国社会の深部のダイナミズムを映す鏡でもある。

米国での自閉症カテゴリーの発展には、自閉症の子供を持つ親などの団体の力が、日本では考えられないほど大きくかかわっている。米国において行われてきた黒人への人種差別に対する市民権運動、フェミニズム、そしてゲイ・レズビアンの権利を拡大する運動など、既存のカテゴリーに異議を申し立て、自らの尊厳と承認を求める一連の運動への流れを、自閉症関連の市民団体の運動は一周遅れで伴走していった。いまではこうした自閉症関連の市民団体は、単に自閉症への理解と福祉の向上を求めたり親たちへのサポートを求めるといったレベルではなく、豊富な資金を集めて研究者に研究資金を提供している団体もあるように、最先端の研究の方向を左右するほどの影響力を持つ。まさに米国市民社会の力だ。つまり上からの施策で自閉症の定義や考え方が変わるというより、さまざまな市民団体の力が、人々の意識を変え、法律や政策のみならず、研究の方向性にまで影響を与えている。

もう一つの自閉症研究の先進国である英国では、米国とは違って、戦後の福祉国家の歴史と自閉症の定義の歴史が密接に結びついてきた。戦後の英国ではベヴァリッジ・プランに基づく体系的な社会保障制度が実施され、いわゆる「ゆりかごから墓場まで」の福祉国家制度は当時の世界の先端と言われていた。いまでも英国では、医療は国民保健サービス（NHS）のシステムが一元的に提供しているため、自閉症も医療と教育の両面からこの福祉国家制度に否応なく絡んでくる。自閉症というカテゴリーの定義も、この福祉国家の制度上のダイナミズムと密接に結びついていた。

もっとも、英国病とも言われる経済の停滞を経て一九七〇年代の終わりに登場したサッチャー政権下の英国は、一九八〇年代を通じて経済から教育、保健医療の分野まで市場の原理を導入したこともよく知られている。それは、その当時行き詰まりをみせていた福祉国家制度へのアンチテーゼだった。とはいえ英国ではまず先に、そして米国や日本よりずっと早く、国家による福祉や医療への介入が進んでいたという経路を経た上の「改革」だったことに留意したい。

したがって英国における自閉症というカテゴリーの重要性は、その福祉国家の枠組みの一つである医療保健福祉制度のなかで自閉症をどう位置づけるか、という問題と密接に絡んでいた。つまり研究者が自閉症をどう定義するかで、国の医療保健福祉制度の網からこぼれ落ちてしまう人が決まる。このことは、彼らの日常生活に直ちに影響をもたらす。サッチャー登場前の一九七〇年代前半から自閉症の研究に打ち込み、のちに「自閉症スペクトラム（ASD）」というカテゴリーを提唱したローナ・

ウィング（Lorna Wing）のような英国の研究者たちは、社会福祉の「後進国」である米国などとは違い、こうした公的な責任を担うという側面があり、またそれを深く自覚していたと思われる。それは、自分たちの診断上の線引きのありかたが、当事者の教育支援や日々の生活の質に直接かつ深刻にかかわるという重い責任である。

日本の場合、教育政策において、突然上からの主導と見えるやりかたで、自閉症研究の先進国である米国や英国などのその時々の新しい自閉症の概念が、通達や法律にもりこまれることがある。そこではもちろん、自閉症の医学的研究の裏付けは担保されており、日本の専門家の検討も経てはいる。しかし、一般の人には突然ともみえる移入によって、自閉症という概念の発展の経路がわかりにくくなってきている。米国や英国などでのカテゴリーとしての自閉症の歴史を振り返ってみると、自閉症という概念の発達は、単に研究進展の成果に左右されているわけではなく、政治的・社会的要因が自閉症という概念の発達に大きな影響を与えている経路が明らかに見て取れるだろう。

自閉症の登場

「自閉症」の登場と冷蔵庫マザー

自閉症という言葉自体はカナー博士の論文（一九四三年）以前にも使われていた。たとえば、カナー自身はこの自閉症という言葉を、スイスの精神分析家オイゲン・ブロイラー（Eugen Bleuler）が統合失調症の症状の一つを描く際に使っている例から借用したようだ。統合失調症が出現するのは普通青年期になってからと言われているが、子供にそれと似た症状が現れるとして、当時の精神科医は自閉症児たちを子供の統合失調症の例ではないかと疑っていたのだ。そこに、カナーは「自閉症」という新しいカテゴリーを持ち込み、統合失調症とは異なることを強調した。今はその関連は否定されているが、それほど当時は自閉症と他の精神障害や知的障害との区別が明確ではなかったのだ。このため、カナーは当時の精神医学界の常識と闘わなくてはならなかった。

カナーの論文自体は一一人の子供の症状の細かい描写が中心で、自閉症の原因については、あまり触れられてはいない。しかし、「自閉症」という言葉はしだいに専門家の間で有名になっていった。そして一見、自分の中に閉じこもったり決まったルーティンにこだわったりする傾向（「常同行動」と呼ばれる）から、自閉症児は情緒や感情が発達していないとみなされ、そこから自閉症の発達障害は愛情に乏しい生育方法のせいだとする、「冷蔵庫マザー」理論が広がった。フロイト流の精神分析が大きな影響を持っていた時代でもあった。自閉症児は育て方の問題であり愛着の形成が足りなかったと考えるのは、当時の精神科医のあいだでは自然な推理だった。

カナー自身、初めは必ずしもそれに賛成していたわけではなく遺伝的な要素の可能性も考えていたようだが、第二次世界大戦後という時代背景も、遺伝的な資質が精神障害の原因となるという考え方に深い抵抗を示していた。ナチスドイツが優生学的見地から遺伝的に劣るとされた人を排斥、抹消、「浄化」した悪夢の記憶はあまりにも鮮明だった。精神病者や知的障害者もその浄化の対象だった。

ナチの蛮行を許したことはドイツ精神医学史のもっとも暗い側面と言われている。あまり知られていないが、実は米国でも戦前には優生学的見地から精神病者や障害者の人権を制限する説がかなりの力を持っていたから、これはドイツだけの問題ではない[3]。このナチの悪魔の所業ともみえる行為の記憶から、一九五〇年代の米国では医師や研究者のあいだで精神障害と思われる人々の遺伝について研究することは良心がとがめる行為だった。

こうして一九五〇年代から六〇年代に、親の心の問題と、子供と親の関係とが子供の心の発達に反映されて自閉症の症状が現れるという見方が、自閉症療育指導の主流になった。特に、シカゴ大学を拠点としていた精神分析家でベストセラー作家でもあったブルーノ・ベッテルハイム（Bruno Bettelheim）は、親と子供の愛着関係の未形成が原因であると考え、大きな影響力を持つようになった。ベッテルハイムはさらに、愛情に欠ける家庭から子供を引き離すという療育方法を主張し、母親が特に問題視された。愛情に満ちた育成が足りないので幼児の愛着が発達せず、情緒に欠ける子供ができるというわけだ。

大戦で疲弊したヨーロッパに比べると、戦後の米国は豊かで一人勝ちの時代であったが、同時に保守的な家族観、ジェンダー分業観が、まだ疑われることのない時代でもあった。一九四八年に「タイム」誌が「凍った子供たち」という特集記事を掲載したが、そのなかでカナー博士は、自閉症の子供は冷蔵庫のなかに入れられて心が凍りついてしまったような存在であり、その原因は、感情を抑圧している親自身にあると述べている[4]。もともとカナーは、自閉症は生まれたときからすでに存在しているケースがあるのではないかと考え、親の養育方法に問題があるとする見方に必ずしも全面的に賛同しているようには見えなかった。しかし、自閉症といういままでにない概念を精神科医たちに認めさせるためなのか、しだいに他の精神科医たちに歩調を合わせるようになっていたのだ(5)。

この「冷蔵庫マザー」理論は、自閉症の子供を持つ親たちに二重の苦悩を与えた。子供の発達障害に悩まされるだけでなく、子供のわけのわからない行動は自分のせいかもしれないからだ。自分の子供を助けてくれるかもしれない専門家のところに相談に行けば、それはお母さんの行動に問題があるのではないかと助言される。子供を義務的・機械的に扱っていないか、愛情深くハグしているかと問われ、助言どおり愛情深くハグしようとすれば、子供はよけいに嫌がって問題行動を起こす場合もあった。他人との接触の感覚が苦痛である自閉症の子供はかなり多いのだ。そればかりか、セラピストたちは、時には子供自体を診るより、母親の行動や夫婦の相互の話し方などに注目し観察しようとした。育て方により愛着が十分形成されないことが自閉症の原因だと考える当時の医学的常識からは当然かもしれないが、こうしたセラピストたちの態度も親たちを孤立させた。

しかし、誕生直後から赤ちゃんの体が硬直して母親の腕から落ちそうになるほどで、母親に体を預けることができないとか、ミルクを飲ませるのにも苦労するとか、視線がいつまでも定まらないといった自閉症の症状が、かなり早い時期から観察できる子供たちがいた。育て方とか愛着以前の問題に思える場合があった。そしてそのことに真っ先に気がついていたのも母親たちだった。

冷蔵庫マザー理論への疑問

こうした状況を変えるのに大きな力となったのは、親どうしのつながりと彼らのエネルギーだった。最初に状況を変える突破口となったのは、心理学の博士号を持ち、自閉症の子供の父親でもあったバーナード・リムランド（Bernard Rimland）博士だった。貧しいユダヤ人の移民の息子だったリムランドは心理学を学び、海軍の研究施設に勤務していた。そのころ生まれた最愛の息子のマークが言葉を話さず、両親の腕に抱かれても体を硬くしたまま、普通の子供のように柔らかく母親に自分の体を預けるということをしない。マークは自閉症と診断された。だが、リムランドの妻のグロリアは、冷蔵庫マザーとは正反対の心優しい性格。リムランドは自閉症の論文をものすごい勢いで読み漁り、やがて冷蔵庫マザー理論には実験データの裏付けが何もないことに気がつく。

そのころカナー博士も冷蔵庫マザー理論に疑問を持ち、自閉症には、やはり当初考えていたような遺伝的・生物学的な要件があるのではないかと思いはじめていたが、まだそれを訂正するまでには至っていなかった。リムランドは自閉症研究のパイオニアであるカナーに、心をこめて手紙を書き、研究へのアドバイスを求める。カナーは若いリムランドを励まし、やがて出版されたリムランドの本は、カナーの序文を背負って冷蔵庫マザー理論への批判を展開する。[6] 自閉症は大きくは遺伝がかかわっており、家族の心の問題ではない、という主張だ。一九六四年のことだった。リムランドは、本を読んですがる思いで連絡してくるたくさんの親たち一人ひとりに、長い返事を書いていたという。こうしてリムランドは自然に、自閉症児を持つ親たちのネットワークの中心になっていった。

一方、そのころ自閉症の歴史に一人の女性が登場する。自閉症児ジョセフをかかえた母親、ルース・サリヴァン（Ruth Sullivan）だ。サリヴァンは女性の政治団体のためにロビー活動をした経験があり、政治力や組織力に長けていた。自閉症児の母親の会に出るようになってからは、その経験を生かして、母親たちがただ慰め合うのではなく、彼女たちを一人また一人と運動へリクルートしていった。その後長年にわたり、彼女は卓越した組織力を自閉症児のために生かすことなる。

こうしてリムランドはサリヴァンと協力し、一九六五年についに「全国自閉症児協会（National Society for Autistic Children＝ＮＳＡＣ）」を結成する。リムランドは創立大会ではっきりとフロイト的な自閉症への見方を廃し、新しい道を探ろうと呼びかけた。こうしてリムランドらの活躍により、一九七〇年代に入るころには、自閉症は何らかの形で遺伝がかかわっており、育児の問題ではない、という見解が専門家のあいだにも広まっていった。

自閉症はスペクトラム

ちょうどそのころ、自閉症の研究の中心地の一つである英国では、もう一人の自閉症児の母親が、自閉症というカテゴリーの内容を変容させるような研究に取り組んでいた。ローナ・ウィングだ。彼女はまだ女医の少ない時代に研究を志して精神医学の道に進み、同じく医者のジョンと結婚して女の子をもうけた。すべてが順調のはずだった。しかし愛娘スージーは自閉症だった。

それがきっかけで自閉症の研究に取り組むようになったローナは、カナーが描いた古典的な子供の自閉症に当てはまらない何人もの患者に出会った。たとえば知能は高いが体の動きや会話がぎこちなくて、社会に適応していない人たち。日常生活でも明らかに助けを必要としているのに、自閉症の診断カテゴリーにも入らず、医療や福祉からこぼれ落ちてしまう人がいるのは、福祉国家のシステムの根幹を揺るがすことだった。そして何よりローナは自閉症の娘を直接ケアした体験から、家族だけで問題に対処するのではなく、社会の助けを得ることが大事だと感じていた。社会の助けを得るためには、まず正しく診断されることが大事だった。

ローナは一度だけ会ったことがあるハンス・アスペルガー（Hans Asperger）のことを思い出した。夫のジョンはすでにアスペルガーが一九四四年に発表した論文のことを知っていて、ローナのためにアスペルガーの論文をドイツ語から英語に翻訳してくれた。たしかにローナの患者のなかには、アスペルガーのケースに似た、知能や言語の発達は高機能でありながら社会に適応できないでいる人々がいた。ローナが一九八一年の論文[7]で紹介したアスペルガーの概念は、「アスペルガー症」としてローナの意図する以上に社会に広まり、彼女の言葉を借りれば「パンドラの箱」を開けてしまったようなものだった。[8]「アスペルガー」という言葉は、症状のカテゴリーとして独り立ちし、そして世界へ旅立っていった。

しかしローナの研究のめざすところは、アスペルガーの業績を紹介することではなかった。一九七〇年代のローナと、その夫のジョンが精神科の所長として働いていたロンドンの一角にある病院には、さまざまな自閉症の症状を示す人たちが集まってきていた。その病院の地下のオフィスには、管轄するロンドン市内の行政区キャンバーウェル地域の、精神障害を訴えて公的支援に申し込みをした人々の詳細な資料が、手書きのファイルで管理されていた。このデータの蓄積にはジョンのリーダーシップが大きかったというが、いかにも英国流の福祉国家らしいデータだ。ローナは研究協力者としてジュディス・グールド（Judith Gould）を雇い、二人でこのデータを詳細に分析した。

彼女たちの研究が素晴らしいところは、初めに自閉症とは何かと、カテゴリーの定義を狭く決めてからデータを集めるのではなかったことかもしれない（データを使った疫学研究はすでに存在していたが、極端な孤立という症状を重視するなど初めに規定した自閉症の定義が狭いため、たくさんの子供が抜け落ちてしまっていた）。ローナたちはそのかわり、既存の診断名にかかわらず、まず福祉国家のレーダーに何らかの形でひっかかって心身に障害があると診断されたすべての子供たちをひろいあげることにした。つまり、福祉や教育支援の申請をした人々の記録である。彼らは自閉症の診断を求めていたというより、親や教師が子供の種々の障害に悩んで福祉や特別教育の申請をしたため、子供たちのデータを記したカードが病院に集められていたのだ。そのため、データの範囲と障害の幅が広かった。そのなかから知能の遅れの有無によらず、自閉症の中心的症状として知られる特徴が一つでもある子供を確定して調べていった。さらに、カード資料の作成だけでなく、子供たちや教師や家族への面接を行い、その後の追跡調査も行った。

そうした大量のデータをもとに、一九七〇年代後半からローナとその仲間たちは論文を次々と発表しはじめた(9)。そして、自閉症の症状は、多数の症状のコンビネーションと症状の重篤さの程度の組み合わせからなる「連続体（continuum）」である、と主張するようになった。やがてローナは、この連続体という言葉よりインパクトがあり、単に症状の重篤度を表すという誤解を避けられる語彙として、「自閉症スペクトラム」という言葉を考案し、一九九〇年代に入るともっぱらこの言葉を使うようになった。[10]

自閉症とは何かという問いは、果てのない大地や海に線引きすることにも似ている。自閉症がある傾向の個性を持った脳神経回路の人々の症状だとすれば、いつの時代にも社会の水面下に存在したはずだ。それは無口だが田や畑でもくもくと農作業に勤しむ農夫のなかにいたかもしれないし、奇人と評される天才的アーティストのなかにいたかもしれない。しかしその存在は、かつては現在のような線引きされたカテゴリーとして認識されてはいなかった。実際、今では自閉症スペクトラムというラベルの発明に助けられて、自閉症の症状は複雑系的に全方向にスペクトラムであり、ある症状が重篤度などの順に一列に並んだような連続体ではない、という考え方が徐々に広まってきた。虹のように大空に架かる橋のようなスペクトラムとよく説明されるが、実際は、ドームのような天球全体に全方向に広がるスペクトラムのイメージ、と言えようか。実際の虹が、色彩と色彩の境目があいまいでどこからどこまでが何色とはっきり言えないように、さまざまな種類の自閉症も、その形を定義しようとすると、とても難しい。

一般にアカデミックな概念を世に広めるには、その概念に説得力があることはもちろんだが、とにかく強い意志をもって活発なネットワーク活動を持続して行うことが必要だ。ローナには、この概念を世に広めようという強い動機と、ネットワーク活動と活発な出版や講演活動を行うエネルギーがあった。そして彼女自身が自閉症児の親であり、しかもみなに尊敬される業績をあげている科学者であったことは、親の団体と科学者たちとの仲人役としてうってつけだった。やがて、ローナは米国精神医学会編集の『精神障害の診断と統計マニュアル（Diagnostic and Statistical Manual of Mental Disorders＝通称ＤＳＭ）』の委員にもなり、一九八七年には改訂版のＤＳＭ－３Ｒが出版された。彼女の自閉症スペクトラムの考え方は、米国でも影響力を持つようになったのだ(11)。

「自閉症」のカミングアウト

一周遅れの自閉症マイノリティ運動——米国での動き

日本に比べて自閉症が早く社会に認知されたと思われている米国だが、実は一九八〇年代になっても、自閉症という概念自体が社会に広く知られているとは言い難かった。しかし、後に自閉症スペクトラムがマイノリティの一つであると言われるようになるための舞台は整いつつあった。それは一つには、米国社会全体を覆う政治潮流となっていたマイノリティの尊厳を求めるさまざまな運動の盛り上がりである。

医学や研究は自閉症をめぐる社会認識に大きな影響を与えるが、それだけでは社会は大きく動かない。一九八〇年代後半の状況は、そのころの米国、カナダ、英国、オーストラリアなど「自閉症先進国」の政治・文化状況の全体と切り離せない。マイノリティの運動は、深刻な黒人への人種差別に対して闘った一九五〇年代から六〇年代にかけての「市民権運動」に端を発するが、一九七〇年代から八〇年代にかけては、女性やゲイ・レズビアンの権利運動へと拡大していた。当時、米国のリベラルな考え方を持つ人々のあいだでは、さまざまなマイノリティの権利を守る運動は、単に社会的・経済的不平等を「正す」のではなく、グループのアイデンティティを尊重する文化的な承認の問題だ、という考え方が力を持ってきていた。そうしたカテゴリーに属する人々の権利を尊重し、ありのままでその文化に価値があるということを認識するべきだという考え方である。すなわち、カナダの政治哲学者チャールズ・テイラー（Charles Tayler）の言う「尊厳の承認を求める政治（politics of recognition）[12]」であり、アイデンティティの認証を求める政治の登場だ。

マイノリティのなかでもそのライフスタイルが問題となるという意味で、ゲイ・レズビアン運動には、マイノリティとしての自閉症の人々と似ているところがある。もともとキリスト教圏の米国は、同性愛に特段寛容な国ではなかった。米国精神医学会が同性愛を公式に精神障害の症状のリストから外したのは、一九七三年のことだ。そういう経緯を経て、一九八〇年、米国民主党全国大会では、ニューヨークのマディソン・スクエア・ガーデンを埋めつくす参加者を前に、民主党はゲイの権利を承認し、人種、性別、宗教などによる差別と並び、性的嗜好による差別に反対すると宣言した。「カミングアウト」という言葉は、こうしたありのままの自分が社会から承認され、リスペクトされたい、という願望から生まれた言葉だった。アイデンティティというと、個人的かつ自分の内心の問題だという語感がなきにしもあらずだが、ありのままの自分に対する誇りや自信は、やはり社会から、より具体的には友人や家族、周りの人々からの承認に影響される。それがないと、自己への自信に満ちた感覚は育ちにくい。そして、周りの人の見方は、公共的な道徳、法律などの制度に影響される。

しかし自閉症の場合は、フェミニズムやゲイ・レズビアンの権利擁護の運動とは違う問題もある。まず、自閉症というカテゴリー自体の社会的認知が確立されていない。米国では、「自閉症」が医学的に妥当な精神障害のカテゴリーとして公的に受け入れられるようになったのは一九八〇年ごろで、それ以前は臨床にあたる医師たちのあいだでも、他の精神障害や知的障害の子供と自閉症の子供との区別があいまいだった。自閉症と診断される子もいたが、その割合は現在よりずっと少なかった。なにしろ専門家のあいだでも、一九八〇年のDSM-3になって初めて、診断のカテゴリーに「自閉症」という言葉が正式に加えられたくらいだ。このDSMというマニュアルは、北米では医療従事者から教育・福祉関係者まで影響力がある。一九八〇年といえば、カナーがこの言葉を使いはじめてから三〇年以上が経っていた。

といっても、そのころには専門家のあいだで、自閉症は心の持ち方の問題でも親の育て方によるわけでもなく、何らかの形で遺伝が影響し、脳神経の構造自体が非定型的に発達してきたものだという考えが、広く支持されるようになっていた。自閉症の症状が、定型的に発達した人々のあいだで暮らすうえでは障害になるが、同時に脳の生まれつきの個性であるとしたら、障害についてはサポートを要求しながら、個性の部分では「尊重」を要求する、という考え方が出てくるのは当然のことだった。

他のマイノリティ運動とは一周遅れだが、明らかに自閉症スペクトラムが一つのマイノリティとして尊厳を求める環境は整いつつあった。

しかし、そういう考え方が社会の一大潮流になるには、もう一つの大きなハードルを越えなければならなかった。自閉症は子供の障害である、という認識が強かったのだ。前述の一九八〇年に発表されたDSM－3でも、自閉症は常に幼児の発達障害として研究されてきたという、カナー以来の名残りがあった。自閉症が子供だけの問題であるなら、いつまでたっても親が子供の代弁者であり続ける。だが、親はどんなに子供のことを思っていてもやはり他者であり、子供本人ではない。ゲイ・レズビアン運動では、当事者が時には親と対立しながらカミングアウトして、その権利と尊厳を主張した。福祉を要求するだけでなく、自閉症の人々自身の尊厳を求めるなら、どうしても大人になった自閉症の当事者が、ありのままの尊厳を求める必要があった。一九八〇年代後半になると、勇気ある個人の力により、「自閉症」というカテゴリー自体がようやく社会に「カミングアウト」される時代になった。

テンプル・グランディンの登場

その困難な役を初めて積極的に引き受けたのが、自閉症当時者でありながら動物行動学の専門家として博士号を持つ女性、テンプル・グランディン（Temple Grandin）だった。発言する自閉症当事者のパイオニアであり、現在ももっとも有名な自閉症当事者の一人として、著作や講演で大活躍している。グランディンの存在自体が、自閉症を恥と考える長年にわたる思考からの決別を意味していた。自閉症は社会的に活動するうえで障害であるかもしれないが、一つの個性なのだと。

グランディンを初めて公衆の前に引っ張り出したのは、自閉症の親や研究者の団体である全国自閉症児協会（NSAC）の組織化に大きく貢献したルース・サリヴァンだった。サリヴァンは一九八〇年代半ばのある日、NSACのシカゴ大会に出席するため、セントルイス空港のロビーで乗り継ぎ便を待っていた。狭いロビーには二五人ほどのNSAC大会参加者がいて、そのなかに内気そうな背の高い若い女性が立っていた。彼女はサリヴァンと馴染みの大会参加者の話を静かに聞いていた。その後シカゴに着いた一行はホテルまでのバスに乗り、たまたまサリヴァンの隣に座ったその女性は、テンプル・グランディンと自己紹介した。この偶然の出会いがきっかけとなり、サリヴァンはグランディンに、翌年の大会のとき、一〇人ほどの少人数の丸テーブルを囲んだセッションで自閉症について話してくれるように頼んだ[13]。

翌年のNSACの全国大会で「大人の自閉症」というグランディンのラウンドテーブルセッションでは、テーブルの周りに置かれた一〇個ほどの椅子があっという間に埋まり、座りきれない人たちの立ち見の輪が三重にもなって彼女のテーブルを囲んだ。小さな部屋が騒然とした状態になってしまったので、全員がさらに大きな部屋に移る。グランディンが自分自身の体験として語る話は説得力があり、何人もの親が涙をこぼしていたのをルース・サリヴァンは覚えている。大人の女性で、動物学の博士号を持つ科学者が、自閉症であることをカミングアウトしているらしいという噂は、自閉症の親のあいだで静かに広まっていたのだ。そしてそれは、当時それほど珍しいことだった。

テンプル・グランディンの自叙伝 *Emergence: Labelled Autistic*（邦題『我、自閉症に生まれて』）が刊行されたのは、それから間もなくの一九八六年、彼女が三九歳のときだった。冷蔵庫マザー理論を覆したバーナード・リムランド博士が彼女の本に序文を寄せ、自閉症当事者がその経験を一人称で書いた本はこれまでになく、本当に画期的な本だと称えた。ただ、「自閉症を治癒克服した人によって書かれた初めての本」というリムランドの序文の一節は、売り文句とはいえ、正確でないとのちにグランディンは言明している。「私はずっと自閉症だったし、私の脳は今も相変わらず自閉症的で、ビジュアルなイメージで考えるやり方は変わらない」と。自閉症的な脳は彼女の個性そのものであり、彼女はただ大変な努力によって多数派の社会に適応するやり方を覚えただけなのだ。

グランディンの自叙伝は彼女の一九五〇年代から六〇年代にかけての経験を回想して描かれている。日本ではやや悲壮な邦題で刊行されているが、この本には、時代がかったところも感情的なところもない。彼女はいつも驚くべき事実と苦労をただ淡々と描き、そこに湿った複雑な感情や恨みなどの感情はいっさい感じられないのが印象的だ。

子供のころのテンプルは言語の発達が遅れていただけでなく、聴覚や触覚などの知覚過敏が激しかった。普通の人は気がつかないような小さな音でも、彼女には叫び声をあげるほど苦痛に感じることがあった。大きな音には、まるで線路に縛り付けられているところに電車が猛スピードで近づいてくるような感じがすることがあったと回想している。触覚も他の人とは違っていた。お出かけのときに母に被せられた帽子が痛くて、運転中の母の席の窓に向かって思わず帽子を放り投げてしまい、接触事故を起こしてしまったこともあった。

母親は熱心なキリスト教徒で、テンプルを毎週日曜日に教会に連れて行ったが、彼女は無理やりおめかしさせられて穿いたペチコートの触覚がいやで逃げ出したかった。聴覚にも問題があった。母音の聞き取りは問題がないが、子音がよく聞こえない。大人が早口で話すと母音しか聞こえず、何を言っているのかチンプンカンプン。テンプルは自分が大人たちの言葉がわからないのは、大人には別の大人言葉があるからだと思っていた。こういう混沌とした知覚の世界を乗り越え、彼女は高校の理科の教師の適切な指導を得て、理系の勉強に打ち込むようになる。

颯爽としたカウボーイ風の装いがトレードマークのテンプルは、牛や豚などの家畜施設を設計する工業デザイナーであり、自分の会社も運営しながら、コロラド州立大学でも教鞭を執るというキャリアを築いていた。彼女にとっての言葉は、努力して身につけた第二外国語のようなものだった。一方、絵を描くことは得意で、遠近法を習ったこともなかったが、やってみるとすぐに遠近法に基づいたスケッチを描くことができたという。テンプルは頭の中の絵画的なイメージで自然に考えることができる。自叙伝に続く一連の著作は、自閉症当事者の内面からの経験を語ることにより、自閉症的な脳が個性として開花した場合の豊かな潜在的可能性を見事に教えてくれる。

いまでは、自叙伝や自らの経験を通じて自閉症について語る自閉症当事者は少なくない。だが米国では、テンプルが初めての本を出版した一九八六年当時、自閉症の人が大人になって自分の経験を内側から語ることが可能だなどと考えている人は、専門家のなかでもほとんどいなかった。したがって、自閉症当事者が真の内省や自分の経験を深く追想し分析することなどありえない、と考えられていた。二〇一五年に惜しまれながら亡くなった精神科医で、作家のオリバー・サックス（Oliver Sacks）もその一人だったようだ。彼は、テンプル・グランディンの自叙伝を初めて読んだとき、そこに明らかに語られる内心と経験の語りの深さ、随所にみられる「正常な感じ」が、執筆協力者のジャーナリストの影響によるものかと疑いを持った。しかしグランディンのいくつかの論文や他の自伝的な文章も読んで、そこに彼女にしかない一貫性と直接性を感じ、初めの考えを捨てることにした。こうした準備を重ねて、サックスは満を持してコロラド州立大学にあるグランディンの研究室を訪ねた。

自閉症を個性として活かしたグランディン

オリバー・サックスは『火星の人類学者』(14)という素晴らしいエッセイ集の最終章で簡潔に、しかし感動的に、二人の出会いを描いている。話はサックスがコロラド大学のグランディンの研究室を訪れるところから始まる。その最初の出会いはかなりぎこちないものだった。言葉を正確すぎるほど厳密に操るグランディンの会話は単刀直入で、空港から到着したばかりの初対面のサックスに向かって、すぐに本題の会話に入ろうとする。忙しい日程をこなし、デンバーのエアポートから直行して少し疲れていたサックスは、彼女の設計した数々の動物飼育施設の話を聞きながら、同時に彼女の心の奥を心理学的に観察しようとしてヘトヘトになる。せめて一杯のコーヒーを飲んで一息いれたいと思ったが、言い出せず時間がたつ。「コーヒーかお茶でもいかが」というような世間話や、社交の言葉はグランディンからは出てこない。ついにサックスは自分でコーヒーを頼み、ようやく手に入れる。サックスは、聡明で倫理観が強く社会によく適応しているが、人間の感情の機微に疎い女性研究者をそこに見たという。

この『火星の人類学者』というタイトルは、彼女自身の言葉から採られている。テンプルは四歳になるまで言葉が話せず、かなり重い症状だった。幸い思慮深い母親と賢明な言語治療士のおかげで言葉を覚え、コミュニケーション上の暗黙の常識やルールを一つひとつ学んでいった。たとえば道路を渡るときのために、「危険」という概念を具体的に何度も練習して覚えた。これは子供のとき、母親やベビーシッターに根気強く教えられた。そして、身だしなみに気をつけること。これは初めて仕事をしたとき、上司から教わって初めて気がついた。知能の問題ではない。普通の人は、他人のちょっとした感情の変化や、他人が自分をどう見ているかといったことを、その場の空気を読みながら知らない間に見当をつけているが、自閉症の人たちは、その「読み」が自然にできないのだ。言葉ではなく、ちょっとした表情の変化やジェスチャーで表されると余計にわからない。子供のときのテンプルは、他の子供の会話やジェスチャーの早いやりとりがわからなくて、他の子供にはテレパシーがあると思っていた。

彼女はいまでも普通の人間の世界になじめないし、特に複雑で微妙な感情や妬みやだましあいゲームなど、常に移り変わる人間の機微は理解できないという。しかしその知性の限りをつくして何年もかけて、人間はこういうときはこういうふうに行動するものだ、という膨大な経験のライブラリーをつくりあげ、その予測によって他人とコミュニケーションをとり、行動しているのだという。「視覚的記憶」が驚くほど発達しているグランディンは、そうした人間の行動に関するイメージファイルをビデオのように何度も再生して関連づけることにより、「人」という種の行動を知的に予測する。まさにシミュレーションだ。しかし彼女は堂々とサックスに言う。「私は社会のルールなら学べますが、人の心の奥深くに流れている気持ちのつながりを感じることは　決してないでしょう」。他人を理解しようとする彼女の行為は、まさに火星から地球に降り立った人類学者のものだった。サックスは、数日を一緒に過ごすうちに、自分の人生に何が欠けているかを知りながら、同時に直感的にその強みも知っていて、「人生に意味があったと納得したい」と語るグランディンに、しだいに友情と尊敬の気持ちを持つようになる。

ちなみに、人類学者がフィールドワークでよく知らない異文化のなかに飛び込んで行う観察行為と、私のような歴史を研究する者が資料の山と格闘して、過去の人々の行動や文化を研究するのとは、よく似たところがある。つまり人類学と歴史、現在と過去というように対象は違っても、別の世界に住む人々の心や文化を理解しようする試みだ。資料の山やよくわからない「現地人」の行動に対し、研究対象の人々——現代の人々であれ、過去の人々であれ——に何か違和感や不透明感を抱いたら、そのときこそチャンス。たいていはその漠然とした違和感の奥に、目に見えない大事な文化のルールがあるかもしれないからだ。私もかつて若いころ、歴史社会学の方法やエスノグラフィーの方法について、そんなふうに習ってきたものだ。

グランディンはまさにそのようにして、理解不能な行動をとる社会の多数派の行動を冷静に研究し、自らを職場やビジネスの場で適応させてきた。彼女は大学の同僚や地域の友人との付き合いといった、明らかに自分が苦手な種類の人付き合いは避けようとする賢明さも持っていたようだ。ちなみに彼女は、恋愛という概念と感情は摑めないとして、独身主義を貫いている。

大事な点は、グランディンは自閉症の混沌を彼女なりの理性的なやり方でコントロールすることを学んだが、それでも彼女の脳は自閉症的な神経構造を変えたとは言えないことだ。グラデンディンの自閉症は決して治癒したのではない。リムランド博士が書いた彼女の自叙伝への序文は事実とは違っていて、彼女がそれをコントロールして、個性として活かしたのだ。そしてグランディンはそのことを強く自覚していた。

グランディンは、一九九〇年代にさまざまな目的のいくつもの大規模な家畜施設の設計を行う。彼女の引いた美しく詳細な設計図はその集成だった。そのなかで彼女は、視覚的記憶という彼女の自閉症的頭脳の特徴が自分の仕事にいかに役立つかを再認識したそうだ。彼女は家畜がどのように歩き動くか、どのように感じるか、その様子を頭のなかで正確かつ詳細に描くことができる。それがと場への道だったとしても、最後まで牛たちによけいな恐怖を与えないように。まるで自然界で小動物がコヨーテの一撃で殺されるときのように、最後の瞬間まで「人道的」であるように。そしてそうした視覚で考えてしまうという自身の思考方法は、彼女が今も自閉症である証であるとともに、また同時に彼女の脳の個性・長所であることをあらためて認識したという。

グランディンは自閉症の人によくある純粋で倫理的な人で、生活のすべてを仕事に捧げて他の自閉症の人と家族、そして動物の福祉に役立ちたいと真剣に思っている様子が、その著作や講演からまざまざと感じられる。そして次から次へと評判の本を出版し、求めがあればどこへでも講演に出かけ、自閉症当事者や親へのアドバイスを喜んで引き受けている。そうしたなかで、彼女は大きく成長しているのだと思う。前述したように、ルース・サリヴァンは、一九八〇年代の半ば、まだ自叙伝を出版する前のグラディンに偶然会い、彼女が初めて聴衆の前で話すお膳立てをしたのだが、そのときの若きテンプル・グランディンの思い出を、内気な印象の若い女性として描いている。[15] 最近の彼女は公的な場数をふんで経験のライブラリーを増やし、ユーモアと自信にあふれた素晴らしい講演者になっている。自閉症の大人は、その他の人と同じように、キャリアと人生経験のなかでどんどん成長し進化することが可能だということを教えてくれる。

進化を遂げたグランディン

TEDという米国のテレビ番組がある。日本でも字幕版や吹き替え版が放送されることがあるが、各分野の権威や異能の人たちが、自分の仕事や研究で知りえたことのエッセンスを一五分程度の短い話にまとめ、聴衆とテレビカメラの前でプレゼンするという、いかにも米国らしい知的エンターテインメントだ。私はたまにこの番組を見るたびに、スピーカーたちの卓越したプレゼンに圧倒されていた。私は一応学者だから、英語で講演することはよくあるが、自分の研究のエッセンスをこんなに短く、一般聴衆に効果的にプレゼンすることはとてもできない。そのTEDにグランディンが出ると聞いてチャンネルを回した。幼児のころは言葉の発達も遅れ、自分が他人の心や感情を慮る能力に欠けていることを公表している人が、いったいどのようにテレビカメラと会場の聴衆の前で話すのか。私は期待して見ていた。

長身のグランディンがいつものカウボーイ風の上着とジーンズで登場した。あふれるような言葉、ズバズバと本質にせまる直接的な言い方、そしてそのユーモアに、聴衆は何度もドッと声をたてて笑う。視覚で物事を捉える考え方、具体的な視覚的イメージから分析する特殊な方法、タカの目のように細部を見逃さない具体的なイメージで出てくる視覚中心の知覚、それが彼女の仕事である家畜施設のインダストリアルデザインにいかに役に立っているか。(16)「言語は、人間が本来動物と共有する視覚による思考を妨げることがある」。彼女が雄弁かつ簡潔に、しかもとてもわかりやすく語ることに、私は感心した。自閉症の遺伝子がこの世からなくなったら、アインシュタインもいないかもしれない、そしてシリコンバレーもつぶれてしまうかもしれない、そして人類の未来も……というような話だったと思う。すごく面白くて、うまい！　という印象が残った。

私はそのとき、グランディンがこの三〇年あまりで、大変な進化を遂げているに違いないことにあらためて気がつき、愕然とした。知能が高くて言語に重大な支障のない高機能自閉症の人々は、程度の差はあるが、少しずつ社会に適応しようと努力を続けている人が多い。前述の古戦場巡りをしていたジョンもきっとそうだ。大人になると自分では自閉症的だと思っていても、医者の前ではごく普通に見えるようについカバーしてしまうので、自閉症と診断がつかない人もいるくらいだ。内気な若い女性に見えたグランディンが、孤独のなかで三〇年間、いかに大変な努力によって社会性とスピーチ能力を磨き上げ、獲得してきたかに思いを馳せて、私は粛然とした。そして、自閉症は個性であり、自閉症的な脳の働きが失われると人類はどれほど貴重なものを失うかという彼女の経験にもとづく主張は、とても説得的だった。

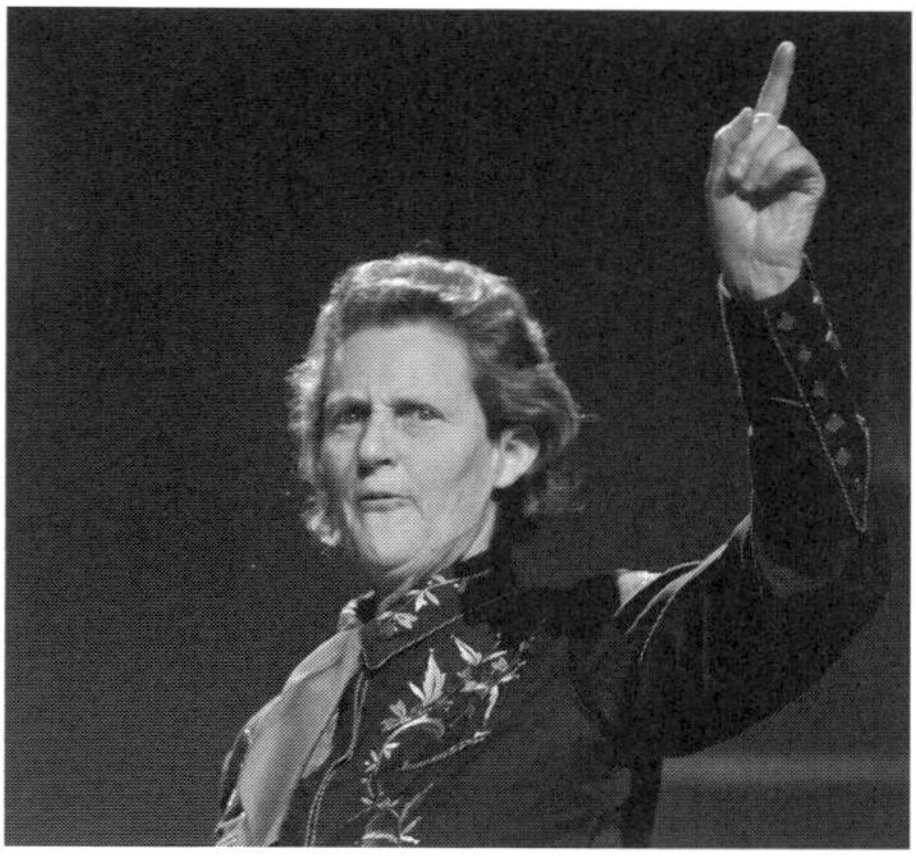

TEDで熱弁を振るうテンプル・グランディン。カウボーイ風のおなじみスタイルで（2010年）。写真：Steve Jurvetson, USA.（Wikipediaより転載）

スピーチの終わりのほうで、グランディンは、自閉症の人に向いている職業として、コンピュータ関連などの職を挙げたが、俳優も向いているかもしれない仕事に挙げたのは意外だった。彼女は「自閉症の人は、いつも適応のために演技しているようなものだから」と付け加えた。

グランディンはこうして明らかに自閉症的な世界では最も著明なセレブになった。そして大人になった自閉症の人が、自閉症であり続けながら、社会の一員として重要な貢献をしていることを身をもって示した。彼女は「ニューロダイバーシティ」という言葉が有名になる前から、それを身をもって示し、またはっきりと主張していた。彼女の存在自体が、ニューロダイバーシティという概念を発達させるスプリングボードだったと言える。

テンプル・グランディンの登場は、次節で紹介する映画「レインマン」とともに、自閉症という言葉を社会に知らしめるという役割を果たした。出版業界やメディアも、自閉症関連の情報が大衆に売れるテーマだということを自覚するようになった。この流れは、その後さまざまな自閉症当事者が自らの経験を自叙伝の出版という形で声にすることを助けた。

自閉症当事者たちの自叙伝の出版

グランディンはとても個性的な人なので、彼女のような脳の働きが、大人の自閉症、特にアスペルガーの心の典型だと誤解される危険があることに注意しなければならない。幸い一九九〇年代から二〇〇〇年代にかけて、当事者によるさまざまな自叙伝が出版され、驚くべき高機能自閉症の世界へと人々を誘った。

たとえば、オーストリア生まれのドナ・ウィリアムズ（Dona Williams）による『自閉症だったわたしへ（*Nobody, Nowhere*）』は、自分の居場所がないという深い不安感にさいなまれていた若い自閉症の女性の成長記である。[17] あまり恵まれたとは言えない労働者階級の家に生まれたドナの経験は、現実からの剥離感がとても強かった。そして心の平静を乱して侵入してくる現実に対抗して、本当の自分を守るために人格を使い分けるという症状を示すようになった。

「自分の心の内でなら、わたしは完璧にわたしらしく生きることができた」と語るドナは、まるで小説家のような才能に恵まれていた。内面の感覚というか、彼女の内面から見た外界や他者への感覚・観察が、これでもかというほど熱く豊饒な語彙で記されている。抑圧的な感覚をそのままに溢れるような感情をこめて文章化しているところが、知的で理性的なグランディンとは対照的な女性的なスタイルの手記になっている。一方、理性的な事象に即した記述というより詩的な言葉で綾なされるのが、インド生まれの少年ティト・ムコパディヤイ（Tito R. Mukhopadhyay）の手記や作品集だ[18]。自閉症の人たちの心のバラエティには驚かされる。

こうしたさまざまな自叙伝や手記は、読み物としてはもちろんのこと、人間の心や体、そして脳を知るうえで実に興味深い。しかし大事な点は、こうした当事者の発言は自閉症の人の脳の構造と心のありかたに何かひとつだけの型があるということを示しているわけでないことだ。むしろ一つひとつの作品が作者の自閉症的個性のありかたをそれぞれ提示していると言える。何か一般的な自閉症的心があり、一般的な自閉症的身体があるというのは幻想だということを、これらの本はまざまざと教えてくれるようだ。

その一方で、こうした自閉症の手記や自叙伝の作者たちは、それまで自閉症の感覚を言葉にする伝統がなかったところで、いままで知られていなかった感覚を言語化するという非常に深くて難しい行為に挑戦していたということにも気づかされる。

ある意味で、彼らは夏目漱石のようなパイオニアだ。明治の文豪であった漱石は、単に小説を書くだけでなく、同時に、日本の口語に即した近代的書き言葉を作らなくてはならなかった。たとえば漱石は『こころ』で、主人公の罪の意識というきわめて近代的な形の心を小説化しようと試みた。若いころに犯した誰も知らない「罪」への意識から社会と隔絶した生活を送る主人公の「先生」。それを孤高の魂を持つ人と勝手に思い込み、私淑する大学生。だが罪の意識というような心の形は、明治の日本人の一般的な「心」のありかたではなかった。つまり明治の日本人読者は、漱石の持つ「心」のイメージと文脈を、まるで共有していなかったはずだ。漱石はその『こころ』を明治の読者にアピールする形で、さらに近代的な心を描くにふさわしい語彙や文体を作りながら書かなければならなかったのだ。

自閉症の人がその内面や見ている世界を、定型発達者の読者に向けて語ることは、このギャップとも似ている。さらに自閉症的個人の経験の言語化も、それと似た二重の難しさをかかえていたはずだと思う。それは、自閉症的な心を定型発達者の読者に向けて語ろうとする人々が、常に味わうチャレンジだろう。つまり一般の読者とは必ずしも共通しない感じ方を、言語化する——言語は必ずしも自閉症の人々にとってコミュニケーションの第一選択の方法ではない——というチャレンジだ。

こうした人々は、モーツァルトが自らの内に聞こえる美しい音を、他の人々が楽しめる「音楽」にすることに長けていたのと同じように、ある一つのモードの感覚を別のモードで生きる人々にわかるように提示する翻訳者としての資質を備えていたとも言える。またグランディンのように、世の中の多数派をなじるわけでもなく淡々とその違いを説明する態度は、それ自身、尊厳と使命感にも満ちていた。「火星の人類学者」たちは、「火星からの大使」でもあったのだ。

ハリウッドの貢献

映画「レインマン」の登場

私は少し話を進めすぎたようだ。一九八〇年代後半の米国に話を戻そう。一九八六年に初めての自叙伝を出版したあと、グランディンは講演会やメディアなど公の場に積極的に出るようになった。ただ彼女の当時のセレブ性は、まだ自閉症関係者など比較的閉じた世界にかぎられていたと言えるだろう。自閉症という言葉は、次にハリウッドによって、より多くの人々に開かれたイメージとなった。映画「レインマン（Rain Man）」（一九八八年）の登場である。

ある日の自助グループの例会でのこと。いつも思慮深いトーマスが、やれやれといった感じでこう言い出した。「大体の人が思う自閉症のイメージって、レインマンで止まってるんだよね」。そう、「レインマン」は私も大好きな映画だ。そしてトーマスが、自閉症に対する意識はもう三〇年近く前にリリースされた映画からあまり変わっていないと感じるくらい、この作品の社会への影響力は歴史的に大きかった。

ハリウッド映画「レインマン」の大ヒットは、たしかに誰が自閉症の歴史を書いても飛ばせないくらい大きな出来事だった。名優ダスティン・ホフマンが自閉症の男を演じたこの映画は、当時、それまでのハリウッドの興行売上記録を塗り替える空前のヒットとなった。障害者が主人公の映画をハリウッドのスターが演じるなんて、それだけでも奇跡だったが、しかも大衆にそれが大受けしたのだ。テンプル・グランディンの登場と並んで、大人の自閉症への関心を高めたことも大きかった。とにかく米国では「レインマン」のおかげで自閉症の社会的な認識度が画期的に進んだのは間違いないところだ。

「レインマン」が公開されたのは一九八八年のクリスマスシーズンだったが、その三カ月後には、この映画はアカデミー賞を授賞し、長年この作品の産みの苦しみに付き合ってきた人々に、至上の喜びの瞬間をもたらした。ホフマンはこの作品で、自閉症の男を演じた迫真のパフォーマンスによって二つ目のオスカー（主演男優賞）を手にしたし、映画自体も作品賞と脚本賞、監督賞を受賞した。自閉症をテーマにした映画がまるで嵐のようにハリウッドを席巻した。これはいま考えてもすごいことではないだろうか。映画公開当時、まだ専門家や自閉症の親たちは別として、一般大衆は自閉症に対する知識がほとんどなかったのだ。しかし、「レインマン」以前と以後では、人々の自閉症に対するイメージががらりと変わったのだ。

この映画は、トム・クルーズ演じる若く自由奔放な青年が、父の死後、遠い昔に別れたきりの自閉症の兄と出会い、やがてその異常な計数能力に驚愕して、ラスベガスの賭博場で大儲けを企む、というロードムービーだ。名優ダスティン・ホフマンが自閉症の兄レイモンドを演じ、当時若手で上り坂のスター、トム・クルーズがかなり自己中の弟を好演した。「レインマン」というタイトルは、初めは兄のレイモンドを利用することだけ考えていた弟が、ある日、寂しい幼少期に自分に寄り添っていつも落ち着かせてくれた「レインマン」とだけ覚えている男が、実は兄のレイモンドその人だったと、気づくところからきている。私は当時、米国の大学院で学んでおり、この映画を公開と同時に見てい題名からはなんの映画だかよくわからなかったのだが、ダスティン・ホフマンはすごい俳優だと思っていたので見たという記憶がある。

ダスティン・ホフマンの役作り

ダスティン・ホフマンは一九五八年にカリフォルニアからニューヨークに引っ越し、アッパーウエストサイド一〇九丁目の安アパートに居を定めた。そのころから、いつも周囲の人間を観察しては真似していたという。それは俳優修業のためだった。まるで小説家が小説の題材にするために人間の性格、行動、姿やジェスチャーをいつも観察してノートに書き留めたり、アーティストが道行く人をデッサンしたりするように。ホフマンは意識的に真似するだけではなく、無意識にその人になりきって演じられるまで技術を磨いた。彼はニューヨークの精神病院で看護師助手として働き、得意のピアノを患者たちのために弾くこともあった。そこには何度かの脳梗塞の後、妻の顔もわからず、植物状態に近いようにさえみえる元外科医の患者もいた。

ホフマンがある日、ピアノでフォークソングの「おやすみアイリーン」を弾きはじめると、その患者の妻がやってきた。その患者は、突然歌を口ずさみはじめ、妻のほうに手を伸ばして妻を優しく抱いた。妻は涙をこぼして「さあお昼を食べながら、話しましょう」と言うが、患者は悲しそうに妻を見て「できないんだ！」と叫び、また意識を失ってしまった。ホフマンはのちにレインマンの映画作りのなかでその光景を思い出したという。精神病院で見た患者の様子、家族との交流と患者の孤独、そうしたすべてが彼の人間観察にさらに磨きをかけた[19]。彼の演技力は生得のものだけではない。

とはいえ、精神障害者を主役とする映画を実現するのは簡単ではない。たとえできたとしても、自閉症の話なんて、個性的だが影響力の少ないマイナーな「佳品」どまりとなる可能性は十分あっただろう。だが、この作品がそうならずにハリウッドの大ヒット作となったのは、ダスティン・ホフマンの力が大きいと言われている。ホフマンはただ与えられた脚本を演じたのではない。自閉症を主人公とするというハリウッドでの大きな賭けが埋もれてしまわないように、実現に尽力した。また積極的に自閉症者たちやその家族、専門家に会って役作りをした。ホフマンはある時点からこの映画実現の旗振り役になっていった。この映画の長い産みの苦しみのなかで、監督候補は、シドニー・ポラック、スティーブン・スピルバーグ、マーティン・ブレストと変わり、最後に、バリー・レヴィンソンに落ち着いた。脚本もコロコロと変わった。

トム・クルーズもこの映画の計画が二転三転し、予定する監督の名前が次々と変わるなかでも役をおりようとはしなかった。名優ホフマンとの共演で役の幅を広げようという目論見もあったには違いないが、おそらくそれだけではない。トム・クルーズには学習障害児だった過去がある。難読症とか読み書き困難などと呼ばれる発達障害の一つ、ディスレクシア（Dyslexia）だったのだ。彼は七歳のときにディスレクシアと診断されたという。

知能に見合った識字能力が育たないこのディスレクシアは、日本ではまだあまり知られていない発達障害だが、自閉症と同じように、脳の中枢の情報処理機能に問題があるとされている。ディスレクシアの人は話すときにはまったく問題がないのに、読むときに問題が起きる。自閉症以上に研究があまり進んでいない分野だが、米国ではディスレクシアの人はとても多い。トム・クルーズの場合は読んでも何も頭に入ってこなくて、本を読んでも最後のページを閉じると何も覚えていない、ということが自覚症状として現れた。子供のころは本を読むと頭が真っ白になって不安が襲い、退屈し、イライラし、自分はバカだと思う。また怒りの感情がわいてきたり、勉強しようとすると足が痛くなったり頭が痛くなったりした。俳優としてのキャリアのうえでは脚本を読まなければならないので大変な障害だったはずだが、彼はやがて、視覚を使った記憶を重視する独特の方法で、それをコントロールすることを学んだという[20]。こうした個人的経験が、彼がこの映画の企画に入れ込む背景にあると考えるのは自然なことだろう。「レインマン」は、これ以上ないと思われる二人の俳優の協力によって成功したのだ。

バーナード・リムランド（Bernard Rimland）博士は「レインマン」が公開される二年以上前から、専門家として映画作りに協力していた。当初の脚本では、単に知的障害だがある分野にだけ天才的な能力を発揮する「サヴァン症候群」の男を設定していた。リムランド博士はホフマンの演じるレイモンドという男を、自閉症でかつサヴァン症候群と設定するほうがよりリアリティがあるとアドバイスしたという。ダスティン・ホフマンは自分でも参考資料を読み、その意見をとりいれた。この男は天才的な高機能自閉症でなければならなかった。[21]

ホフマンは実際に何人もの自閉症当事者に会って役作りをした。リムランド博士によれば、ホフマンは特に二人の男性とよく接触し、役作りをしたようだ。[22] 一人はルース・サリヴァンの息子で自閉症のジョセフ、そしてもう一人はプリンストンに住むピーター・グルスリー（Peter Guthrie）という天才的な計数能力を持つ自閉症の青年だった。ピーターはカレンダーのように正確に日付を覚えたり、数字を記憶したりすることに天才的能力を示し、見たイメージを正確に描き上げることができる視覚的な記憶力も優れていた。そればかりか、ピーターにはトム・クルーズを彷彿するスポーツマンの兄ケブンがいて、ピーターの保護者的存在でもあった。ケブンはプリンストン大学の卒業生で、のちに学者や研究者なら誰でも利用したことのあるＪＳＴＯＲという論文などのデジタルアーカイブを創立した人物である。ホフマンとクルーズは、ピーターとケブンの四人でボウリングに行ったりして友情を深め、ピーターの自然な動きに見入ったり兄弟のやりとりに注目したりした。[23]

レインマン現象

「レインマン」の発表後、自閉症の社会運動をリードしていたルース・サリヴァンは、自閉症の息子ジョセフを伴って人気テレビ番組「オプラ・ウィンフリー・ショー」に出演し、「レインマン」は自閉症への認識を二五年分進歩させた、と述べた。私自身は、この作品はなんといっても娯楽大作だから、専門家が見たら、批判がまず出てくるだろうと思っていた。だが、サリヴァンだけでなく、英国の自閉症の心理学的研究のパイオニアであるウタ・フリス（Utah Frith）博士も英国心理学協会発行の「サイコロジスト（*The Psychologost*）」誌上でインタビューに答え、「そう、あれは見事な自閉症の演技だったわ。……ダスティン・ホフマンは自閉症の人たちをほんとうによく観察して、こうした人々の純粋さとか、チャーミングだけれど社交上の不適切な行動とかを、上手に観る人に伝えたわね」と述べている[24]。

「レインマン」現象にはマイナスの面もある。アバターのトーマスが嘆いたように、いまだに多くの人たちは誰かが自閉症、特に「アスペルガー」だと知ると、レインマンを思い浮かべて、驚くべき計数能力とか記憶力とか、天才的な才能を持っているのではないかと考える。もちろん、大部分のアスペルガーの人は知能が高く、他の人とは明らかに違う自分の脳の働きを実感しているものの、だからといってすべての人が天才的な能力を持っているわけではない。そして彼らの脳の働き方を定型発達の人に説明するのはとても大変なことだ。

たとえば「耳は聞こえる。でもね、急な音とか、ガサガサした音を聞くと頭が痛くなる」とか、「絵で記憶するけど、顔はなかなか覚えられない」なんて説明することを考えるだけでもうんざりというアバターもいる。つまり、ホフマンの名演技はあまりにも印象的だったので、彼の描いた一つの自閉症的「個性」が、自閉症全体を代表するものだという誤解を生んだのだ。しかも、映画の主人公は大人になっても保護が必要な人として描かれているし、最後には施設に帰っていくという結末は寂しい。当時はまだ「脱施設主義」の波が自閉症にまで押し寄せていなかったので、この結末が特に問題視されることはなかったのだ。しかし知能や言語に問題のない高機能の自閉症の人には独立して生活している人も多いし、施設で生活させられることを何より嫌がる人も当然多い。

とはいえ、映画「レインマン」によって、自閉症はついに当事者やその親、そして専門家たちのサークルから出て、一般市民の想像力のなかに確固たる位置を占めるようになったことは事実だろう。「レインマン」のヒットからしばらくして、一九九〇年、米国ではIDEA（Individual with Disabilities Education Act）として知られる新しい障害者教育法が制定された。すでに一九七五年以降、障害者教育法が存在してきたが、このIDEAで初めて自閉症という独立のカテゴリーが法律の文言に盛り込まれたことは大きかった。このおかげで、各地の学校は自閉症の子供に合わせたプログラムをつくることが義務づけられた。いまでは、発達の遅れが危惧されるさまざまな障害を持つ三歳以前の子供についても、連邦政府から州政府への補助金により、新しい早期介入療育のプログラムがつくられている。連邦政府が障害者教育法プログラム制定四〇周年を祝った二〇一五年には、この法律のもとで教育サービスを受けた子供の八パーセントが、自閉症のバックグラウンドを持つ子供たちだったと発表されている。[25] 一九九〇年に新しい障害者教育法が制定され、そのなかに自閉症のカテゴリーが加えられたことは、直接的には親たちのたゆまざる運動と努力の結晶であった。そして、そこに「レインマン」の影響を否定する人は少ないだろう。

親たちを不安にさせた自閉症の原因説

自閉症流行病説のインパクト

「レインマン」以後、一般のアメリカ人のあいだでも自閉症が単なる知的障害ではないという認識が広まっていたが、多くの人にとって、まだ自閉症は他人事にすぎないとも言えた。大部分の人にとっては、もし自閉症児の親になってしまったら大変だが、それはロシアン・ルーレットにあたるようなもので、遺伝子のいたずらだ、という認識だったろう。自分の問題というより他人事である、という程度の認識が平均値だったろう。けれどもそこからさらに大きな一歩を踏み出し、より多くの親たちを巻き込んだのは市民運動の力だった。特に一九九〇年代後半以降の展開は目覚ましいものがあった。

しかし、そうした市民運動の盛り上がりの背後には、希望というより恐怖の力が忍び寄っていた。自閉症が遺伝などの生物学的問題ではなく、流行病かもしれないという不安感がしだいに高まってきたのだ。一九九〇年代に自閉症の診断基準を提供していた米国精神医学会のマニュアル（DSM）は診断の幅をさらに広げており、当然のことながら自閉症と診断された人の数は、統計上ますます増えていた。スペクトラムの考えも広まりつつあり、親たちも自分の子供が他の子と違うと感じると、以前に比べ、積極的に診断に連れていくようになった。自閉症の子供への特殊教育を州政府等の義務としたIDEAのような法制度も導入され、その適用を受けるには医師の「診断」が必要にもなった。

こうして自閉症の統計上の数字は、一九九〇年代後半には大流行かと思われるくらい上昇した。米国疾病予防センターのデータでは、一九七五年に五〇〇〇人に一人だった自閉症児が、二〇〇〇年には一五〇人に一人、二〇一〇年には六八人に一人の割合まで増加した（いまでは、米国政府機関によるインタビュー調査報告〔ＮＨＳＲ〕では約五〇人に一人という数字もでているし、他の先進国ではおよそ一〇〇人に一人以上と言われる）。

予防接種原因説の恐怖

これは流行性の疫病ではないか、ひょっとして何かの環境要因か、食生活や予防接種の影響も関係するのではないか、という不安が広まりつつあったさなかの一九九八年、ロンドンで一つのショッキングなニュースが報じられた。「王室」の名を冠する有名病院の若手研究者アンドリュー・ウェイクフィールド（Andrew Wakefield）が、三種混合ワクチンの接種と自閉症の関係について画期的な研究を発表した、というニュースだ。英国の権威ある医学雑誌「ランセット（*Lancet*）」誌に掲載された論文は、一二人の自閉症児を対象にしただけのパイロット的研究だったが、麻疹、流行性耳下腺炎（おたふく風邪）、風疹に対する三種混合ワクチンの接種が腸の炎症をもたらし自閉症の引き金になった可能性を示唆していた。このニュースによって、予防注射の接種率はみるみる落ちていった。自閉症が大流行しているという印象が一般大衆に広まりつつあったので、メディアも大々的に取り上げる。ウェイクフィールドは世界中のマスコミの寵児となり、親たちの不安は頂点に達した。英国や米国の議会でもこの問題が取り上げられ、ウェイクフィールドは米国議会の証人席に立った。

米国や英国、そしてほとんどの先進国の保健制度の根幹には、赤ちゃんや子供のときの予防接種制度がある。それぞれの国で、その制度やプログラムはだいぶ異なるが、先進国ではみな子供の死亡率や健康状態に大きくかかわるような病気（麻疹、おたふく風邪、風疹、破傷風など）の予防接種を行っている。子供への予防接種は、保健制度のなかでも、ワクチンの接種という身体への介入を通して社会と個人の身体とを直接結びつける制度である。

しかも予防接種はその性格上、単にその個人の健康のためだけにするものではない。人から人への感染によって広まる疫病の場合、予防接種は、自分が他の人に病気をさらに感染させる可能性をなくすという利他的な目的も含んでいる。国家の政策や社会全体への公共的効果などを考慮にいれて予防接種をするわけだが、これに対して個人や家族が自らの健康をコントロールする権利の侵害であると感じる人もいる。しかも予防接種は治療ではなく、いま現在は完璧に健康な人に行う医療行為だから、いったいなんのために必要なのかという疑問が生じるのもわからなくはない。

このように、昔から予防接種への反対はよくみられた。私のように幼児のころには麻疹で死にかけ、水疱瘡やおたふく風邪でも酷い目にあった個人的体験からは、予防接種を受けていればよかったという気持ちがある。だが、種痘が開発された時代から、ワクチンは何かと不安をかきたてるテクノロジーだったことは事実だ。実際、一九世紀や二〇世紀の初めのころ、まだ市民運動がいまほど盛んでない時代でも、英国の母親たちは予防接種に反対する運動を起こしている。そのころの予防接種はいまほど衛生管理がよくなかったはずなので、母親たちの不安や反対運動にも実際、一理あった。予防接種はテクノロジーの問題だけでなく、政治的問題も含み、さらには親たちの心理的問題になりがちだ。

もし自閉症が脳の発達における生物学的問題によるのではなく疫学的問題なら、誰の子供にも、いま健康な赤ちゃんにも、将来起きうることになる。それは子供に予防接種をするか迷っている親を不安にし、すでに接種をしてしまった両親たちの後悔の念をかきたてた。そしてすでに自閉症と診断されている子供の両親は怒りに震えた。自分の子供の自閉症は、予防接種のせいかもしれないと。他の子供に同じ運命はたどらせられないと考えた親たちは正義感に燃えて、予防接種を中止させるよう一般の親たちとスクラムを組んだ。赤ちゃんや子供への予防接種は強制であるにしろ推奨にとどまるにしろ、国や地方自治体、それに専門家や医学団体の承認を背負っている。つまり上からの押し付けであるとして、特にリベラルな両親や団体が予防接種反対の声をあげた。

この状況は、最近の日本で大きな話題となった女性若手研究者によるSTAP細胞研究の捏造経緯ともかなり似ている。その後、次々とウェイクフィールドの研究の方法論やリポートのやり方などの杜撰《ずさん》さが明らかになる。彼の方法論を確かめようとした追試験では誰も成功しない。ウェイクフィールドは、予防接種を受けた一二人の子供のうち八人に接種後何日かで腸炎と自閉症の症状が出た、と主張したのだが、実験対象となった子供の親たちが、ウェイクフィールドの描いた子供の症状は都合のよいように改変されていると公言しはじめた。ここまでの段階でも彼の科学者仲間からの評判は最悪だったが、これがさらに問題になったのは、このケースが単に科学的実験をいい加減な研究方法で行い、名誉心からその「発見」を大きく発表したという、よくある研究不正の話だけではすまなかったからだ。彼は自分の研究に基づいて公益を左右するような保健政策上の政策提案を積極的に行っていた。

さらにウェイクフィールドに、予防接種と自閉症の関係で親たちの代理人として製薬会社の責任を追及し訴訟しようとしていた弁護士とのあいだに不適切で不透明な関係があり、研究資金も得ていたらしいという疑いが持ち上がる。それが事実だとすると、研究の中立性も疑われる。二〇〇四年二月二二日付の「サンデー・タイムズ（*The Sunday Times*）」紙は、ウェイクフィールドの研究対象だった一二人の子供たちのうち四、五人がこの弁護士の紹介だった、とも報道している[26]。もしそうなら、明らかにこの実験は中立的とは言えない。こうした関係を共著者や「ランセット（*Lancet*）」誌等の関係者に開示していなかったことも、どうみても適切ではなかった。ウェイクフィールドは二〇〇一年に病院の職を離れていたが、ついに二〇〇四年、彼の論文は「ランセット」誌で部分撤回された。やがて二〇一〇年には「ランセット」誌から捏造であるとして全面撤回され、同年、ウェイクフィールドの医師免許も倫理的に問題があるとして剥奪された。

こうした経緯も、ウェイクフィールドを信奉する親たちには、医学界の権威主義や怠慢な政府の仕業にみえたようで、この予防接種原因説は簡単には忘れ去られず、さまざまな影響を与え続けた。次から次へと示される科学者たちの予防接種原因説への否定も、親たちの不安を一掃できない。いまとなっては、ほとんどの学者がウェイクフィールドの予防接種による流行病説を完全に否定しているが、すでに心理的に予防接種と自閉症の関係を疑っていた多くの親たちには簡単に信じられなかった。こうして予防接種原因説は親や関係者たちを賛成派と反対派に二分し、互いに批判しあい、両者はそれぞれに深く傷ついた。そして、さまざまな親の団体に亀裂を生じさせた。とはいえ、この予防接種原因説が、より多くの一般の親たちの自閉症への関心を盛り上げて、専門家の前で物言う親たちを誕生させたことも事実だ。歴史の皮肉だが、いまになって振り返ると、この親たちの不安と誤解が自閉症に関するさまざまな運動を活発化させ、公衆の自閉症への関心を一気に高めることにもなった。

一般的に言って、歴史の経路をたどるとこのような偶発的展開は珍しいことではない。大局的な見地から眺めると、ネガティブな事件や行為が思いもかけず、副産物としてポジティブな結果をもたらすことは少なくない。歴史の生成・変転は複雑系の発達そのものであり、新しいカテゴリーの生成は複数の社会的または認知的なネットワークが宇宙における星雲の交差のように進化していく[27]。そこに思いもかけない歴史的事件や偶発的な出来事が、そのネットワークの進展の動向に大きなインパクトを与えることはよくある。自閉症というカテゴリーの展開は一見独立した運動や歴史上の出来事が相互に時間軸の上で交差しながら発展する。この自閉症大流行への恐怖という想像の地平に発生した事件が、皮肉なことに、より多くの人々の自閉症への関心を高め、ちょうど盛り上がりをみせはじめた新しい形態の親たちの市民運動にもエネルギーを与えた。だが考えてみると、この時期に予防接種をしていれば救われた幼い命があったことも事実である。市民アクティビズムの倫理的課題として、心に留めておくべき教訓だろう。

自閉症「大流行」を覆す社会学的研究

この予防接種原因説の台頭は社会科学研究者の関心も呼び、さまざまな興味深い研究が出てきた。なかでもコロンビア大学のピーター・バーマン（Peter Berman）のチームの研究はとても興味深いものだった。二〇一〇年ごろに発表された一連の研究で、彼らはカリフォルニア州のデータを使って、一九九三年から二〇〇一年の間に生まれた子供のうち、どこの地域に自閉症の子供が多くいるかを、さまざまな統計的分析手法を駆使して調べあげた。するとロサンゼルスの北、西ハリウッド地区のような、裕福で教育程度も高く進歩的な考えを持つ両親が住んでいるところで、自閉症の子供が突出して多いことがわかった。この地域は他の地域よりなんと四倍も自閉症の子供の割合が多く、しかも毎年三パーセントのスピードで自閉症と診断される子供の数が増えていた。

明らかにここまで数字に差が出ると、予防接種のように全国、いや世界中の先進国でほぼ同じように行われていたことが自閉症の原因とは考えにくい。この二〇キロメートル×五〇キロメートルほどの地域だけ食生活が違うということもありえないし、この地域だけに特有の環境問題も知られていない。一般に、病気の疫学的な調査では、もしその疾患が、空間的にある特定の場所に集中しているのか、それとも一般的に世界のどこでも均質的に起きているのか、あるいはまったくランダムの場所で起きているのかは、原因の可能性を考えるうえで重要な情報となる。それだけでは何が原因かはわからないが、可能性がないものを振り落とすツールにはなるからだ。予防接種の接種率は特に他の地域と変わらないから、自閉症の子供が西ハリウッド地域で多い理由の説明にはならない。

そこで次にバーマンたちは、近所の社会的影響について調べてみた。すると、近所にすでに自閉症の子供がいるとその学区の他の子供も自閉症と診断されやすい、ということがわかった。両親がどのように自閉症についての情報を集めるかというと、近所の他の親たちからというのがやはりいちばん多いようなのだ。

なにしろ自閉症には他の病気のように、血液検査とかCTスキャンといった一発で診断ができる方法がない。遺伝との関係が何らかの形であることはほぼ間違いないが、一部の発達障害を除いて、どの遺伝子というような特定もできていない。遺伝子の影響の発現は一般的に考えられているよりずっと複雑で、しかも柔軟なのだ。そのため、診断の現場では行動パターンや言語の発達などの観察による診断という、半世紀前とほぼ同じ方法に頼ることになる。

一方、二〇〇〇年代にはスペクトラムの考え方が定着してきて、外面的行動パターンから自閉症を判断する場合の基準が昔の基準よりも幅広く、かつ多様になった。だが外面の観察による診断は、専門家でもとても難しい。その場合、いつも子供と一緒にいる親の観察力が重要な情報源になるから、専門家も、親に子供の日常について質問し、フィードバックを求める。こうして診断を受けるという体験自身が、子供を診断に連れていった親にとっては大きな学びの機会になる。そしてそのような診断の経験を持つ親が近所にいると、同じような悩みを持つ親にとっては、「ウチの子は診断を受けてみたら自閉症だった」という話は、たしかにとても説得力があったのだろう。

この研究は、疫学的情報を統計的に処理した間接的な証明ではあったが、同じ学区の親どうしの情報交換という自閉症の情報へのアクセス度こそが診断を受けるかどうかに大きくかかわっていて、アクセス度が高い地域ほど自閉症の子供が多くなっていると推定された。ちなみに「自閉症の情報へのアクセス度」は近所の他の親からの情報だけではなく、親の社会的・経済的条件や教育程度なども影響するだろうと推定される。リベラルで情報に敏感な人々がハリウッド近辺に多いことも事実だ。こういう社会学的研究はややまわりくどく感じられるかもしれないが、やはり予防接種原因説に対する疫学的な最後の審判だったと私は思う。

短絡的な自閉症大流行病説やその一形態である予防接種原因説が否定されたからといって、自閉症の原因は遺伝的な要因だけで、環境要因がすべて否定されたというわけではない。環境というと、環境汚染や公害などの問題がまず頭に浮かぶが、この場合の環境とは、必ずしもそのようなことだけではない。むしろ、いま焦点になっているのは、母親の胎内にいるときの母体環境の重要性だ。母親が妊娠期間中に服用した薬剤や摂取した化学物質、風疹などの疾病、栄養環境などが自閉症児の発生に影響を与えるかについては、現在も研究が進められている。胎児の脳や知覚は驚くほどのスピードで発達・進化するので、その時期の環境は大事な研究課題だ。また母親や、さらには父親の加齢による影響も研究されている。自閉症はすべてが遺伝で説明できるものではなく、広い意味での環境の問題にはバーマンの研究後もまだまだ追究しなければならないことが多く残されている。自閉症の発現に遺伝が関係しているといっても、遺伝子決定論からはほど遠いのだ[28]。

発言し、行動する親たちと市民団体

米国市民社会の伝統

米国の場合、歴史的に政治や社会のさまざまな場面で、市民が団体や結社をつくり、政治に大きな影響を与えてきたという政治文化の伝統がある。そして、有意義で公共的な目的を持つ団体の活動に献金したいという個人も多数存在する。さらに、そういう個人に働きかけて、献金を集める電話作戦のボランティアとして貢献しようという人も多数いる。超富裕層は個人的な財団を創り、さまざまな公共の目的のために活動している。もし公共目的のヴィジョンと熱意があり、さらに、人と人を結ぶつながりを大事にしてその目標のために時間を費やす覚悟があれば、力を合わせて何かを成し遂げるには実行しやすい制度環境と文化がある。

米国の資本主義は日本の資本主義よりも、起業して成功した会社を上場する人が多く、会社トップを渡り歩くプロの経営者が巨万の富を集積しやすいようになっている。それ自体はアメリカンドリームの体現でもあるが、その額もうなぎのぼりになっている。そして、その不平等に対する怒りが時にさまざまな抗議行動を引き起こしたり、その不公平感がねじれて労働者たちのあいだで反移民感情が高まり、トランプ現象が起きたりしているのはご存じのとおりである。日本の平均的大企業が中間マネジメント層からサラリーマン出身の社長を選ぶのとは、まったく風土が違うやり方だ。

そのかわり、大金持ちに倫理と公共への献金を求める伝統もある。儲けるだけで寄付をしない人への風当たりが大変強く、ある程度の歳になれば、寄付をしたり財団を創る伝統がある。最近では、生きているうちに自分が儲けた金を使って社会が変わるのが見たいと、シリコンバレーなどで成功した三十代や四十代の若い起業家が自分の財団を創り、まるで投資先を探すように、自分が正しいと思う公共目的のプロジェクトを吟味して資金を提供する例もよくみられるようになった。上からの政治や政策に期待するのみではまだるっこしいと、自分たちで稼いだり寄付を集めたりして、良きことはみんなで成し遂げようではないかというスピリットがある。

一九世紀に米国を訪れたフランス人のアレクシ・ド・トクヴィル（Alexis de Tocqueville）は『アメリカのデモクラシー[29]』という本のなかで、米国では、大小無数の団体結社が社会を動かしていることに驚きを示している。米国人ほど、商業・産業活動から、宗教から道徳にかかわるものまで、ありとあらゆる分野で共通の目的を遂行するために、さまざまな団体を自主的に創り上げて活動する人々は見たことがない、それこそが米国の民主主義の伝統のルーツだ、という趣旨のことを述べている。これはかなりの部分でいまでもあてはまる。たしかに広大な米国では、地域コミュニティのそうした市民の自発的活動がなければ、民主主義は成り立たなかっただろう。

もちろんいまでは、米国でも大都市では昔ほど地域や職場での付き合いがなく、そうしたつながりを通して市民が団体をつくることは少なくなってきた。ハーバード大学の政治学者、ロバート・パットナム（Robert Putnam）が『孤独なボウリング』[30]という本を書き、そうしたコミュニティにおける人間関係の希薄化が米国の民主主義の根幹を揺るがすと警鐘を鳴らし、おおいに話題になった。この題名はかなり奇抜に聞こえるだろう。米国ではボウリングは、ご近所や職場の仲間などとみんなでやるものだ、と思われている。お一人様のボウリングが象徴するものは、地域における市民の協働という社会資本の低下だとも言える。

パットナムの議論もその点ではもっともだが、その一方で、新しい市民団体形成の触媒として、インターネットの力がますます強まっていることを見逃すことはできない。そして、フェミニズムやゲイ・レズビアンの権利、エイズ・ＨＩＶ問題や環境問題などの社会的・公共的な問題については、地域を超えてつながることが昔よりずいぶん簡単になっている。さらに米国の資本主義でますます進む富の集中は、皮肉なことに個人で消費しきれないような富を蓄えた人々を生み、その人たちがさまざまな公共的市民運動のイニシアチブをとったり、寄付をしたりという循環も呼んでいる。

市民が自主的にある目的に向かって組織化して社会を変えていこうとするこの傾向は、まだまだ米国社会の強みだと言える。政治や社会運動などの分野では、米国では法制度や寄付金文化から社会のメンタリティに至るすべての点で、団体活動の制度整備に長年の蓄積がある。逆に言えば、さまざまな福祉や公共的な課題がある現代社会では、社会的市民運動が盛り上がらない分野や課題は後まわしにされてしまう危険がある。

自閉症のような問題も、英国では市民団体の影響力が大きいのは事実だが、それ以上に福祉国家の保健制度が一つの枠組みを提供していたのに対し、米国の場合は市民の自主的公益団体の活動が非常に重要だった。特に親たちが組織化した団体の役割はとても大きかった。身近な例で言うと、前にも述べた一九六五年に設立された全国自閉症児協会（九〇ページ）は、自閉症児童の権利を守る親たちの団体として、重要な役割を果たしていた。しかし一九九〇年代に入ると、一九九四年にはニュージャージー州に本拠を置く「全国自閉症研究協会（The National Alliance for Autism Research＝NAAR）」、一九九五年には西海岸のカリフォルニア州を拠点とする「自閉症を今こそ治癒しよう財団（Cure Autism Now Foundation＝CAN）」などが発足した。こうした団体は少額の献金をする個人から富裕な献金者まで数々の賛同者や協力者を得て、短期間の間に雪だるま式に大きくなっていった。

自閉症研究に介入する親たちの団体――「自閉症を今こそ治癒しよう財団」など

これまでの親たちの団体とNAARやCANとの違いは、豊富な資金とビジネス流のネットワーク力を使って、まるで起業家が目的を定めて研究開発に資金を投入するように、自閉症研究の発展に積極的にかかわっていったことだった。たとえば、もし自閉症の原因が育て方のせいでなく、遺伝がなんらかの役割を果たしているなら、なぜ研究者はもっと遺伝と自閉症の関係を調べないのか。

そこにもう一つの偶発的な歴史の発展経路があった。時は、ちょうど盛り上がりを見せていたヒトゲノム研究を背景にしていた。米国では一九八八年にジェームズ・D・ワトソン（James Dewey Watson）をリーダーにして、ヒトゲノムについての国家プロジェクトが正式に発足している。日本やヨーロッパもそれに続いた。人のゲノムの塩基配列のすべてを調査するプロジェクトはグローバルなコンソーシアムとなり、やがてガン治療薬の開発などにも大きく寄与するのではないかと期待されて、希望の巨大科学となっていた。しかも一九九〇年代になると塩基配列解析決定の技術も進歩し、人間や微生物以外の植物や動物のゲノム研究に研究者が次々に参入し、遺伝子組換え技術などのゲノム研究は、農業を含むさまざまな産業、そして製薬や医学への応用の可能性が見えてきていた。二〇〇〇年になるとコンピュータ技術の発達も相まって、一時はいつ終わるかと思われていたヒトゲノムの解析のドラフト版が完成している。そうした華々しいヒトゲノム研究の進展に比べて、自閉症の遺伝的研究は、いかにも遅れてみえた。

こうした社会情勢のなかで、NAARの創立者のエリック・ロンドン（Eric London）とその妻カレン・ロンドン（Karen London）は、自閉症の生物学的精神医学研究の発展をめざして資金提供することを、彼らの団体の大きな目標に置いた。エリックは、資金獲得競争や大学ポストの確保、テニュア（終身在職権）のため激しい競争にさらされている研究者たちの秘密主義が、遺伝子資料などの囲い込みに走らせ、ただでさえあまり進んでいない自閉症の遺伝子研究を遅らせていると考えはじめた。そのうえ、若い研究者たちは自閉症の研究をしても研究者としての将来がないと考えているように思えた。研究者たちを蛸壺から引き出して、サンプルの共同利用などで協力を促すにはどうすればよいか。

NAARはまず、若い研究者が自閉症研究に取り組みやすいように、また広いネットワークで協働できるように、資金提供などを通じて促した。のちに米国国立衛生研究所（NIH）からも資金を得て、二〇〇三年には、自閉症研究のための「NAAR——自閉症ゲノムプロジェクト（AGP）」が結成された。これは全米の自閉症ゲノム研究の数々のネットワークを網羅したメタ共同体で、野心に満ちたプロジェクトだった。

CANの創立者ポーシャ・イヴァソン（Portia Ivarsen）とジョナサン・シェスタック（Jonathan Shestack）はハリウッドでよく知られたカップルで、息子が自閉症だった。息子をなんとしても治したい、もう待てない、という思いが、CANの原点だった。

ポーシャは、研究者によるサンプルの囲い込みによって、自閉症の分野で遺伝子研究がなかなか進まないことを聞いて、研究者の枠を超えたDNAサンプルの共同利用アーカイブを構想した。CANは自閉症の親の団体なので、自閉症研究の発展のため、DNAサンプルを集めるのに家族の同意を得ることは、研究者が個人的に行うよりはるかに簡単だ。そのやりかたはとてもユニークで、まず血液サンプルを集めるプロを雇い、研究に協力することを表明した自閉症児のいる全国の家庭を一軒一軒訪ねてもらった。七年間もの時間がかかったというが、CANの創立者たちは「自閉症遺伝研究共同体（AGRE）」を設立し、こうしたサンプルの共同利用を可能とすることで科学の発展をスピードアップさせようとした。また夫のジョナサン・シェスタックは、自閉症研究にもっと公的財源が使われるように、ワシントンでロビー活動も行った。のちにCANとNAARは協力して、ネットワークを広げるようになる。

親たちの団体が科学者たちの蛸壺状況を変革する一翼を担うなんて、日本ではちょっと考えにくい。

それも単に親の視点からの主張をするだけでなく、自ら資金を集め、研究者たちにとっても利益があるような方法で、国の政策も変えながら。彼らの行動は、日本人の考える市民団体の活動の枠をかなり超えて、起業家精神に満ちているのだ。もちろん米国では、NAARの自閉症遺伝研究のネットワークやCANのゲノムサンプルのアーカイブなどの科学研究のための仕事は、公的研究資金を科学者たちが相互の競争的評価によって配分して行っていくのが本来の方式だ。親たちが自由であるべき科学研究の方向を左右しすぎるのも問題かもしれない。これらの団体は、科学者のアドバイザーたちやさまざまな学会の組織と協力する形で、こうした難問を切り抜けていった。

組織社会学では、一つの新しいタイプの組織が成功したり、社会運動が成功したりすると、その組織や活動を単純に真似るというわけではないが、他の市民団体や社会運動もその成功体験に刺激されて似たような組織を創るというダイナミクスが時として生まれることがある。さらにそれに刺激されて、足りない部分を補うような新しい組織が誕生することもあるし、違ったアプローチで問題に取り組もうする団体やグループも出てくる。最終的にはそうしたさまざまな形態や目的の団体が社会のなかで共振して、まるで生物のエコシステムのように、新しい組織文化のエコシステムができることがある。

ちなみに、組織としての分野は違うが、シリコンバレーにデジタル関連の面白い企業が集積したときも、似たようなダイナミクスが出来上がった。大手の企業からスタートアップしたばかりの企業まで、先進的な企業が狭い地域にひしめき、研究者らが集積しやすい大学の存在も相まって、まさに新しい組織文化をもたらすエコシステムができた。アクティブで新しいビジネスチャンスに敏感な若い人々と、テクノロジーに優れたオタクたちが集積すると、そういう人々に資金や情報を提供して、さらにこのエコシステムを活性化させる人々も集まってくる。

自閉症をめぐるさまざまな団体にも、規模は小さいが似たような状況が起こりつつあった。

全米規模の「自閉症は発言する財団」——発足と課題

こうして市民アクティビズムが大きく盛り上がり、流行病説・予防接種原因説の影響で自閉症の社会認知も大きく盛り上がるなかで、二〇〇五年にある全国規模の自閉症の団体が発足した。現在も自閉症関係の市民団体として活発に活動している「自閉症は発言する（Autism Speaks）」という団体だ。この団体も他の親の団体と同じように、身内に自閉症の孫が生まれたある著名なカップルの闘いから始まった。当時、全国テレビ放送ＮＢＣのＣＥＯを務めていたボブ・ライト（Bob Wright）と妻のスザンヌだ。

ボブは全米屈指のテレビネットワークのＮＢＣをリードする人物で、その手腕は尊敬を集め、メディア界のみならず政財界にも影響力を持っていた。ボブがまるで会社経営に勢力をそそぐのと同じ勢いと手法を用いて発足させたこの団体は、あっという間に既存の団体以上の規模の市民団体に成長した。[31]「Autism Speaks」という財団の名前やロゴなどにもマーケットリサーチの感覚を取り入れたと言われている。

NAARとCANもあいついで「自閉症は発言する財団」と合併する道を選んだ。「自閉症は発言する財団」は科学者を含む専門スタッフを多数雇い、巨額の補助金をさまざまな自閉症の臨床研究や基礎研究、さらに啓蒙活動や親や当事者へのサポートに与えて、いまもアメリカのみならず全世界で活発な運動を行っている。(32) ハリウッドでは毎年この団体が主催するコンサートが、多数のスターの出演を得て華々しく行われている。また募金と啓発のために全米各地で「自閉症ウォーク」を催したり、大リーグのようなスポーツ界を巻き込んだり、いかにも米国らしい手法を使って広く活動を行っている。

ヘッジファンドの巨富を生かす「サイモンズ財団」——遺伝子研究の発展と課題

一方で現在、自然科学としての自閉症基礎研究への研究助成で大きな力を持っているのがニューヨークを本拠地とする「サイモンズ財団」だ。アルゴリズム投資のパイオニアであるヘッジファンドを創業して巨額の富を蓄えたジェームス・ハリス・サイモンズ（James Harris Simons）が設立した財団だ。実は、彼はもともと優れた数学者としてよく知られた人だった。彼はこのヘッジファンドで築いた富を使って、基礎科学の研究の発展に寄与する巨大な個人財団を設立した。現在、宇宙物理学から先端の生物化学にいたる科学の基礎研究に巨大な力を持っている。サイモンズ財団は自閉症の親たちの団体ではないが、サイモンズの娘は軽い自閉症だった。やがて二〇〇五年ごろからこの財団のプログラムの一部に、自閉症の基礎科学的研究、特に遺伝子研究や医学、脳科学研究の分野から自閉症に取り組む研究に助成金を授与するなど、自閉症の研究の情報センターとして大掛かりなプログラムを組むようになる。[33]同じころに設立された「自閉症は発言する財団」とは違って、一般向けの啓蒙活動や親たちの組織化ではなく、あくまで純粋な基礎科学研究を中心に置き、大規模な研究助成活動を続けている。社会的・政治的議論に巻き込まれないための一つの見識だろう。

ところでサイモンズ財団の自閉症研究のウェブサイトには、二万数千あると言われる人間の遺伝子のうち、現在八二六(二〇一六年六月現在)の自閉症に関係する可能性があるとされる遺伝子の一覧表が公開されている。[34]明らかに自閉症のリスクファクターとされる遺伝子が六五ほど。このウェブサイトのリストは、世界各地で進められている自閉症に関連すると思われる遺伝子研究の成果が発表されるごとに更新され、特にこの分野に参入しようとする新しい研究者にとって有益な道標となっている。

けれども、これほど多くの遺伝子が何らかの形で自閉症の発現に関係している可能性があるとすると、脳の発生や発達における自閉症に関連する遺伝子の働き方のプロセスは、まだまだ深い謎に包まれていると言ってよいだろう。二〇世紀の終わりにはヒトゲノムが解明されれば、さまざまな病気や私たちの身体について、やがてすべての謎が解明されるのではないかという希望があった。一九九〇年代の中ごろ、NAARやCANなどが「自閉症を今こそ治癒しよう」と唱えて自閉症ゲノムの解析研究を推進しようとしたときは、十分な研究資金を提供すれば自閉症の原因遺伝子はこれだと言える成果が必ず見つかるというオプティミズムが親たちのあいだにはまだ存在していた。たしかに一部の特殊な自閉症については、遺伝子の違いで発現することがわかってきたが、到底それですべてを説明できるものではない。自閉症のみならず生命の謎を理解するには、ゲノム情報のマップだけでは十分ではないことがわかってきた。生命は遺伝子という部品でできた機械ではなくもっと動態的なものだ。だいたいの病気は、疑わしい遺伝子をリストアップするだけではなかなかわからない。疑わしくない遺伝子も含めて全体としてどのように協働し、いつ発現するか、複雑に発達する動態的生物システムの全体像が問われるようになってきている。

自閉症について言えば同じ遺伝子を持っていても発症していない家族がいることは、すでにわかっている。自閉症に遺伝子が関係していることは間違いないにしても、その発現のメカニズムはもっと複雑でやわらかくきめ細かい。かつては冷蔵庫マザー説など、自閉症の原因を育て方の問題だとする間違った見方を覆すためにも、遺伝的側面の発見は重要だった。いまでは遺伝子に加えて、「エピジェネティクス」（DNAの塩基配列の変化をともなわずに、遺伝子の発現や細胞の表現形が変化する現象）、さらにさまざまな環境的条件と遺伝の相互作用が自閉症の発現メカニズムを考えるうえで重要だと考える研究者も増えている[35]。

こうした自閉症の遺伝子研究などの基礎研究に巨額の研究資金が流れるのは、自閉症的脳の謎が人間の脳一般の深い謎に直接つながっていることを考えれば、当然とも言える。基礎科学の探究は一朝一夕に実利的な成果が出るというものではない。しかし、非定型発達の脳を持ち、すでに成人している人々の生活の質を向上させるような研究や医療こそ、もっと重視するべきだ、との声もある。特に自閉症当事者の人々からそうした声があがっている。障害者の運動は障害のある人々がイニシアチブをとるのが普通だが、自閉症の場合は歴史的に親や関係者が自閉症当事者を代弁してきたという経緯がある。そして皮肉にも、親たちの努力と組織化が進むなかで成長し大人になった高機能自閉症当事者の人々が、最近になってしだいに先鋭的な声をあげはじめた。

「自閉症は発言する財団」のような自閉症の親たちの団体も、親の善意と必死の思いの結晶とはいえ、そうした批判から無傷ではいられない。「自閉症は発言する」という団体名を名のりながら、実際にはそれまで親や関係者の発言や視点が中心だったからだ。基礎研究だけでなく当事者をもっと尊重するには、そして子供の自閉症だけでなく大人の自閉症の人々の生活の質を向上させるにはどうすればよいか、考えるときが来ているのは確かだろう。自閉症の人々の多くが本当に困っている知覚過敏と知覚統合の難しさ、学校や職場における理解の向上など、手が尽くされていない問題は山積している。

自閉症という概念はこれからも、研究の進展と社会の圧力のはざまでさらに進化していくだろう。次節では、自閉症の社会史を俯瞰するうえで歴史を現在につなぐ最後の環、ニューロダイバーシティという主張の誕生の背景を探ってみよう。

コンピュータと脳神経科学の時代のニューロダイバーシティ

声をあげはじめた自閉症当事者たち

一九九〇年代から二〇〇〇年代にかけて、ニューロダイバーシティという言葉の誕生（七三ページ参照）に象徴されるように、自閉症を神経回路の一つの個性だと主張する考え方が大きな影響力を持ってきた背景には、大人になった知能と言語能力に問題のない自閉症当事者たちが声をあげはじめたことが関係している。

そんな先鋭的な運動の一例が、ジム・シンクレア（Jim Sinclair）という自閉症当事者のエッセイだ。自閉症の親たちに向けて書かれた「私たちのために嘆かないで」と題するエッセイは、一九九三年、彼がある親の団体の会合で行ったスピーチに基づいているが、いまだに語り継がれるような強烈なメッセージを含んでいる。

「自閉症は人が罹るものでも、人を閉じ込める殻でもない。なかに普通の子供が隠れているわけではない。自閉症は、その人のありかた自体であり、そのすべてにかかわるもの。その経験のすべてを彩るもの。すべての感覚、すべての知覚、考え方や感情、そしてすべての出来事や存在それ自体にかかわるもの……。だから『我が子が自閉症でなければよかったのに』と思うとき、あなたは『自閉症の子でなくて、別の子がよかった』と言っているのだ。あなたが私たちのために葬送のように嘆くとき、われわれにはそう聞こえてしまうのだ(36)」

自分の子供が自閉症とわかったとき、まずそれを嘆き治癒を求めることは、親の情として自然な反応かもしれない。しかし自閉症の我が子をいつまでも嘆くだけでは、自閉症は克服すべき障害でしかなく、特に物心ついた当事者にとっては、自分の存在と価値全体を親によって否定されるような気がするのもまた当然だ。親の思うように育ってくれる子供は滅多にいないし、親の期待に反発しないで成長する子供も少ない。

しかし自閉症の場合、それはさらに鮮明かつ先鋭的に現れる。なぜなら自閉症の人はモノの感じ方や経験自体が、定型発達の人とは違うためだ。それまで親が中心となって、我が子のために自閉症と闘う、というスタンスで進められてきた自閉症市民運動の言説に、ここで自閉症当事者から重要な異議申し立てが行われるようになったのだ。シンクレアなどの言説は、のちにニューロダイバーシティとして知られるようになった概念を先取りしていた。それと同時に自閉症の当事者と親たちのあいだに、今なお解決されない緊張関係が存在することを、白日の下にさらすことになった。

一九九〇年代から二〇〇〇年代にかけては、自閉症大流行への不安がまだ大きくのしかかっていた時期でもあり、一部の親たちの主張も先鋭化しつつあった。もう待てない、自閉症からわれわれの子供を防衛せよ、といった言葉でさまざまな親の団体が先鋭なキャンペーンを張るようになると、自閉症を自分自身の個性と考える一部の自閉症当事者の人たちは、親たちの「治癒」と「自閉症と闘え」という言説を批判するようになった。そして親とはいえ、自分たちとは神経回路が違う部族の人々だ、という気持ちを募らせるようにもなった。当事者の団体からの先鋭な批判行動も飛び出した。自閉症当事者と我が子を守ろうと格闘してきた親たちとの争いは残念な側面もあるが、何よりも当事者の主張に耳を傾けるべきときが来ていたのだろう。

ジム・シンクレアは、自叙伝で有名になったドナ・ウィリアムズやキャシー・グラント（Kathy Grant）と自閉症当事者のサポートグループＡＮＩを結成したが、そのきっかけとなったエピソードが印象的だ[37]。ドナは一九九二年に初めて出版した自叙伝のプロモーションのためにオーストラリアから訪米し、数日間キャシーとジムのもとを訪ねた。ドナ・ウィリアムズはそのときのことを後にこう回想している。「私たちは何千マイルも離れていたのに、そこでは『私たち独自の世界』の概念、ストラテジー、経験を表現する言葉をつくりあげながら話すことができた。それはまるで失われた部族が再会したようだった……。私たちはみなここに属していると感じ、互いに理解されていると思い、ここでは『普通』だと思った――つまり外の世界では絶対得られない感覚のすべてを、そこでは感じることができた[38]」。

シンクレアの回想もそれに共鳴する。「長いあいだ異星人の世界で暮らしたあと、やっと自分の星の人に会えた、というような感じ」。そして彼らは遠慮なく床に転がってこだわり行動をしたり、お互いの常同行動からそれぞれの嗜好を悟って、ちょっとしたプレゼントを交換したりしたという。自閉症に特有の常同行動は、定型発達者にとっては自閉症の人に対する違和感を強く抱く原因となることが多いが、シンクレアたちにとっては、それが相手を理解し、相手とコミュニケーションをとるきっかけになり、お互いを結ぶ架け橋になった[39]。定型発達の人間には思いつかないようなコミュニケーションスタイルだが、実に興味深い話だ。

インターネットと脳神経科学の進展

自閉症的なありかたが一つの個性であるというニューロダイバーシティの主張が、神経回路の多様性こそ人類の文明の発展にプラスになるという、さらに大きな概念に育ったのは、こうした当事者たちの主張に加えて、当時のテクノロジー文化に育まれつつあった新たな潮流が影響を与えていたのではないか。一つは一九九〇年代の後半から二〇〇〇年代にかけて、コンピュータとインターネットが社会の隅々まで深く浸透してきたことであり、もう一つは脳神経科学の発展がこのころ新しいレベルに達してきたことである。

デジタルの世界と脳神経科学のメタファーはもともとお互いに馴染みがよい。脳神経とコンピュータではもちろん生物システムとデジタルシステムという違いがあるが、両方とも情報と電気信号が関係している。コンピュータやインターネットの世界はもちろんのこと、脳神経科学も複雑系のネットワークを基礎としている。自閉症的な傾向を持つ人でコンピュータを扱う人々にとって、デジタルの世界の言葉は彼らの感じている脳内世界を描写するのに都合のよいメタファーを提供していた。

たとえば、コンピュータがクラッシュして動かなくなったときの感覚やそれを扱う際のさまざまな用語は、自閉症の人々が主観的に感じている感覚、たとえば知覚過敏によって発作が起こるときの感覚を概念化する際にも便利な言葉であった。テンプル・グランディンも、社会の多数派の感じ方を知る自分なりの方法として、「シミュレーション」という言葉をごく当然のように使っていた。ニューロダイバーシティ（神経の多様性）という概念の誕生も、デジタル文化の浸透という大きな背景なしには理解できないであろう。

一方で、脳神経科学の研究もこのころ新しい段階を迎えていた。特にヒトの脳を計測する技術が飛躍的に発達したことが背景にある。それまで外から行動や症状を観察するか、死後脳か動物の脳を研究するしかなかったのが、ｆＭＲＩ（機能的磁気共鳴画像法）などの計測機器が目覚ましく発達し、脳の内部構造を研究する糸口となった。ｆＭＲＩを使うと、たとえば自閉症の人が指を動かしたり、ある音を聞いたり、特定の何かを考えたりしたとき、脳のどこの血流が活発になるかを測定することができる。このｆＭＲＩの技術は、一九九二年に米国のベル研究所にいた小川誠二博士が初めて人間に応用したものである。さらに、日立製作所の小泉英明博士など計測機器の開発に携わったチームが人間の脳研究への応用を普及・推進してきたこともあり、日本の強い研究分野である。

最近では赤ちゃんのように動きまわる主体にも応用できる計測機器が開発され、脳の器質的構造を調べる方法がさらに目覚ましく進展している。そして脳科学の発達は一般のメディアでもたびたび取り上げられるようになり、ニューロン、シナプス、神経回路のネットワークといった言葉やイメージが、一般の語彙のなかに入ってくるようになった。

ニューロダイバーシティの哲学と「ギーク」文化

こうした文脈のなかで、「ニューロダイバーシティ」という概念は瞬く間に自閉症に関心がある人々のあいだに広がった。ニューロダイバーシティという概念が広まるきっかけをつくったのは、一九九八年にハーヴェイ・ブルーム（Harvey Blume）が、「ニューロダイバーシティ」というエッセイを発表したことに端を発する。[40]この言葉自体はオーストラリア在住で、自身も自閉症者のジュディ・シンガーがすでに使っていたものだという。ブルームのエッセイが関心を呼んだのは、もちろん「アトランティック（*Atlantic*）」誌という影響力のあるメディアに掲載されたこともあるが、彼がこのテーマをデジタル情報時代の「ギーク文化」の特徴と絡ませて論じていたからだった。そのころデジタルに関係するビジネスが一大産業になり、インターネットが広く人々を結びつけるツールになりつつあった。

日本語で「オタク文化」と訳されることもある「ギーク文化」は、よりコンピュータに特化したオタクという感じだろうか。当時の米国で、より古い言い方でやはりオタク的な傾向を指す「ナード（nerds）」に比べて、「ギーク（geek）」は、「ナードの持つコンピュータテクノロジーにプラスして、『ナード』に欠けていたインターネット時代にふさわしい社交性がある人々」[41]とブルームは考える。一九九〇年代末までにギークはマイナスイメージを払拭し、「ギーク・プライド」の時代に入ったと評されていた。そしてデジタル文化が社会全体のインフラになりつつあるなかで、高機能自閉症的な人々は、診断されているか否かにかかわらず、コンピュータに関連した仕事に就くケースが少なくないことも知られていた。

ブルームは「ギークの王国（ギークダム）」には神経回路的な基礎があると考えた。コンピュータの活用と発展に、定型的に神経が発達した多数派たちが束になってもできないような甚大な貢献をしたのは、非定型的神経回路を持つ人々だった。だからデジタル時代には、少し自閉症的な脳こそより適しているかもしれない、というのがハーヴェイ・ブルームの主張の趣旨だった。「『ニューロダイバーシティ』は、生物の多様性が大事なのと同じくらい、人類にとって大事なのだ」と。

ギークの自閉症の人は、同じ家族のなかにあっても、まるで他の星から来たヒトのようにコンピュータを敏速かつ的確に扱い問題を解決することがある。そのころ、ムスキー（Muskie）の名で知られる自閉症当事者による「神経定型者研究所」というウェブサイトがあり、ここに載っていた定型発達者を揶揄するパロディは、自閉症の人々のあいだで愛されていた。ブルームはこのパロディを紹介しながら、高機能の自閉症の人々に自信を持ってカミングアウトするように促した。このパロディについては私もあるアバターから聞いたことがある。全文を紹介しよう。

「ニューロティピカル（NT）シンドローム」について。神経定型発達症は「精神障害」である。

1. NTとは何か——脳神経の障害で、主症状は社会的な評判への極端なこだわり、自分が優れているという妄想、社会的順応への執着である。
2. NTの出現確率——悲劇的なことに一万人について九六二五人にこの症状が現れる。
3. NTの治療法——いまのところ確立した治療法はない。

初めてこれを読んだとき、私は思わず笑ってしまった。障害としての自閉症スペクトラムについて言われていることを、鏡のように反転したなかなかのパロディだ。何事もカテゴリーを反対側の立場から見ると、まったく違うように見える。定型発達者が自分たちの神経回路の型のみが優秀で正常だと思い込んでいるあたりを上手におちょくっている。現在の米国の統計では、自閉症の発現率はこの当時より少し増加して公式には六八人に一人（他の先進国では一〇〇人に一人以上）という。さらに最近の政府機関の調査で、約五〇人に一人という報告もあり、[42] つまりNTの発現率は「幸いにして」このときより少し低下していると言えるかもしれない。

インターネット文化の社会への浸透と自閉症当事者の運動の結合を象徴するのが、自閉症当事者として現在もメディアで大活躍しているアレックス・プランク（Alex Plank）だろう。彼は、二〇〇四年に「アスペルガーの人々のための、〈間違った星の上で（Wrong Planet）〉」と称するウェブサイトを一七歳で始めたことで有名になった。

アレックスは、九歳のときにアスペルガーと診断された。彼は子供のときからコンピュータとともに育ったデジタル・ネイティブと言われる世代だが、ティーンエイジャーのころからウィキペディア（ボランティアの投稿によって成り立っているデジタルの百科事典）に一万件くらいの記事を送ったと言われる、まさにギークのなかのギーク。しかしリアルで友達をつくるのは苦手だし、周りに趣味を共有するアスペルガーの友達もいなかった。

インターネットでつながるアスペルガーのためのウェブ・コミュニティが必要だと考えた彼は、高校の夏休み、ワシントンDCの近くにあるお祖父さんの家にいたときに、このウェブサイトを作りはじめた。だが、お祖父さんの家にはネット環境がなかったため、アレックスは一カ月ほど、お祖父さんの家の近くの図書館に自転車で通い、一人でこのウェブサイトを作り上げた。[43] アスペルガーの人々の情報交換の場である手作り感満載のこのサイトは、あっという間にメンバーを増やした。アレックスはその後、自閉症をテーマにしたインターネット・テレビ番組のホストになり、またドキュメンタリーの制作にもかかわっていて、いまではこの分野のちょっとしたセレブになっている。

ところでいま、米国で自閉症とギークについて影響力のある書き手と言えるスティーブ・シルバーマン（Steve Silverman）というジャーナリストがいる。彼はもともと「ワイアード」誌を本拠とするデジタル文化専門の書き手だった。二〇〇一年に同誌に発表したエッセイ「ギーク・シンドローム」で、シリコンバレーのパワーカップルのあいだで自閉症の子供たちが増えているとリポートして、大きな反響を呼んだ。[44] シルバーマンは、数学やテクノロジーに優れた遺伝子は自閉症とリンクしているのかと大胆に問いかけたが、そのころはまだ、この問題を率直に指摘する人は少なかったのだ。

科学専門雑誌の「ネイチャー（*Nature*）」誌は、二〇一一年に「自閉症の謎（The Autism Enigma）」という大胆な企画を特集し、「ギークたちが出会ったとき」という記事で、シリコンバレーに自閉症の子供が多いと言われている問題を取り上げた。挿絵には、アインシュタインのTシャツを着た父親と、「ネイチャー」誌を手にした母親が座っているリビングルームで、おもちゃの車をいくつも綺麗に並べて楽しむという自閉症の典型的なこだわり行動をする男の子を描いたユーモラスなイラストが描かれている。

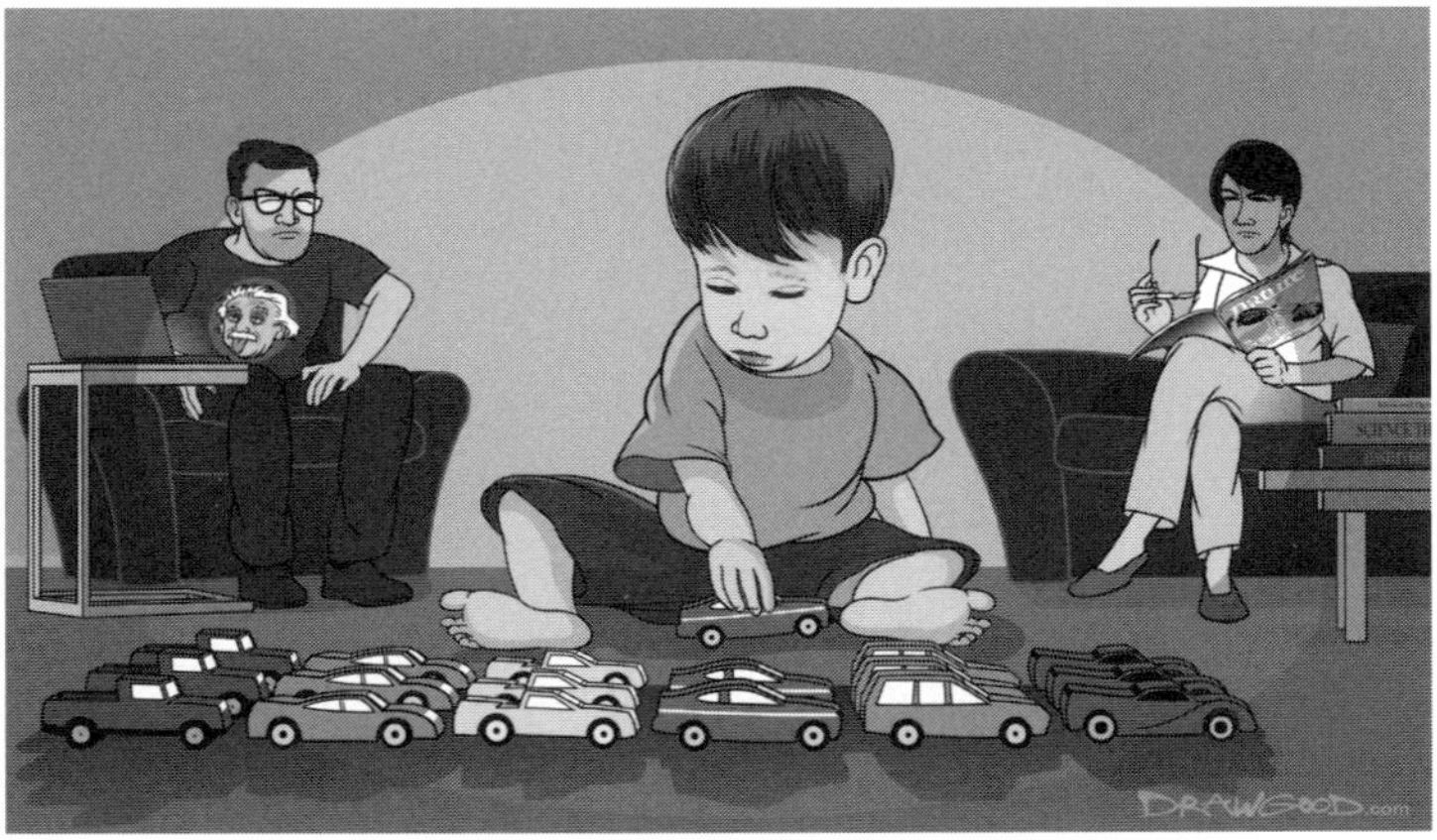

「ネイチャー」誌（2011年9月号）の特集「自閉症の謎」に掲載された記事「ギークたちが出会ったとき（When Geeks Meet）」の挿絵。イラスト：©Pete Ellis.

そもそも米国では高学歴高キャリアの男女が結婚する傾向がかなり強く、特に数学やエンジニアリング、コンピュータなどの専門家やデジタル関連の経営者が密集するシリコンバレーでは、自然とそうした似た者どうしのカップルが生まれやすい[45]。もし自閉症特有の心が、デジタルの世界や科学技術の世界に向いているとしたら、シリコンバレーでは子供たちが自閉症的であることも必ずしも悲観すべきことではないかもしれない。

シルバーマンがギークとアスペルガーの関係を描いてからすでに一五年、アレックスのアスペルガーのためのウェブサイトが始まってから一〇年以上がたった。現在、デジタルとインターネットは広く社会のインフラになり、それが米国経済を牽引する産業であることは何も新しいことではない。シリコンバレーももはや新興勢力ではなく、完全に米国社会のエスタブリッシュメントとなった。それにつれて自閉症スペクトラムは、社会の片隅からメインストリームの関心になりつつあると言えるだろう。シリコンバレーのヒーローと言えば、アップルの創業者、故スティーブ・ジョブズをまず思い浮かべるだろう。カウンター・カルチャーで育った天才であり、完璧主義者でディテールにこだわる癖のある性格で、結果的に他者をコントロールする傾向が強かったことでも知られる。シリコンバレーの内外で彼が「アスペルガー的」だったと考える人はとても多い。テンプル・グランディンもその一人だ。[46] 彼の頭脳と性格を変えようとすることは、彼個人にとっても人類の文明にとってもまったく生産的でなかっただろう。シリコンバレーの英雄が「アスピー（Aspie）」かもしれないと言われるようになったこと自体、逆に言えば、自閉症的であることが恥であるという意識は薄れつつあることの象徴かもしれない。

だが、自閉症がメインストリームの議論になったとしても、またいかにギーク文化とシリコンバレー、それに自然科学やエンジニアリングの成果が非定型的な神経回路の持ち主たちの貢献なしに成り立たなかったとしても、才能あるアスペルガーのポジティブな側面だけで自閉症を捉えることは、やはり十分でない。

メディアに登場するアスペルガーの人々は、アレックス・プランクにしてもテンプル・グランディンや英国の庭師ガードナーにしても、言葉を見事に操り、ユニークで才能豊かでチャーミングな人々である。こうした人々の活躍が私たちの自閉症に対する固定観念を揺さぶり、脳の不思議と可能性へと誘い、そしてニューロダイバーシティの哲学を自らの存在を通して広めたことは間違いない。

こうした高機能の自閉症の人々の影で、昔考えられていたよりずっと少ない割合とはいえ、カナーが描いた古典的な自閉症に近い、コミュニケーション能力に深刻な問題をかかえる人たちがいることを忘れることはできない。日常生活に介助が必要な古典的な自閉症の人も絶対数で減少したわけではない。診断の基準や人々の意識が変わってきたので、より高機能だが自閉症と診断された人々の数が増えただけだ。だから、深刻な症状の自閉症の子供をかかえ療育と介助に悩む親たちが減少したわけでもない。そして、だんだん年老いてくるがまだ生活の自立の見通しが立っていない自閉症の大人たちの数も、これから減ることはないだろう。

また、高機能自閉症でも実際には知覚過敏などでさまざまな日常生活上の問題に悩まされている人、知能が優秀でも対人関係が上手でないために職場でうまく適応できない人は多い。こうしてみると、私が仮想空間で出会った自閉症の人々は、知能が高くコンピュータの使用にも長けているが、リアルの生活ではどこか問題をかかえている人が多かった。次章では、アバターたちの仮想世界に戻って、人々が自閉症とともにある日常をどのように語っているかについてみていきたい。

第三章　過剰なる脳内世界——仮想空間の自閉症アバターたち

自閉症的経験を考える

自閉症アバターの多様性

たしか二〇〇八年ごろのことだが、友人のアバター、ウルが、アマンダ・メグ・バッグスがアバターとして「セカンドライフ」に出入りしていると教えてくれた。自閉症当事者のブロガーとしてそのころマスメディアでも話題になっていたアマンダは、ほとんど言葉を話さない重い自閉症のうえに複数の身体的な障害や病気をかかえていて、日常生活には介助が必要だ。そして身体を揺すり手をひらひらさせるなど、儀礼的に見えるこだわりの身体表現が強く出るので、いかにもカナー型の古典的な自閉症の人に見える。

しかし彼女は、饒舌なブロガーでもある。ちょうどそのころ、他人には自閉症特有のこだわり行動にしかみえない自分の身体表現が、実は自分にとって自然な言語、すなわちコミュニケーションのありかたにほかならないと主張するビデオを彼女はYouTubeにアップした。それを「ワイアード(*Wired*)」誌などが大きく取り上げて、有名になったのだ。[1] 言葉を話さないアマンダのこだわり行動に耽る姿は一見、古典的な自閉症の人のようだが、その饒舌で強烈な語り口のブログやYouTubeで彼女の世界観を知ると、脳内に典型的な「ハイパーワールド」をかかえた人のようにみえる。

セカンドライフには当時、驚くような感覚や能力を持つ自閉症当事者のアバターたちが出入りしていた。アマンダのように、ありのままの自閉症アイデンティティの承認を求める先鋭的な自閉症当事者運動に取り組んでいて、ブログなどを通じて影響力を持つ人もいた。またそうでなくても、自閉症であるの自己のアイデンティティをオープンに語り、定型発達者からの質問にも進んで答えることを厭わない、自閉症という世界からの大使のようなアバターもいた。

その一方で、自閉症としては比較的マイルドだけれども、それゆえにかえって実生活では理解や共感を得られにくく、また定型発達者と同じように行動することを期待されてしまうために、さまざまな悩みをかかえている人たちもたくさんいた。そういう人たちは自閉症自助グループなどに集まり、デジタル空間でこそ可能となる人との共感とつながりを求めていた。実生活でさまざまな困難をかかえる人のなかには、仮想空間のなかでアートとギーク文化を結ぶような表現方法に魅せられ、そこに没入して自由を満喫しているらしい人もいた。

仮想空間のなかにいる自閉症アバターたちは、コンピュータを使えることはもちろんだが、テキストチャットなどで高い知能と言語能力を示す、いわゆる「高機能」自閉症スペクトラム（アスペルガーを含むＡＳＤ）の人々だと言える。[2] そうは言っても、その考え方や自閉症的個性のありかた、さらに仮想空間に求めるものは実にさまざまなのだ。一人の自閉症当事者と知り合うことは一人の個性を知るということだ、と思い知ることが多かった。

欠如か過剰か

その前提を踏まえたうえで言えることだが、仮想空間で出会った自閉症当事者たちは、総じてかつてレオ・カナー（Leo Kanner）博士の時代に考えられていたイメージ――感情に乏しく内にこもっている――とは異なるハイパーワールドの住人が多かった。

たとえば饒舌な語りを持つ人であったり、自らが見ることのできるカラフルな世界に近いイメージを仮想空間に創造しようとする人だったりした。また、より多くの情報を受けとめてしまう知覚過敏を訴える自閉症当事者が圧倒的に多く、その強烈で過剰なる脳内世界を、多弁かつ論理的に語る人も少なからず存在した。この知覚の異常・過敏について、「フィルターなしに情報を受け取る」という表現で語る当事者の人が多かった。こうした仮想世界で活躍する自閉症スペクトラムの人々との出会いとそれぞれのストーリーを知って、私もしだいに、豊饒で過剰なまでに刺激的な彼らの世界の不思議に眼を開かれていった。

ところで、社会の多数派である定型発達者は、ともすれば自閉症の人々は何かが足りない（他人の気持ちがわからない、共感力が足りない、感情不足である）という印象を持っていることが多い。もちろん高機能の自閉症スペクトラムの人々の多くは、自分たちがＮＴ（ニューロティピカル＝自閉症ではない定型発達者）からそうみられていて、さらに心理学者にも共感力がないなどと言われていることは十分承知している。自閉症の自助グループに集っていたアバターたちも、「そもそも私のような自閉症的な人間は、こうした人間の機微はわからないことになっているけれど……」と、前置きをして話しはじめることもある。しかし、一般的に定型発達者や心理学者が自閉症の人は「――が足りない」というとき、それはあくまで社会の多数派である定型発達の視点からみているのだということを、忘れることはできない。

こうしたＮＴの見方について、ＮＴ側のやりかたを推論・分析してルールを抽出し、適応する方法をなんとか見つけて対応しているテンプル・グランディン（Temple Grandin）のようなアバターもいれば、それはＮＴの独善であり、社会全体のシステムがＮＴの神経回路に合わせて組み立てられているからだ、として異議申し立てをする人もいる。欠如の言説が、一般に、自閉症を自分の個性の一部と考える当事者の人々にとって面白くないことは事実だろう。

仮想空間で当事者の人々と話すうちに、しだいに私はこの行き違いを、定型発達者と非定型発達者が同じものを見たり聞いたりしていても、お互いに視点がずれているので、情報の意味を同じように受け取れる範囲が一部しかオーバーラップしていないということなのではないか、と感じはじめた。そしてそれは単なるメンタルの違いではなく、もっと深く、身体感覚も含めた感覚・知覚の世界にまで通底したすれ違いなのではないかという気がする。自閉症の問題は心の問題だけではなく、深く身体に根ざした問題なのだ。

自閉症的経験とはなにか

人間の経験はそれぞれの経験の中心となる場により、三つに分類して考えることができる。知覚－感覚的経験（sensory-perceptional experiences）、心的経験（mental experiences）、そして社会的経験（social experiences）である。知覚－感覚的経験とは、言語を使って概念化する以前の経験で、世界が直接、身体・感覚を通して入ってくる経験のことを言う。心的経験とはそれに対して、概念を使いながら経験を意味付けしていく心の働きである。社会的経験とは、どんな人であっても一人では生きていけない人間が、対人関係を主な場とする経験だ。

自閉症の当事者は、多数派の人がつくり上げた社会常識、文化や制度などとの間に葛藤を生じることもあるが、それも広い意味での社会的経験と言えよう。自閉症はこれらすべての種類の経験に影響を与える。決して心だけの問題でもなければ、社会的な経験だけでもない。感覚異常はほとんどの自閉症アバターたちが語っていて、普通に考えられているよりずっと重大な問題だけれど、それだけで自閉症の「心」の理解が進むわけではないし、社会的な経験の質がわかるわけでもない。自閉症的な経験は、このすべての種類の経験に浸透していると言える。自閉症が神経回路の個性だという主張が出てくるのも、その神経回路の独特のパターンが個人の身体と人格、経験のありかたのすみずみに影響を与えている、という当事者の主観的感覚に由来する。

もちろん、この三つの経験のカテゴリーはそれぞれメスでバッサリ切ったように分けられるものではなく、お互いに深く関係しあっていることは言うまでもない。たとえば感覚情報は心によって再解釈され、複数の感覚モジュールから入っている情報も調整・統合される場合がある。そして、「今日は天気も良くて体の調子も絶好調」などと、自分のその日の気分を判断したりする。しかし知覚−感覚的経験は、必ずしも心という機能を通じてのみ経験されるわけではない。むしろ概念や言葉で感覚情報をまとめ上げる以前に、世界が感覚や身体系のチャネルを通してダイレクトに飛び込んできて、潜在的な意識によって処理される場合のほうが多いだろう。

自閉症的経験のすごいところは、この潜在的意識で処理されている知覚−感覚的経験が心的・社会的経験といかに密接に関係しているかを、白日の下にさらしてくれることかもしれない。

感覚過敏や身体意識の異常は自閉症当事者にとってはとても大切で、否応なく体験される経験である。それが引き金となって発作的症状を引き起こすことも多いので、当事者の人々の生活の質に直接かかわる問題である。かつてテンプル・グランディンは、自閉症のための研究資金が一〇〇〇万ドルあったら何に使うかと聞かれて、即座に「感覚に関する問題の原因をつきとめるのに使います」と答えたという(3)。当事者たちにとって、この感覚に関する問題はそれほど大きく、多くの当事者を悩ませている。同じアスペルガーの人でも、感覚や身体機能に関する異常や過敏すぎる反応の程度で、その人の生活の質は大きく違ってくる。

しかし、自閉症児の医学的診断基準では長いこと、言葉の遅れなどのコミュニケーション障害、対人関係や社会性の問題、それに興味の狭さや常同行動を、基本的な三大症状として挙げてきた[4]。自閉症の研究者や療育関係者も主として、自閉症の人の心的経験と社会的経験の範疇に属する障害や症状に注目してきた。ちなみに米国の最新の診断基準でも初めて「感覚過敏」が取り上げられたが、三大症状以外のその他いくつかの特徴的な症状の一つとして挙げられているにすぎない。特に自閉症の人を悩ませる知覚‐感覚的経験と、心的または社会的経験のありかたがどのように関係しているのかについては、まだわからないことばかりだ。

自閉症をスペクトラムと捉えるのは、その現れ方（表現型）が実に多様だからだ。しかし、単に多様というだけでは、つかみどころがない。そこで、自閉症スペクトラムのどの症状を中心に考えると自閉症という現象をよりよく把握することができるかに関して、いくつもの有力な「理論」が登場している。ただしこうした理論はみな十分に証明されているわけではない仮説なのだ。そしていまも、次から次へと新しい有力な仮説が生まれている。

それは自閉症という深い謎を前にした知性の格闘の記録でもある。たとえばこれまでの自閉症の心理学的研究では、「心の理論」[5]または「心の盲目」[6]説と言われる理論が、研究者たちに大きな影響を与えてきた（六〇ページ）。これは自閉症の人々が他者の心を簡単に読めないことを症状の中心として強調する理論で、自閉症の人ができないことをまず確定し、そこから自閉症という多岐にわたる症状を統一的に理解しようとする考え方だ。たしかにさまざまな心理学的実験は、自閉症の人が高い知能を持っていても、驚くほど他人の心が読めない場合があることを実証している。そうした実験のなかでも特に有名なものに、「誤信認課題」と呼ばれる子供用のテストがある。

たとえば、スマーティーズというマーブルチョコレートが入った筒状の箱がある。あらかじめその箱には鉛筆を入れてある。自閉症児にこの入れ物を見せて、「何が入っていますか?」と聞くと、子供は当然「チョコレート」と言う。そこで、箱を開けて中身を見せると、実は鉛筆が入っている。子供が驚いたところで、「他の人がこの入れ物を見たら、何が入っていると思いますか?」と尋ねる。すると自閉症児は、「鉛筆」と答えるというのだ。

このテストにはいろいろなバージョンがあって、心理学者のサイモン・バロン=コーエン(Simon Baron-Cohen)が行った「サリーとアンの誤信念課題」などが有名だが、結果はみな同じだ。自閉症の子供は知能の高い子供であっても、定型発達児が楽にパスできる年齢になっても、なかなかこの課題をパスできない。

このような実験の結果から、自閉症の子供には、他者には自分とは違う視点があることがわからないという症状があることが判明した。この心の理論説は、自閉症の本質を、社会的でありかつ心的な経験である他人の心を知るという視点から捉えているわけだが、その後の心理学者の研究に大きな影響を与えた(7)。

心の理論が欠如の言説になっているとの批判を踏まえ、先に「心の盲目」説などを唱えたバロン=コーエンは、自閉症の人が何ができないかではなく、その心の特徴をよりニュートラルに分析する方法として、「システム化」と「共感化」という二つの心の傾向を軸にした新しい仮説を提示している。システム化は分析したり構成化したりしようとする衝動で、規則性とルールに注目する。バロン＝コーエンは自閉症の心の特徴を、平均より弱い共感化と、強いシステム化への衝動という二つの軸で考えようとする。

このシステム化とそれにともなうルール化は、良くも悪くも高機能自閉症の人によくみられる現象で、子供のときに電車や車のおもちゃを延々と並べるようなことから始まって、大人になると収集や、機械や数学などの分野でリスト化とシステム化に力を発揮する。そしてシステム化するときは、システムがどのように機能するかを予測するため、システムを管理するルールなどをつくり上げることを好むという。これが仕事の場だと、一人で行う作業の場合は、本人が心ゆくまでやりたい方法で行うことで精神が安定し、作業効率も上がることが多い。バロン＝コーエンは、細部に惹きつけられ、完璧にシステム化しようとする指向性それ自体は欠点ではなく、よりニュートラルな仮説だと主張した。[8]

しかし、こうした「心の理論」で「他者の心が読めない」などと言うのは、どちらかというと顕在意識上の話だ。その奥深くに人間が進化の過程で獲得した知覚や、身体と一体となった深い潜在意識があり、その全体を含めての心なのだと思う。つまり心は身体化されているし、身体には心が深く潜在している。しかし心理学的理論で共感性が弱いとか、他者の心がわからないなどと言うとき、それはあたかも身体とは切り離された心＝メンタルな問題であるかのような印象を与える。

身体的な心、心的な身体

仮想空間での自閉症の人々の語りを知るにつけ、印象に残ったことが一つあった。それは当事者の人々が、自分たちの心の働きを、身体と密接な関係にあるものとして描くことが多いことだ。具体的には、彼らはその心がさまざまな感覚系情報のインプットの影響を、いかに繊細に感じ取っているか、という形で表現することが多い。感覚系だけでなく、時には運動系や身体感覚の問題や身体の不調を切々と語ることがある。身体感覚や体を動かす感覚がぎこちないという症状は、自閉症の人には珍しくない。自閉症の心を理解するには、脳、身体、そして外的世界というループをつなぐ知覚がおそらく鍵をにぎっているだろう。そしてその知覚は人間が生存のために必要なもっとも基本的な身体的感覚に根ざしている。

私たちが仮想空間で遭遇したある自閉症のアバターは、お腹がすくという自然な身体感覚がなく、うっかりすると一日何も食べずに過ごしてしまうと話していた。その場にいたある定型発達のアバターがびっくりして、「えー、お腹がすくという自然な感覚もないの?」と聞き返したが、実際、お腹がグーとなるような身体的な感じがないし、顕在意識を働かせて指向性をもってお腹がすいているかと考えて、やっと気がつく程度なのだという。食べなければいけないのは知っているが、自然に任せていると、食べ物を冷蔵庫から選んで電子レンジに入れるとか、さらにそれをテーブルで食べるというプロセスのどこかの段階で忘れてしまうことがある。また食べはじめると満腹感が弱く逆に食べすぎてしまうこともあるのだという。この人は知能の高い高機能の自閉症の人だし、記憶力が悪いわけでもない。しかし、明らかに自分の健康の要である食生活のコントロールができない。

この話を聞いてから、私は自分の行動を振り返ってみた。たしかに定型発達者はお腹がすいたという身体反応に導かれ、食べようという行為を持続的に支持する潜在的脳機能が働いて、いちいち思い出そうとしなくても普通は食べるのを忘れることはない。つまり人間は普段、すべての行動を顕在意識にのせてから脳が指示を出しているわけではない。私たちの日常動作や行動のうち多くの部分は、顕在意識が判断している行為ではない。多くは自律神経や内分泌系の働きを含む身体的な潜在意識のお世話で間に合っている。もし人間が日々行っている行為のすべてに対して、顕在意識で指示を出していたら、その人はひどく効率の悪い情報処理をすることになってしまうだろう。

仮想空間の自閉症アバターたちが語る言葉は、この人たちがまさに身体的な心、身体的な認知の問題に向き合っているように思える。哲学や心理学の分野で、心の働きを、脳の働きを超えた身体全体の「エンボディド・マインド（Embodied Mind：身体化した心）」とか「エンボディド・コグニッション（Embodied Cognition：身体化した認知）」という言い方をすることがある。これは一つの学派の考え方というより、心と身体の関連に関するいくつかの似通った理論の総称なのだけれども、一つだけ確かなことは、心と身体を二つの領域に分離して考える二元論からいちばん遠いところにあるということだ。

ところで、近年の人工知能の発達は、認知心理学や神経科学とはまた別の角度から、自閉症の人々の身体化した脳へアプローチしようとしている。たとえばＮＴＴコミュニケーション科学基礎研究所の柏野牧夫さんのチームは、トップアスリートと自閉症という一見まったく異なるカテゴリーの人たちの知覚－感覚的経験を調べることで、その扉を開く可能性を探っている。この研究の前提にある考え方は、人工知能やロボットとは違う人間の脳の示す柔軟性の鍵は、本人も自覚できない身体に根ざした「潜在脳機能」にあるというものである。(9) 私にとってこの研究が興味深いのは、自閉症における感覚系・運動系の問題と、社会性・対人関係の問題に因果関係があるという可能性に言及していることだ。つまり、人における社会性・対人関係の基礎に感覚系・運動系の機能があるのではないか、という問題意識だ。

概念の規定なしに直接体験される世界

この第三章では、主にセカンドライフ内で出会ったアバターたちの具体的な話を中心に、仮想世界のなかで、自閉症自助グループに集う当事者たちが自閉症的世界の感覚や見方をどう語っているかを紹介していきたい。(*) この自助グループに集うアバターの会話は日常生活に密着していてとても自然体なのだが、一方、違うタイプの自閉症の人々もこの仮想空間で活動している。それはまさにハイパーワールドを体現しているような、極端に過剰で敏感な脳内世界をさまざまな方法で表現する人々だ。自助グループに集う自閉症アバターの立ち位置と対比するためにも、この自助グループに属さずに他の仮想空間で活動している自閉症スペクトラムの人々のことを、初めに少し紹介したい。特に焦点を当てるのは、常識的な概念や言葉のフィルターを経ず、感覚を通じてダイレクトに世界を経験しているらしい自閉症の人々の話である。

「私の言葉で」――自閉症の自然言語を求めて

たとえば本章の冒頭でも触れたアマンダ・メグ・バッグスだ。彼女の「私の言葉で（In My Language）」と題する八分少々の YouTube のビデオでは、まず彼女がカメラに背を向けて体を前後に揺らし、「ウゥー」というハミングのような音をさせながら手をひらひらさせている姿が映し出される。まさにカナー型の重篤な古典的自閉症の姿に見える。それから彼女がドアノブをカシャカシャ回して音をさせたり、ネックレスを振ったり、窓ガラスにカサカサと紙をこすりつけたりするシーンが映し出される。彼女の指が水道の蛇口から流れ出る水と戯れて、ピシャピシャと音を立てる。ビデオのなかの彼女は、一見精神に深く障害をかかえた人か、言葉を発達させなかった自閉症の人が自らの内部に沈潜してこだわり行動にふけっているようにみえる。アマンダはまずそうした自分の身体表現をあえてビデオで示し、見る人の心に深い差異の感覚を喚起する。すごい戦略だ。なぜなら、見る人

（＊）もちろんセカンドライフは、コンピュータが使用できることを前提としたメディアであるため、スペクトラムのなかでも、ある傾向の人を集めるフィルターがかかっているとも言えるだろう。このため私が遭遇した自閉症のアバターの人々が、自閉症の人々の平均値を示していると主張するつもりはないことはお断りしておきたい。

は自分の心の中に生じた違和感とすぐに向き合わなくてはならなくなる。

数分後、突然、「A Translation（翻訳）」という文字が静かに画面に現れる。

そして、それまでの彼女の身体表現がいかに環境やモノと自分が交信し、その感覚を表現しているか、英語の字幕と人工音声で説明していく。アマンダは普段話すことはないが、実はものすごいスピードでキーボードを打つことができるのだ[10]。それを自動音声装置の若い女性の声で発話させていく。ビデオに映し出される身体表現や音は、環境と交差する自然な「第一言語」であると彼女は主張する。「自分たちのような人間はコミュニケーションできないと考えているかもしれないが、私たちにとっての自然な言語は別にあるのだ」と。

アマンダがドアノブから水道水まで、彼女を取り巻くさまざまな物質と環境にコミュニケートする際の身体表現は、ネイティブアメリカンのシャーマンが神と交信しようとする儀礼に似ているような気がする。シャーマンたちもさまざまな物質や生き物に宿った神と交信しようとしてトランス状態に入ったとき、身体の前後をゆするような、アマンダによく似た身体表現をすることがあることを想起させられる。そして身体がモノに触れる感覚や、モノと人が交差して織りなす音を「言語」と感じる感覚は、おそらく彼女だけのものではないし、自閉症の人のみに現れる感覚ですらないかもしれない。

おそらくは原始の時代から、一部の研ぎ澄まされた感覚を持つ人のなかにはアニミスティックな感性を持つ人々がいて、環境やモノと交歓し、コミュニケートする能力を持っていた。そうした身体表現は、彼らが自分の持つ能力を鋭く引き出し、表現する儀礼的な手法なのかもしれない。それは現代の大人たちからはたしかに失われている。しかし、シャーマンたちが「こちらの世界」と異界を往還する技能を持つとしたら、アマンダはもっぱら「あちらの世界」に住んで、コンピュータのキーボードを媒介としてこちらの世界に（英語という彼女の言う第二言語で）強力に発信してくるのだ。

それは、普段自閉症の主な「症状」の一つとみなされる狭い興味とこだわり、儀礼的な常同行動に新しい意味を与え、神経回路の形の違いによる個性として尊重するように求めるパワフルな当事者運動でもあった。そしてそれを単に論理や主張のみでなく、アーティスティックなビデオで示したことが大きかった。

だがアマンダのビデオのキモは、そのこだわり行動が、実は彼女の「自然な言語」であるという主張だ。「ワイアード（*Wired*）」誌によると、そのころの彼女は二七歳。高齢者が居住する公的介護住宅に住み、言葉はほとんど話さない。でも人工音声は静かな若い女性の声だ。彼女のビデオは自閉症の人々の可能性——特にスペクトラムのなかでも、アスペルガーと違って「低機能」で知恵遅れとみなされがちな人々の可能性——について、社会に再考を迫るユニークな自閉症当事者の運動と言えるものだった。その主張を受け入れるかどうかは別にして、彼女は自分の自閉症の行動的特徴の意味を捉えなおし、新しい言葉を創ろうとしていると言えないだろうか。[11]

当事者のなかでも、インターネットテレビの自閉症関連番組で活躍していて、見かけも定型発達者と変わらないアレックス・プランク（Alex Plank）のようなアスペルガーの人々に比べると、アマンダのような人は、その外見から「低機能」の古典的自閉症とみなされることが多かった。アマンダは、一見、定型発達者には理解されない自閉症の人のなかにも深い個性的な感覚と表現があり、そこに尊厳があるということを印象的なやりかたで主張した。アマンダのビデオは、古典的な自閉症とアスペルガーのあいだを分断することへの異議申し立てでもあった。

身体化して発話することの困難

アマンダの取り組みはネット上で大きな関心を呼んだ。しかし、なかには「信じられない。フェークに違いない」というネガティブな書き込みもあった。アマンダは昔少ししゃべっていたという書き込みもあったようだ。それに対し、アマンダ自身は、少しは言葉というか音が出ていたこともあるがそれがなんだって言うんだ、と意気軒高にブログで反論している。

その言い分は、日本人の自閉症当事者の綾屋紗月が詳細に記述している発話困難の経験を思い起こさせる。綾屋は物心がついたときから「話すこと」および「発声」することに困難とストレスを感じていたというが、幼いころは声がよく出るときもあったようだ。「私の声の出せる度合いは時々刻々と移り変わる」[12]。発話する際の辛さから、ついに大学生のときに手話を学び、それを第一言語にしようとしたという。まったく話せないわけではないが、無理して発話したり大きな声を出したりすると身体に悪影響が出る。しかし、聞こえないのでもなく、聞こえる人と同じようにコミュニケーションをとることもできない大学生の綾屋は、自分の居場所を見つけることができなかったという[13]。

仮想空間で私が遭遇した自閉症アバターのなかにも、普段は普通に話しているのだが、調子が悪くなると、声を出すことすら難しくなるという人々がいた。言語の意味を知るということと、それを身体化して発話するということとは、同じではないのだ。普通の人は、発達の過程で言葉の意味とそれを身体化して発話することとが自然に一体化しているので、その二つのコーディネートがそれほどまでに難しい人がいるということは想像の外にある。そうした例を知ると、「昔しゃべっていたけれど、いまはしゃべれない」というアマンダの言い分は、決してありえないことでない。アマンダのことを疑う人もこのように少しはいるが、大半の人はビデオを見て「すごい！」と素直に感嘆と共感の声をあげた。

ところでアマンダは、セカンドライフのアバターとしても、チャットではおしゃべりで活発だったという。二〇〇八年ごろ、ウルは自閉症の友人アバターから、この数カ月、アマンダはセカンドライフにあまり来ていないと聞いた。その後、残念ながら私も、アバターとしての彼女にはまだ出会っていない。彼女自身のブログによれば、もともと複合的な健康上の問題をかかえていたが、ちょうどそのころから健康状態がかなり悪化していたようだ。最近では人工栄養のチューブを付けているが、それも生きるためと積極的に捉えて、チューブと生きる感覚についてもブログに書き込んでいる。こういう状態になった人は生きている価値がないと思う人がいるかもしれないが、それは「何ができるか」という基準で人の価値を測る偏見だ、とブログでは相変わらず障害と人権についての視点を熱く語っている。

言葉と自閉症の不思議な関係

言葉と自閉症は、実に複雑な関係にある。もともとカナー型の自閉症の診断では言葉の遅れが大きな判断材料となる。前述の「ワイアード」誌の記事は、アマンダのケースは、一見カナー型の古典的自閉症とみえて言葉を話さない人々を単純に知能の遅れと判断する科学者たちを驚かす例だとして、脳神経科学者などのコメントとともに発表した。たしかにそのとおりだが、センセーショナルに味付けするのがマスメディアの常だという点にも留意したほうがいいだろう。彼女のように独立して日常生活を送ることができず話し言葉の発達に障害がある重篤な自閉症の人でも、言葉の意味はよくわかっていたり、さらに文筆を通じて高いインテリジェンスを示したりする人々がいることは、すでによく知られている。こうした人々を、一般の認知能力の遅れと同一視することはできない。

言語の意味を理解することと発話できることとは違う。たとえば言葉は十分にしゃべれず日常生活に介助が必要だが、詩やエッセイを何冊も出版したインド人のティト・ムコパディヤイ（Tito R. Mukhopadhyay）や日本人の東田直樹については前にも触れたが（一二、五四、一〇九ページ）、ほかにもそうした人の例がある。たとえば、言葉を話さない一六歳の少年イド・ケダー（Ido Kedar）だ。

イドは言葉をまったく話さないサイレンスからいかに抜け出して、iPad や文字盤を使ってコミュニケーションをとれるようになったかを書いて感動を呼んだ。イドは七歳まで認知力の大変低い子供とみなされて特殊教育を受けていたが、コミュニケーションの方法を見つけてからは高校も普通学級で勉強し、すべての学科で見事な成績を収めたという。彼は自著のなかで、サイレンスのなかに閉じ込められたたくさんの自閉症の人々のなかにも、彼のように認知能力に富んだ人々が隠れているに違いないと主張している。[14]

こうしたタイプの自閉症の人は、音声言語や発話に深刻な問題があるが、言語の意味がわからないわけではなく、言語の身体的な使用に問題があるのだと言えよう。私が、自閉症は一般に考えられるよりずっと身体的・感覚的な問題ではないかと感じるのも、このような例が数多くあることによる。

音楽こそが言葉――デレク・パラヴァチーニ

音声や書き言葉など、言語の使用には深刻な問題があるが、他の表現手段で見事に自己を表現できる自閉症の人もいる。古典的な自閉症の症状を示すデレク・パラヴァチーニ（Derek Paravacini）という英国人の青年がいる。彼は右手や左手という概念もよくわからないし、数字の数え方もままならないうえに生まれたときから盲目だ。簡単な会話しかできないし、日常生活には全面的に介助がいる。しかし、絶対音感を持ち、子供のころからピアノの演奏に見事な才能を示してきた。

五歳のときからデレクを教えてきた作曲家にして音楽特殊教育家のアダム・オックルフォード（Adam Ockelford）によれば、盲目で言葉も話さないデレクの世話を任されたナニー（養育係）は、いつも赤ん坊のデレクに歌を歌って聞かせていた。やがてデレクが二歳になったとき、デレクにキーボードを与えたところ、誰に教わることもなくキーボードを叩きはじめた。四歳のころには誰にも教わらずに、美しい音楽をピアノで奏でることができるようになっていたという。[15]

音楽が彼の言葉で、ピアノがその媒介だった。彼は、一般の生活雑音については大変な聴覚過敏をかかえているのだが、一方で電車のリズムカルな音を即座に音楽に翻訳してみせることができる。また、一度聞いた音楽を正確に再現する。コンサートや他の音楽家との共演などを通じて、他者と交流もできる。アマンダとはまったく違う、音楽という手段によってだが、デレクも言葉を介さず、彼のなかに直接働きかけてくる音楽の世界を通じて、人々とコミュニケートすることができる。

英国ではデレクは子供のころからよく知られた存在であり、米国でもメジャーなテレビ番組「60 Minutes」などで何度も取り上げられた。デレクは子供のころからさまざまなチャリティ演奏会で、その卓越したピアノ演奏を公開してきたが、聴衆からのリクエストに応えて記憶から無数の楽曲を演奏することができるし、その場のリクエストに応えてさまざまなスタイルに変奏することもできる。他の音楽家とも即興を通じて「対話」することができる。二〇〇六年、デレクは英国のケンブリッジで行われたチャリティコンサートで、ブギウギやジャズで有名なピアニスト、ジュールズ・ホランド(Jools Holland)と共演した。そのときのことを心理学者サイモン・バロン＝コーエンは、二人の音楽家が即興のジャムセッションを通じてコミュニケートしているのがたしかに見て取れた、と書いている[16]。英語は彼にとって自然言語ではない。彼にとっては音楽こそがナチュラルで流麗に語れる「第一言語」なのだ[17]。

デレクとアマンダには、違うところがたくさんある。たとえばデレクの第一言語は、誰もが愛する音楽というコミュニケーション手段だ。音楽は普通の言語と同じように規則性があり、そのシステムを完璧にマスターし、しかも即興のセッションをすることは容易なことではない。だから公衆は喜んでデレクを愛する。これに対し、アマンダの「第一言語」は、少なくとも定型発達の人が容易に共有できるようなものではない。それはアマンダの私的な言語だ。そしてデレクは人に対してフレンドリーだが、アマンダのブログはラディカルで戦闘的だ。

しかしデレクの音楽もアマンダの「自然言語」も、世界が普通の言語を通さずに直接彼らの感性に飛び込んでくるという点では同じだ。アマンダもビデオのなかで、モノに戯れたときの音や触感をうっとりと純粋に楽しんでいるようにみえる。その映像にみられる儀礼的とも言えるこだわり動作は自閉症の人にはよくある行動だが、その動作を落ち着くとか、快適とか、美しいと感じている自閉症当事者は少なくないようだ。

感性的なイメージが言語によって概念化されず分節されないまま、自己のなかにすっと飛び込んでくるとき、それがあるべき姿であり美しいと感じられるのかもしれない[18]。あるマイルドな高機能自閉症の人に、子供のころに楽しんだ電車や自動車の小さなおもちゃを延々と並べる癖（自閉症児の常同行動として典型的な形）の思い出について聞いてみると、それはそうあるべきものと感じ楽しかった、という言葉が返ってきたことがある。こうした言葉による概念化を経ない純粋に快感的な感覚の経験が、自閉症的な体験の一つの原点のようなのだ。そして高機能の自閉症で普段は一見こだわり行動のない人でも、緊張や過剰な情報や飛び交う言葉で感覚が飽和状態になったときに、身体的な癖が出てくる人がいるのも、原点に戻って自分を落ち着かせようとしているのかもしれない。

自閉症当事者運動の難しさ――聴覚障害者との違い

アマンダが示したような自閉症の常同行動が、聴覚障害者にとっての「手話」と比較できるような意味での代替言語になりうるわけではない。アマンダがYouTubeの作品で示したような例は、自閉症スペクトラムの人々の自然「言語」を描いているというより、むしろ言語をバイパスしてダイレクトに感性に訴える知覚の快感と自然さを示しているような気がする。そしてそれはすべての自閉症の人々に共通しているわけではないが、かなり多くの人がシェアしている感覚なのかもしれない。

人間の言語は、他者とのコミュニケーション手段として生じ、モノや現象・対象の概念化によって他者との共通項を自己の外側につくり上げていくコミュニケーション手段だ。人間にとって言語は、いちばん初めの仮想テクノロジーなのだ。モノが言葉によって概念化されるとき、当然ながら人は自分を取り巻く環境とのよりダイレクトで身体的な関係を失うが、そのかわりに他の人間との交流の可能性が開かれる。

アマンダの「自然言語」は、アマンダ個人と環境、物体などとのつながりかたを媒介するもので、他の人間とのコミュニケーションのために発達したものではない。そこでは、常同行動自体を通して、世界が言語を介さず直接アマンダの脳内世界に飛び込んでくるのだろう。それを受け取る人には美しい体験なのだと思う。だがアマンダのそれはたった一つの独立の歯車のようなもので、アマンダは回すことができるが、その歯車は機械のなかに入っていないので、他の人を動かすことができない。つまり私的言語だ。普通の言葉を自然言語としない自閉症の人だからといって、それでは代替になる当事者どうしの共通言語が成立しているかというと、そういうわけではない。

その点は障害者の当事者活動として長い歴史を有する聴覚障害者の運動と、自閉症当事者運動の大きな違いだろう。聴覚障害者が使う英語手話や日本語手話は、英語や日本語とは違う文法を持ち、歴史的にも独自の発達をしてきた（自然言語により近いものと遠いものがある）。手話を中心として学校教育を受け、手話文化のなかで成長する人もいる[19]。そのため、一部の聴覚障害者は自分たちの使う手話は音声言語としての英語や日本語とは別の独自の言語であり、そのなかで育った人は独自の言語・文化集団であると主張している。セカンドライフのなかでも、独自の文化集団として聴覚障害アバターの「共和国」（グループとして）を仮想空間につくろうと考える分離主義的なグループと、中途聴覚障害者なども含め、手話ができてもできなくても英語を使いながら成長してきた人々のアバターのグループがあるくらいだ。

自分のセカンドライフ上の仮想研究所「ラ・サクラ」が聴覚障害者の人々のアバターが多く暮らす（アバターの家がある）「アイランド」に建築されていたため、私は聴覚障害者の方々から聞き取りを行ったり、「ラ・サクラ」に集まっていただいて体験交換会も行っていた[20]。自閉症アバターの研究が本格化する前の話だが、これは実に興味深い体験だった。そもそも聞こえる、聞こえないというのは単純に耳という器官の問題ではない。人間は普通聞くべきものをふりわけて、選択的に音を認識するフィルターを脳内に発達させている。だから高度感音難聴者が、補聴器をつけたり人工内耳埋め込みの手術を受けたり、器質的に補完すれば問題なく聞こえるとはかぎらない。手術後の脳のリハビリも必要だ。音の種類や体調により、聞こえるときも聞こえないときもあること、さらに急に大きな音がしたときなどはある種の雑音がとても辛いことなど、さまざまなことを「ラ・サクラ」で語っていただいて勉強した。聴覚障害者のアバターを調査したこの経験が、のちに自閉症の感覚過敏を理解するうえでも、とても役に立っている。

自閉症当事者マーガレット

アマンダのような先鋭的な当事者運動の言説は、仮想空間で活動する自閉症当事者のアバターたちの一部にかなりの影響を与えるようになっていた。

セカンドライフ内に「プレイ・アズ・ビーイング（Play As Being）」という哲学的なディスカッショングループがあるが、そこでアマンダから影響を受けたと公言している自閉症のアバターがいた。ちなみにこのグループはとてもアクティブなグループで、現在も続いている。[(*)(21)] 自閉症に特別関連したグループではなく、意識や自己のアイデンティティをめぐる問題、内省・瞑想・アートなどに興味があるいろいろなアバターが集まる知的なグループだ。そのある日の例会に、自閉症であることをオープンにしているマーガレットというアバターがやってきた。先に来ていたアバターのゴトーが質問する。

ゴトー「あなた、自閉症だって聞いているけど、他の人とモノが違って見えるということ？」

マーガレット「そういう質問ならリストにすると長くなるわよ。単純なものから言うと、まず絶対音感があること。視野がもっと完璧で広いこと。それに数字とか文字が色で見える共感覚とかもあるし……」

ウル「ワ～ォ、すごい！」

マーガレットは、他のアバターたちが自閉症の世界に理解を深めるように、機会があれば積極的に質問に答え、説明しようとしていた。彼女は自閉症の自助グループには参加していない。しかし当時、彼女は自分の自閉症体験を分析し理解したいと真剣に考えていて、哲学的な会話やスピリチュアルな話題が出るこのグループや、アバターが禅の瞑想を共にする「ひかり」というグループに参加することを好んでいた。

この日、マーガレットはウルの問いに答えて、自分の感覚はアマンダ・メル・バックスにとても近いと言っていた。マーガレットは仕事も持つ高機能自閉症の人だが、アマンダの感覚の一つひとつを自分の経験に照らし合わせて、とても似ていると感じるという。マーガレットは、アマンダのどの感

（＊）当時一日に四回も短時間の会合を行っていたことがある。世界中から集う参加者の時差を考えてのことだった。このグループは、毎日の会合でのチャットをウェブサイトに公開することをすべての参加者に周知していた。知の公開と情報のパブリックアクセスについては、オープンソース運動などの影響もあった。ここでの会話は私の聞き取り調査とウェブサイトを元に再構成している。

覚が自分と近いと感じているのだろうか。それはアマンダの事物と一体化する感覚のことかもしれない[22]。

マーガレットの意見では、ヒトは赤ちゃんのときはみなが持っていたはずの感覚を成長過程で失うが、あるタイプの自閉症の人々はその感覚が失われずに残っているという。それはたとえば、赤ちゃんの脳がすべての国の言葉の音に開かれているように。シャーマンのようにモノに向かって開かれたアマンダの感覚を念頭におきながら、「赤ちゃんのときに持っていたはずの感覚」と、マーガレットは言っていたのかもしれない。感覚的感性が、言語による観念化と結びつくことなく自分に向かって飛び込んできて、しかもそれが規則性をもって繰り返し行われるとき、人はそこに美しさや落ち着いた印象を抱くのかもしれない。

瞑想的な心と自閉症的な心

マーガレットの症状には波があった。心と身体が自閉症的なときと、あまりそうでもないときが交互に出てくるのだ。マーガレットの言葉によれば、「より自閉症的な心の状態のとき、私の感覚は一般的にすべて鋭敏になる。どの感覚だけというわけでなく、全部の感覚がそうなるの」。マーガレットの脳内世界は、定型発達者には容易にうかがい知れないような、強烈で過剰な感覚の嵐が吹き荒れるハイパーワールドだった。だが、この「波」があるおかげで、マーガレットは「より自閉症的」なときの心の状態をそれほどでもないときの自分と比べて、私たちにうまく説明できるのだった。

マーガレットはとても真面目で論理的な人だったが、精神性の深さも求めていた。セカンドライフでアバターとして座禅まで試みているマーガレットのことだから、もしかしたら鈴木俊隆《しゅんりゅう》老師が『禅ビギナーズ・マインド』[23]などで、禅の悟りの境地のメタファーとして強調している初心や赤子のような無の心にもインスピレーションを受けているのかもしれない。マーガレットは「私の普段の自閉症的心のありかたは、本で読んだかぎりでは瞑想経験に近いのかもしれない」と言っており、自分が「より自閉症的なとき」が、「あまり自閉症的でないとき」より、心の状態が悪いとは必ずしも思っていないようだった。

禅では「常識」という桎梏からの解放をめざして、瞑想や公案などの手段でさまざまな修行をする。そうした修行の手段は、私たちを覆っている常識や偽りの意識を鎮め、自己を純化する方法だとも言える。禅的な体験は、人間が言語を獲得するなかで発達させてきた概念を囚われとみなし、その桎梏から心の自由を得る方法を教えているのだ。常識は桎梏でもあるが、それは他者とのあいだで暗黙のうちにシェアする共通の文化・知識でもある。社会においては法律やルールがすべてではなく、共通の了解や文化に基づく「常識」のようなソフトなルールが必要である。それが、コミュニケーションを可能とする枠組みを形作っているという側面もある。では、こうした常識の枠組みが出来上がった人が、その桎梏に囚われない自由の境地をめざして禅の修行をする意味と、そうした共通文化・知識としての常識を暗黙のうちに感得することが困難である自閉症の人々が直接体験する、概念の縛りを超えた知覚経験とを、同質のものと言うことができるのだろうか。

もちろん、いずれにしても私にはそれほど深い禅修行の経験はないから、同様に「本を読んだかぎりでは」と断りを入れるべきだろう。だが、私も日本のさまざまな芸能の歴史を学び研究してきたので、世界を直接体験するという伝統芸能の身体技法には、常に魅力を覚えてきた。特に能や茶道のような身体技法の修練を積むなかに展開されている、言語を媒介せずに自分に直接飛び込んでくる世界を、身体動作の繰り返しである稽古によって習得するという伝統には、とても深いものを感じる。その意味で、言語を介さぬ直接体験である自閉症的心的状態を瞑想に近いものとして語るマーガレットの描写には、とても興味を惹かれた。

マーガレットにとって、他者に内省の内容や自閉症的世界を説明すること自体は、自分の観察力がより強まるし、他者とのコミュニケーションをとるきっかけにもなるので、ポジティブな行為だったようだ。それでもマーガレットは、自分では観察不可能な、つまり言葉で表すことのできない瞑想的な心の状態を言語化・概念化しながらチャットで他のアバターに説明しようとして、苦労しているようにみえることがある。あるとき、マーガレットは自分がより自閉症的な症状にあると、「感覚へのインプットが大音響になりすぎて、『考える』ことが難しくなる。苦痛も覚える」と言い出した。

その場にいた、いつも常識的なアバターのキャシーがマーガレットの「考える」「大音響」という言葉を文字どおりに受け取って、「大音響ってたしかに苦痛でしょうね」と優しく返すと、マーガレットは、「でも『考える』って、正確な言い方でないかも」と言って言葉を探している。そして、「もっと正確に言うと、私の感覚が不安定になってきたとき、たとえば色彩の『赤』がとても強烈に感じられて、自分が見ているのが『リンゴ』だとわかるのには意識的な努力が必要だ、ということかしら。普通、私は見るより音を聞くほうにより過敏症状が出るのだけど」。今度は、キャシーが「ワ～ォ」と言う番だった。

マーガレットが、初めに「考える」と言った意味は、単に感覚過敏による知覚情報の過剰により思考能力が邪魔されるという意味ではなかったのだ（そういう人ももちろん多いのだが）。彼女の場合、たとえば色彩という知覚のモジュールがあまりにも鮮明かつ強烈になると、モノの形という他の知覚機能が相対的に抑圧されて弱くなり、それがリンゴというものだと認知するのが難しくなる。それで、顕在意識の介入としての思考で補って、そうかこれはリンゴなのだ、と認識しなければならなくなるという意味だろう。逆に言うと、私たちは普段、これはリンゴだと感得するためにいちいち顕在意識の力を借りなくてもよいのだ。

異星からの大使

彼女の真剣さとインテリジェントな会話にはみなが感心していたが、彼女自身は自分の思考のスピードがゆっくりだと考えており、二つのことを同時に処理することが難しいと言っていた。ちなみに、異なる種類の情報の並行処理は誰にとっても簡単なことではないが、自閉症スペクトラムの人にとっては特に難しいと言われている。たとえば、一対一の対話はまだ大丈夫でも、大人数のパーティーなど、さまざまな音や大勢の人が動きまわるような場所では適切な行動をとれない人もいる。

マーガレットにとっては特に、聞きながら考えることが難しい。それに対して、読みながら考えるのははるかに楽だったから、仮想空間でテキストを書き込んでいくチャットは、彼女にとって新しい経験をしたり友達をつくったりするにはぴったりだった。それでも、他のアバターたちが始める目的のない気楽なおしゃべりはあまり好きではなく、意味もないと考えていたので、そんなときは黙っていた。

絶対音感、[24]パーフェクトで鮮明な視覚や広い視野、数字がカラーで現れるという共感覚、それに自閉症特有のさまざまな感覚過敏や異常、音への過敏な反応、パーフェクトな視覚を持つのに他人の顔をよく覚えられないこと、身体感覚に異常があること、論理やシステム的思考を好むこと——マーガレットは自閉症特有、または自閉症の人に表れることが多いと言われている症状のなかでもかなり目立つ特徴のすべてを、シャープに備えているようだった。マーガレットが誇張しているという印象は受けなかったが、高機能自閉症の人でもこうした感覚のすべてを鮮明に持っているというのは、そうたくさんあるケースではない。マーガレットの持つ一つひとつの感覚・知覚の特徴は、自閉症研究のなかでも個々の専門研究領域を形成しているくらいだ。

自閉症の人には聴覚が過敏なまでに鋭い人がいる一方で、視覚から得る情報のほうが常に優位で、普通の人には考えられないほどあらゆる角度からの視覚情報を得て、それを記憶できる人がいることも知られている。[25]マーガレットの場合は、聴覚も視覚も両方が鮮明にあるようなのだ。マーガレットはハイパーワールドである自分の自閉症体験をなんとか他のアバターに説明しようとして苦労しているようにみえた。といっても、過剰な情報をフィルターなしで受け取っている彼女の生活は、決してスーパーウーマンのようなものではない。

ところで、エスノグラフィーでは、当事者が何を語るかがいちばん大事だが、それがどのようなコンテキストで語られているかも同じくらい重要だと私は考えている。マーガレットの発言のコンテキストは、自閉症について何も知らない他のアバターからの質問に答えるという文脈でなされることが多い。彼女は自閉症の自分の感覚を理性的な力で探究し、それを他人に説明することを厭わない。そしてこのグループは意識や自己、瞑想といったテーマに興味を持つ人が多いので、彼女も遠慮なく、自閉症的な自己の世界を内省した結果について語ることができる。このグループに参加している他のアバターたちは、彼女の自閉症者としての体験に感嘆の声をあげ、強い興味を示すが、同じ感覚をシェアしているわけではなく自閉症への知識もないので、深く共感することは難しい。他のアバターが自閉症について知らないために、彼女が意図せずして自閉症当事者を代表して定型発達者に説明する、というモードになってしまうことがあった。つまり、「異星からの大使」モードだ。

自閉症自助グループに集うアバターたち

仲間内の気取らない会話

私の仮想エスノグラフィー研究の中心となった自閉症自助グループで出会った人たちの語りは、同じ自閉症当事者といっても、前節で紹介したマーガレットとはかなり感じが違う。ここでは、気取らない自閉症体験の交換といった雰囲気の会話が多かった。どうすれば学校・仕事・家庭での人間関係がよりうまくいくか、また自分の体験する自閉症的脳内世界をどのように解釈し、付き合っていけばよいかに悩み、それを同じ自閉症仲間に話したいという人が多かった。自閉症当事者の権利と承認を求める政治的運動を目的とするというより、お互いに困っていることや気持ちを打ち明けてサポートし合いたい、という気持ちが強い人々がほとんどだった。もちろんニューロダイバーシティの主張を前提としたうえでのことだ。このグループの参加者はとても知的な人たちなので、自分の体験や自閉症的世界を語り分析したいという思いがとても強いようだった。そして、この自助グループの常連はほとんどが自閉症スペクトラムの当事者なので、「異星からの大使」として振る舞う必要がなかった。

なかにはより先鋭的な自閉症当事者運動に賛同している人もいて、当然そうした運動の立場からの意見が入ることもある。ただし、そういう言説は必ずしもディスカッションの主流にはならず、自閉症的経験を自らの体験の視点から話し、問題の分析や解決策を探そうという方向の話題が多かった。このグループの傾向を自閉症当事者運動として「穏健」と分類することもできるかもしれないが、むしろグループ自体の目的や焦点が違うと言ったほうが妥当だろう。

自閉症スペクトラムの人は一般的に知能が高い人でも、他の人がどのように感じるかを会話のやりとりのなかで適時想像するのが苦手な人が多いと言われている。どちらかといえば、ブログやYouTubeのように、言いっぱなしのメディアのほうがとりつきやすい。とはいえ、一見孤高を好むようにみえるタイプの自閉症スペクトラムの人でも、人と交流し共感・承認されたいという欲求がある。この仮想空間の自助グループは、その意味で特別だ。

この自助グループは、(1)そこに他者がいて時間と空間をのんびりと共有し（会合時間は二時間と長いが、家のソファからログインできる）、(2)その他者も自閉症者が社会で生き抜く困難を共有している人々であり、(3)しかも仮想空間のアバター間のチャットなので、表情や目線、語調、気になる雑音や匂いなど、普段の会話には付きものの余分な情報が除かれていて、気を使う必要もない、ということだろう。

それでもこの自助グループには、日本的な予定調和の文化はみられない。障害者団体にかぎらず、セルフヘルプ（自助）を目的とする仲間や団体では、一緒にいること自体が目的になって、その仲間内だけの論理と文化が出来上がってくることがある。空気を読み共有することが文化的なルールでもある日本の場合、その暗黙の仲間内のプレッシャーが余計重くなる場合もある。だが、この仮想空間の自閉症自助グループの場合はそうした湿った雰囲気はなく、むしろカリフォルニアの風のようにカラッとしている。一つには論理やシステム的思考を好むアスペルガーの人が多いので、会話は知的で分析的な雰囲気になりやすく、そこに仮想空間特有のユーモアやジョークが散りばめられるせいだろう。それに、所詮ひとときの臨場感を楽しむ仮想空間の仲間だ。すべてを知るわけでもなく、つながっていてもそこにはアバターという仮面がある。さらに常連たちはいるが、そのほかにいつもいろいろな人たちが出入りしている点も、風通しのよさの理由の一つかもしれない。

参加者には知的な人が多く、自閉症に関連する研究を報じるメディアの記事をフォローしている人が何人かいて、「最近こういう記事を読んだけど、みんなはどう思う？」というような話題も出ることが多い。さまざまな自閉症研究の進展を当事者の人たちがどう受け止めているかを知るうえで、こうした議論は大変参考になった。

「不気味の谷」か「特別視」か――現実社会で苦しむ当事者たち

この自助グループにやってくるアバターの「タイピスト」（アバターたちはチャットで会話するので、アバターを使う本人をこう呼ぶことが多い[26]）は、一般にアスペルガーや高機能と言われる自閉症の人々だが、観察を始めたころは定型発達の人が驚くようなものすごく特別の感覚を鮮明に持っているとか、特別な才能を現実社会で示しているという人はあまりいないように思えた。その意味で、自閉症自助グループをよく訪れるアバターの一人であるオーウェンが、ある日、自閉症の子供へのいじめに関する雑誌記事を話題にしたときの会話が忘れられない。

「自閉症スペクトラムの子供は、学校で四倍もイジメられる率が高いという研究があるんだって」

たしかに自閉症の子供へのいじめは米国のマスコミでも話題になっていて、とても深刻な問題だ。日本でも学校でのいじめのうちのかなりの割合が発達障害のある子供がターゲットになっているのではないかと思うし、もっと調査研究されるべきテーマだろう。だが、オーウェンが特に強調したかったのは次のポイントだ。

「それで注目したい点だけど、子供の自閉症の程度がノーマルに近づいていくほど、イジメられる率が、どんどん上がっていくんだって！」

「これってさ、ロボット学で言う『不気味の谷（uncanny valley）』現象ってやつじゃないの？ 自閉症スペクトラムのなかでもその症状がとても重いと、同情されたり共感されたりする。でも、一見普通の人と変わらなくて、一応普通に行動することを期待されている人間がそれをできないと、連中はひどくあたってくることがあるんだ」

「不気味の谷」とは、ロボットなどの疑似人工生命体への人間の感情的反応を指す概念だ。今から四〇年以上前、まだ人間に近いロボットなどが実現していないころ、日本人のロボット学者、森政弘東京工業大学（現・名誉）教授が提唱したものだ。人間を模したロボットを作ろうとすると、初めはロボットの仕草や外見などが人間に近づいてくるほどかわいくみえ、親和度が増していく。ところが、ロボットらしい限界を超えて擬人性がある一線を越えて高まると、その親和度のカーブが、ガタッと落ち込んで不快感に変わり、谷底に沈む。あまり人間に近づきすぎて、かといって人間と違うとわかるという段階だと、不気味にみえて嫌悪感が高まる。それがさらに進んで人間そっくりでヒトと見分けがつかなくなれば（まだSFの世界の話だけれど）、また親近感を持つだろうと予測した。そこで、人間とそっくりだが明らかに不気味な感じがして嫌悪感がぐっと増す段階を、「不気味の谷」と呼んだ。近年、人間に近いロボットの開発が進み、いまではこのアバターの言葉にもあるように、「不気味の谷」は世界中で広く使われるコンセプトになった。

私はオーウェンの観察の鋭さにも、「不気味の谷」現象というロボット工学の言葉をメタファーとして正確に使っていることにも感心した。たしかにオーウェンの指摘は、このグループに集うアバターたちの大半の悩みの傾向をうまく言い当てている。このグループの大多数の人の自閉症の程度は比較的マイルドで、大学を卒業している人もいれば、なんとか仕事や家庭生活をこなしている人もいる。といっても、高い知能や教育に見合った仕事に就いている人は少ない。キャリアを追求し、対人関係を重視する職場環境よりも、一人でも働ける自分の傾向に合ったところを選んでいる。

アニスがすぐに反応した。「そう、私たちみたいに一応普通にみえるように行動できると、NT（ニューロティピカル）の連中のルールに沿って行動することを求められる。でもそれができないとなると、みんなを混乱させるし、嫌がられるわね」。

実際、このグループに参加する人々は学校でもいじめられた経験があるらしく、そのあとのチャットの会話は、学校でいじめられたときにどう切り抜けたか、どう対応したかという体験談で大いに盛り上がった。

映画「レインマン」以降、高機能自閉症の人々のごく一部だが、普通には考えられないようなさまざまな能力を持つ人がいることが広く知られるようになった。一般的な知能はそれほど高くないが、計数能力やアートなどで非凡な才能を示す人もいて、「サヴァン症候群」と呼ばれることもある。前述の英国人ピアニスト、デレク・パラヴァチーニ（一七一ページ）もそのカテゴリーに入るだろう。また、テンプル・グランディンのように理系のキャリアを築き、さらに絵画的な記憶に優れている人

について も、私たちは「わあ、すごい」と素直に尊敬する。

自閉症のなかでもめったにない才能を持つ人々に対する尊敬は、ほぼ社会的認知を得た。そうした特別な才能に恵まれた人への尊敬は、自閉症理解への第一歩ではある。けれどもそうした種類の感銘は、特別視と不可分かもしれない。そうした人々への尊敬は自閉症のなかでも特別なカテゴリーの人への敬意であって、自閉症スペクトラムというカテゴリーに包括されるすべての人への尊厳、そのありのままの姿への認証にはまだつながっていない。特別視は「違い」のなかにランクをつくる作用があるからだ。もし人々の自閉症に対する意識が、映画「レインマン」以降あまり変わっていないとするならば、それはこの点だ。つまり、自閉症のなかでも特別視されて尊敬できるカテゴリーは承認されたが、そのカテゴリー外の人々への理解は進んでいないのだ。

さらに重篤な自閉症で障害の程度が深刻な人の場合、その親や療育にあたる人が大変であろうことは、門外漢の人間にもある程度想像がつく。正確な理解というより同情からかもしれないが、そうした障害の重い人には援助が必要なことも、一般の支持を得やすい。

だが「違い」は認識できても、自分たちとそれほど変わらないようにみえる人が、つまり特別視もできず同情と援助の対象ともみえない人が、社会の暗黙のルールに従わないでいると、自分勝手で変な人と思って親近感がわかない。そういう人は、不気味の谷に落ちてしまうのだ。この仮想空間の自閉症自助グループに集う人々は高機能自閉症なのだが、現実社会では、そうした谷間で苦しむ人々が多かった。

週一回の会合は二時間続く

さて、その会合では毎週一回、クッションを円形に並べたある仮想空間のコッテージにアバターたちが次々と現れる。真ん中のテーブルにはコーヒーや飲み物の準備もされている（もちろん実際には飲めないけれど）。それから二時間ほどチャットが続く。

いつもほぼ時間どおりにやってくるのが、司会のアニス。いまは亡き、このシム（仮想の施設や建物、土地）の創立者「S」に「腕をねじりあげられるように捕まって」、この自助グループの発足以来チャットの司会を務めてきた。このグループにはさまざまな性格、興味、障害、そしてコミュニケーション上の問題をかかえる自閉症アバターたちがいるが、みな彼女には一目を置き、信頼している。

アニスは、「さて、今週もなにか話してみたい話題がある人はいるかしら」というお決まりのフレーズで例会を始めることが多い。どんな話題を持ち込んでもかまわないし、アニスもその時々の話の流れにそって相槌を打ったり、共感の言葉を交わしたりしながら会話を進めていく。彼女自身も結構しゃべるので、司会というより会話の潤滑油の役目を果たしている。そんな彼女の司会方法は毎回ほとんど変わらない。この毎回同じということは、新しいことを予測することに不安を感じやすい自閉症スペクトラムの人々にとっては大事なポイントだ。ただし、世間で論じられることの多い政治問題については、よけいな対立を避けるためか、持ち込まないことになっているようだ。アスペルガーの人はルールを守る傾向があるので、こうした決まりに違反して注意を受けるケースは、長年観察していても一、二回しかなかった。

グループのなかには、先鋭的な自閉症当事者運動の言説に近い意見を主張する人もいれば、どちらかと言えば気の置けない共感の場を求めているだけの人もいる。アニスは「当事者運動の主張をしたい人にはその場を提供し、一方、そうした人がどんどん話してくると自分から積極的に話せない人もいるので、そういう人のためにもなるべく質問したりして話を引き出している」と語る。この自助グループが長年続いているのにはアニスのバランス感覚が大きいことは、誰もが認めるところだろう。

この自助グループの雰囲気を伝えるために、アニスを手始めに、何人かのアバターたちの簡単なプロフィールを紹介してみよう。(*)

橋を架ける人、司会のアニス

アニスは五〇歳くらい。アメリカの西海岸地域に夫と住んでいて、今はフリーランスでサイエンス関係の記事を書いている。このグループのアバターは不思議な形をした動物や虫、植物だったりと、

(*) 本章で紹介するアバター名はすべて仮名であり、アバターの写真を撮ることを許可してくれた方のなかでもその一部のみをイラストで紹介した。アバターは各人の表現そのものであり、みな誇りを持って使っていることが多いので、その感じをそのまま紹介したいと思ったからだ。本書のアバターのイラストはパーソンズ・デザインスクールのイラスト科の学生、ルシア・デンさんが心をこめて描いてくれた。本文中のプロフィールも少し変更を加えている。

ファンタジーを追い求める人も多いのだが、アニスのアバターは米国的センスでは少しコンサバなファッションの、しっかりした女性という感じだ。

彼女はもともと学生時代に心理学を専攻したので、自閉症研究の動向を報じるメディアにも注意を払っていて、「こんな記事があるけど、みんなどう思う?」と、時々みんなが興味を持ちそうな話題を提供することもある。これがこのグループの話題に広がりを持たせ、常連のアバターが多いなかでも、常に面白い会話が可能になる。もっとも、理系の知的なアバターも多いので、自閉症研究などの話題が、他のアバターから持ち込まれることも多い。

彼女はどこかの本で読んだような借り物の自閉症者向けの生活アドバイスは持ち出さないし、心理学を大学の学部で勉強したからといって、セラピストを真似る言動はしない。なるべく自分の生の自閉症体験を語り、また他の人にもそうするよう仕向ける。ほとんどの参加者は、チャットの語彙もスピードも仲間の話に対応する力も優れているが(英語を自然言語としていない私のチャットスピードよりずっと速い!)、それでも言葉に対する反応のスピードや的確さはそれぞれだし、インターネットやコンピュータ環境の条件の違いによっても、反応に差が出てくる。途中から参加したアバターが突然新しい話題について話しはじめたり、知らない間に同じスレッドで二つの違うトピックスが並行的に進行したりすることもある。そうしたことが起きても、アニスはあわてないし、特に問題にもしない。そういうときは両方の会話の進行に、あわてずに適宜反応していく。彼女はどんなときも、いつも我慢強さと共感の言葉、それにユーモアのセンスで対応する。

自閉症に関する有力な理論に、自閉症の人は、他の人にも独立の心があり別の視点があるということがわからないという、いわゆる自閉症の「心の盲目」説があるが、アニスの司会はそれを裏切るパフォーマンスをみせる。こんなアニスだから私も最初、この人は本当に自閉症なのだろうかと正直思った。だが、過敏な知覚をかかえ、予測しにくい新しいことに取り組むのにいつも不安を感じるというアニスの発言はいつも真摯で、自閉症の仲間のなかでアニスがアスペルガーであることを疑う人はいない。

若いころアニスは自分の神経回路の特徴がわからずに、ずいぶん苦労したという。当時はまだアスペルガーという言葉が専門家の間でもほとんど知られていなかった。彼女は神経内科医に発達障害の一種であるＡＤＤ（注意欠陥障害）と診断されたが、自分ではどうもピンとこなくてなにか他にもあるはずだと感じていた。両親も、もちろん娘が自閉症とは知らず、アニスの言葉によれば「自分たちＮＴの常識を押し付けてくる」ので、辛い日々を送った。

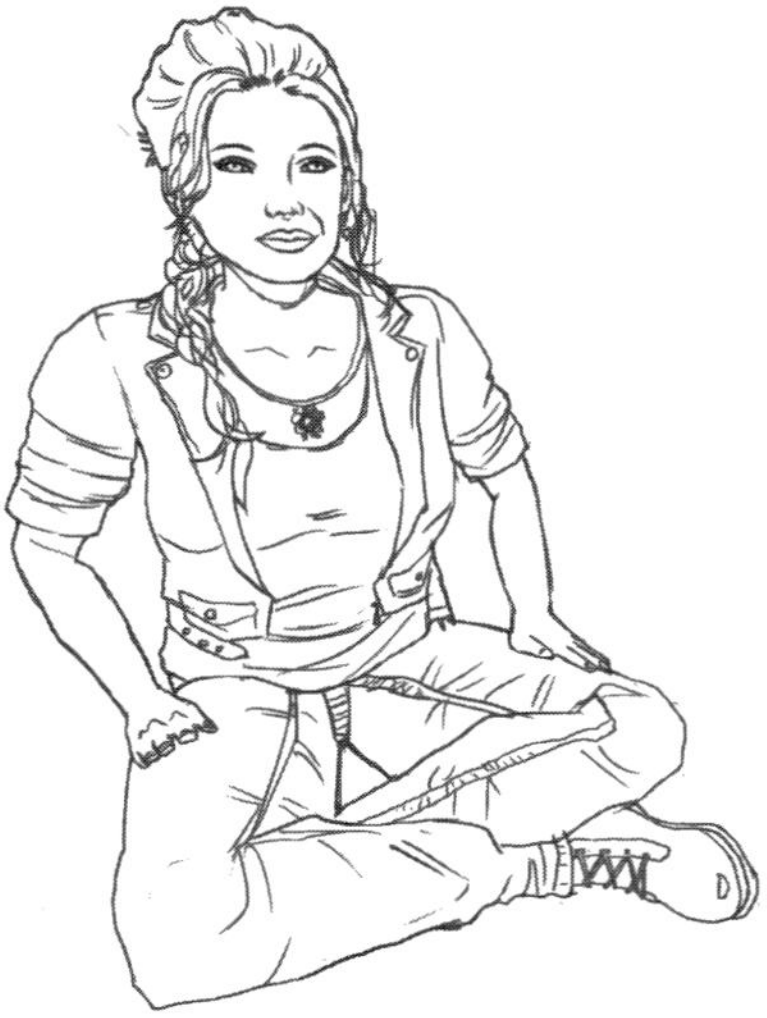

アニス：自閉症自助グループの例会で司会役を長年務める。イラスト：Lucia Deng.

たとえばアニスの母親は、彼女が料理や

キッチンの片付けを手伝うものと当然のように期待している。実際、彼女の妹は気を利かせて自然にお手伝いをする。だが、アニスはその場で自分に期待されていることがわからず、母親はこの子は優しくないとか、怠けているだけだなどと思ってしまう。なぜ両親はいつも自分の行為の背後にある「感情的な意味」や「動機」を、「勝手に、しかもまったく間違って」推測するのだろう――そのことがアニスにはいちばん辛かった。アニスにすれば、「いまの状況で（私がキッチンで手伝うことが）、お母さんには助かるのか、それとも邪魔なのか、はっきりと教えてほしい」のだ。アニスは、両親が自分に期待していることをその時々に、明確な言葉ではっきり言ってくれたらあんなに苦しまなかったのに、と思っている。大人になったいまでも、義理の姉妹が自ら状況のなかに飛び込み、その場で何を期待されているのかを敏速に読み取りながら行動しているのをみると、なんて自分と違うんだ、と感じて嘆息するのだという。

チャットでは言葉を自在に扱うアニスのような人でも、表情やジェスチャーのような言語外の表現によってコミュニケーションしていると、まったくわからないという自閉症の人は多い。たとえば同じ状況を見ていても、アニスは妹と同じように状況の意味を読めているわけではない。つまり見えていても見えていないという、まるで禅問答のようなややこしい状況に、高機能自閉症の人は置かれているのだ。しかし、同じようには見えないということを、自閉症スペクトラムの人は定型発達の人とは視点が違い、すれ違っていると考えたらどうだろうか。言葉で明確に説明することにより、お互いのすれ違いを最小限に止めることができるかもしれない。

時が流れて、あらゆる情報がインターネット上で見られる時代になった。アニスは、アスペルガーの自己診断用のフォームがネット上で公開されていることを知った。ケンブリッジ大学の心理学者サイモン・バロン＝コーエンのチームが監修した自閉症的傾向を自己判断するための質問票「AQ」がネットに掲載されて話題になっていたので、アニスも試してみた。[27] さらに、当時公開されていたあらゆる自己診断フォームも試しにやってみた。すると、どの自己診断用の質問票でも、アスペルガーの傾向があるとはっきりと指摘される。それは彼女にとって、初めて腑に落ちるラベルだった。[28]

現在の彼女の名司会ぶりは、コミュニケーション障害と定義され、人の気持ちを推し量るのが難しいとされる自閉症のイメージと大いに食い違う。だがそれも、アニスが長年自分で考えながら実行しつづけてきた適応修業のおかげだった。アニスは、社会的ルールが明示されている場合、自分にはなるべくそれに沿うようにする傾向があると自己分析する。彼女は一生懸命、社会のルールの数々を自分で分析し明示化して、心に刻んでいったのだ。テンプル・グランディンが火星の人類学者のように人間社会のルールを研究し、記憶のライブラリーに叩き込んで社会に適応していった様子を連想させるような頑張りだ。

アニスのような人は、自らが定型発達者とは明らかに違う個性を持つことを認識しながらも、自閉症者の「自然言語」を求めるという試みとも一線を画して、NTの世界に通じる架け橋をつくろうとしているようにみえる。多数派の定型発達者の世界で生きていかざるをえない高機能自閉症の大人にとって、視点のすれ違いを乗り越えて社会で自立を目指すには、自分から向こう側へと橋を架けていく以外にないのだ。そしてそのやりかたは、定型発達者が感覚や直感で周りの人々の暗黙の了解や目に見えない意図を読み取るのに対し、推論や分析によってそれらを理解しようとするものだ。

アニスは司会に関連することをルール化している。たとえば何かについてしゃべるとき、「自分がそれを言いたいのは、そのトピックについて完璧に語りたいからだけなのか、それともそれが本当にみんなの会話にとって意味があるからなのか」と問いかけるのだという。この「完璧に語りたい」というのは、高機能自閉症の人々が論理的・システム的に物事を捉え、あらゆることをいい加減にできないという傾向と、表裏一体だ。

心理学者バロン＝コーエンは自閉症の心の特徴を、強い「システム化」への希求、収集癖とも呼んだが、徹底的に仕事のリストを作成して細部を完璧に準備することに熱中するアスペルガーの人もいる。この傾向はコンピュータプログラムや数学など、一人で徹底的に行う仕事の場合は問題ないが、他の人との協働作業が必要な場合には、本人にも周りの人にも非常にストレスフルな結果を招くことがある。あるタイプの高機能自閉症の人はとても饒舌だが、こうしたシステム化の傾向によって、聴く人の都合を考えないほどの完璧な論理をとうとうと展開することがある。特に話し言葉やチャットでの会話の場合、それでは聴く人のほうが疲れてしまう。聞き手に飽きられてしまえば、いかに論理的にまた完璧に語れたとしても、コミュニケーションとして成功とは言えない。自閉症のグループチャットの司会を上手に務めるには、この辺りのバランス感覚がかなり大事だと思う。アニス自身もこのグループでよく話すが、決して長くは話さないし、みんなが会話を楽しめるようにすることをいちばんの目的としていることがよくわかる。

いまのアニスは、こうして自分で分析・開発して覚えた社会的ルールのうちの大多数に、深く考えなくても自動的に対応できるようになった。これはすごいことだ。司会を務めることは意図せずして、他者の視点から考えるという想像力を養う一つの修練になったのではないだろうか。

ところで、アスペルガー症候群の現れ方には性差があることが知られている。自閉症全体でも男性のほうが多いのだが、アスペルガーの場合は特に性差が大きい。また同じアスペルガーでも、一般的には女性のほうが、対人関係のスキルも高く共感力も高いと言われる。したがって、女性のアスペルガーは男性よりさらに診断しにくい場合がある。女性の場合、周りに合わせ、周囲を幸せにしようというジェンダー文化の価値規範に、無意識に従っているのかもしれない。他人のことを一生懸命観察し、なかには自分は他人の心を読めるほうだと考えている女性もいるという。しかし、コミュニケーション能力が比較的高いとはいっても、それで他者の感情や、他者が会話にこめた意図を、直感的に感じ取れるとはかぎらない。

観察力やコミュニケーション能力の高い多くのアスペルガー女性は、アニスのように推論するためのルールを意識的に、あるいは無意識のうちにつくり上げていると思われる。少なくとも仮想空間上のアニスの司会は、実に見事だ。彼女には、自閉症アバターの交流の相互作用に注意を払いつつ、その時その時で適当な言葉を選ぶコミュニケーション能力がある。

明晰な頭脳、重い身体のウッディ

つぎに、アニスとは違うタイプの人を何人か紹介しよう。

ウッディはリアルの年齢は三十代前半。英国の大学で学び理系の学位を持っていて、このグループでいつもみなが感心するような深い分析を、的確な言葉で表現してみせる大変理知的なアバターだ。このグループ内の会話だけで判断すると、アニスと同じく理性的で分析的、論理的なタイプの人にみえる。だが、現実の生活は大きく異なる。

彼は明晰な頭脳と高い学歴を十分に生かすことのできない重い身体に悩まされている。一〇年ほど前にME（筋痛性脳脊髄炎）を発症し、この数年は家の外にほとんど出られない状態が続いているのだ[29]。ベッドから起き上がってコンピュータにログインするだけでも大変な日もある。このように自閉症の障害のうえに複数の健康上の深刻な問題をかかえている人は珍しくない。アスペルガーと診断されたのは最近のことだが、それはMEに悩まされるウッディを診ていた医師の勧めで、家に来て診断してくれる自閉症の専門家が見つかったからだ。これがきっかけでアスペルガーと診断されるまでは、ウッディは自閉症のことを何も知らなかった。だがMEを発症する前のごく若いころから、自分が個人技はまだいいのだがチームプレイのスポーツに関心がないこと、勉強も興味の範囲が狭くて、それをとことんまで深く突き詰めようとするやりかたが、他の生徒とは違っていることに気づいていた。だからMEを発症する前からあった感覚過敏や一定のルーティンにこだわる症状は、自閉症によるものであると認識している。

彼は知能が非常に高いのだが、学生時代にいちばん幸せだった時間の一つは、コピー係の事務員のもとで、コピー用紙をキャンパス内の必要な部署に届けるという単純な仕事に従事しているときだったという。外に出て、自分が決めたルートとタイミングで各部署をまわり、自分の定めた具体的な目標に沿って仕事をする時間はとても楽しかったそうだ。この思い出は、自閉症スペクトラムの人々のあいだで観察されるシステム化への欲求、予測できない出来事への不安と関係があるのだろう。

自閉症の人は一般に、予測を超える出来事を受容することが難しいという。一方、定型発達の人のほうが、予期できないことがあってもある程度はしかたないと考えて、受容できる幅が大きい。このため、自閉症の人には、ある程度決まったことを自分がコントロールできる範囲でできる仕事を好む人が多い。

ウッディには極端な感覚過敏があり、それが聴覚、視覚、触覚や嗅覚まで多岐にわたるので、実際に人と話すことは、知覚情報を過剰に受け取ってしまうためきわめて負担が大きい。いまではMEの症状と相まって、現実世界で人と一分も話すと疲れてしまうという。だが、セカンドライフではさまざまな条件をコントロールすることができるので、二時間というこの自助グループのディスカッションもなんとかこなすことができる。ウッディはこの自閉症自助グループのほかに、セカンドライフ内のME患者のサポートグループにも参加している。こうして過敏な反応を起こさずに人と交流できる仮想空間の特徴を、彼は本当にありがたいと思っている。そしてセカンドライフの仮想空間が自助グループの参加者に大きな利益をもたらしているのも、ウッディの言葉によれば、感覚や身体環境の安全を保つことのできる自宅にいて、さらに音を絞ったりして感覚過敏を防ぎ、自分が心地よい知覚経験環境をつくることができるからだ。

「それに仮想空間のなかとはいえ、自由に動けて景色も変わるし、知覚過敏に悩まされることなく飛ぶことだってできるのは、本当にすごーくポジティブなんだ」

ウッディは視覚が非常に優れていて視野も広いせいか（つまり過敏ということでもあるのだが）、景色が変わることは大切なことのようだ。もともと自分は社交が苦手でぎこちないことを認識していたそうだが、チャットで話すかぎりでは、とてもフレンドリーで真摯な人という印象を受ける。自分の経験が他の人の役に立てばうれしいと思っていることも伝わってくる。彼はいつも英国から現地の深夜の時間帯にログインしてくる。

トランスで仮想空間を生きる常連のカレン（サリー、ジョセフ）

古くからの常連であるカレンは、とても親しみやすい容姿の若い女性アバターだ。彼女はサイケデリックでミステリアスなムードの「トランス」と呼ばれるダンス音楽に入れ込んでいて、セカンドライフ内の有名なダンスクラブのＤＪを長年務めている。仮想空間のトランス音楽シーンにはまっているカレンを、周りの人は幻の世界の虜になっているなどと言うこともあるそうだが、セカンドライフはカレンにとって全感覚的にリアル以上にリアルなのだ。カレンは仮想空間のなかで鮮明なヴィジョンを持ち、また自分のビジュアルなイメージをそこで表現・再現できると感じている。

彼女は仮想空間の世界に没入することができるタイプの人で、この世界でこそ生きているのだ。実はアバターとしての私は、そんな気持ちをほんの少ししか味わったことがない。それでも仮想空間で人々とダンスをするとき、そんな気持ちが湧きあがってくるような気がする。自分の身体がするすると滑らかに動いて、他の人々の動きや周りの景色とシンクロする感覚が好きだ。それはアバターや仮想環境を自分の一部と感じる仮想空間特有の感覚だが、すべての人がそれを味わっているわけではないし、その感覚の強さも人によってさまざまだ。

いまのところ、初期的技術を使うセカンドライフのような仮想空間では、有無を言わさぬ没入感や身体化したアバターの感覚を誰もが味わうのは難しい。こうした没入体験からくる身体と気持ちの延長は、それを使う人の側の意図と努力、性格、イマジネーションをかなり必要とする。心と身体の現実での限界をアバターを触媒することでふわりと乗り越えられる感覚だ。しかしいまでもセカンドライフのアバターの操作に熟達し、没入する体験を持つ人々はたしかにいる。つまりアバターになりきる、ということだ。たとえば複数のアバターを使

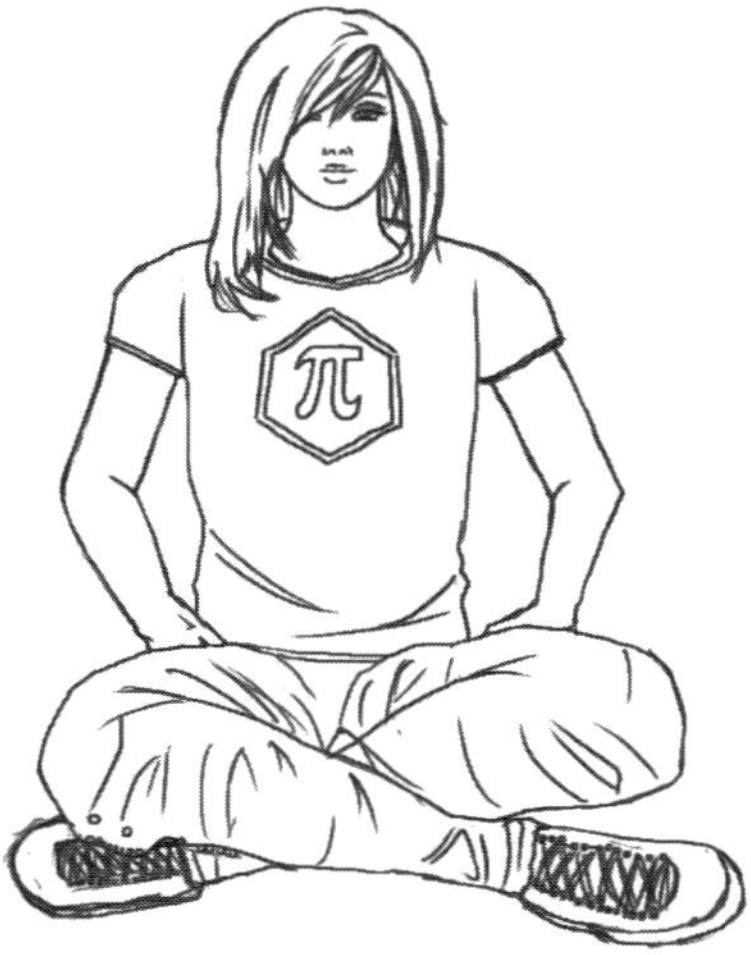

カレン：若い女性のアバター。イラスト：Lucia Deng.

う友人のウルは、没入してアバターとして生きる自己を強く体験しているようだった。カレンもその一人のように見受けられた。

カレンは、NTの世界と自分の世界の違いは、現実世界と仮想空間のどちらでよりよく生きられるかの違いだと感じている。カレンにとって、現実世界はカオスの世界だが、仮想世界はオーガナイズされた世界だと感じているようだ。そしてカレンは自分のこの感覚が、NTの感覚と正反対であると自覚している。彼女は現実世界ではグロッサリーショップで働いているが、新しい顧客からの思わぬリクエストに混乱することも多い。しかし、このセカンドライフでは、もっと組織的かつシステマティックに働くことができるという。

セカンドライフでの彼女は、仮想の建物やさまざまな構造物を一から自分の力で創作できる技術を持った「ビルダー」と言われる人だ。こうしたアート的な世界を仮想空間のなかにつくり、遊び、そしてトランス音楽を楽しんでいる。カレンはこのビルダーの創作活動でもよく集中していて、仕事の最中に誰かにチャットで話しかけられてもセカンドライフ内でならなんとか自分を制御することができる。現実の生活ではなにか一つのことに集中していると、こうした対応をとることは難しい。

一般に自閉症スペクトラムの人にはよくあることだが、一対一の対話では十分な適応をみせる高機能自閉症の人でも、現実世界で大勢の人が集まるパーティのような場所にいてあちこちから話が飛んできたりすると、とても苦痛を感じることがある。カレンのタイピストにも感覚過敏があり、グループで話すことは苦手だ。しかしカレンは、セカンドライフではグループチャットでもなんとか大丈夫

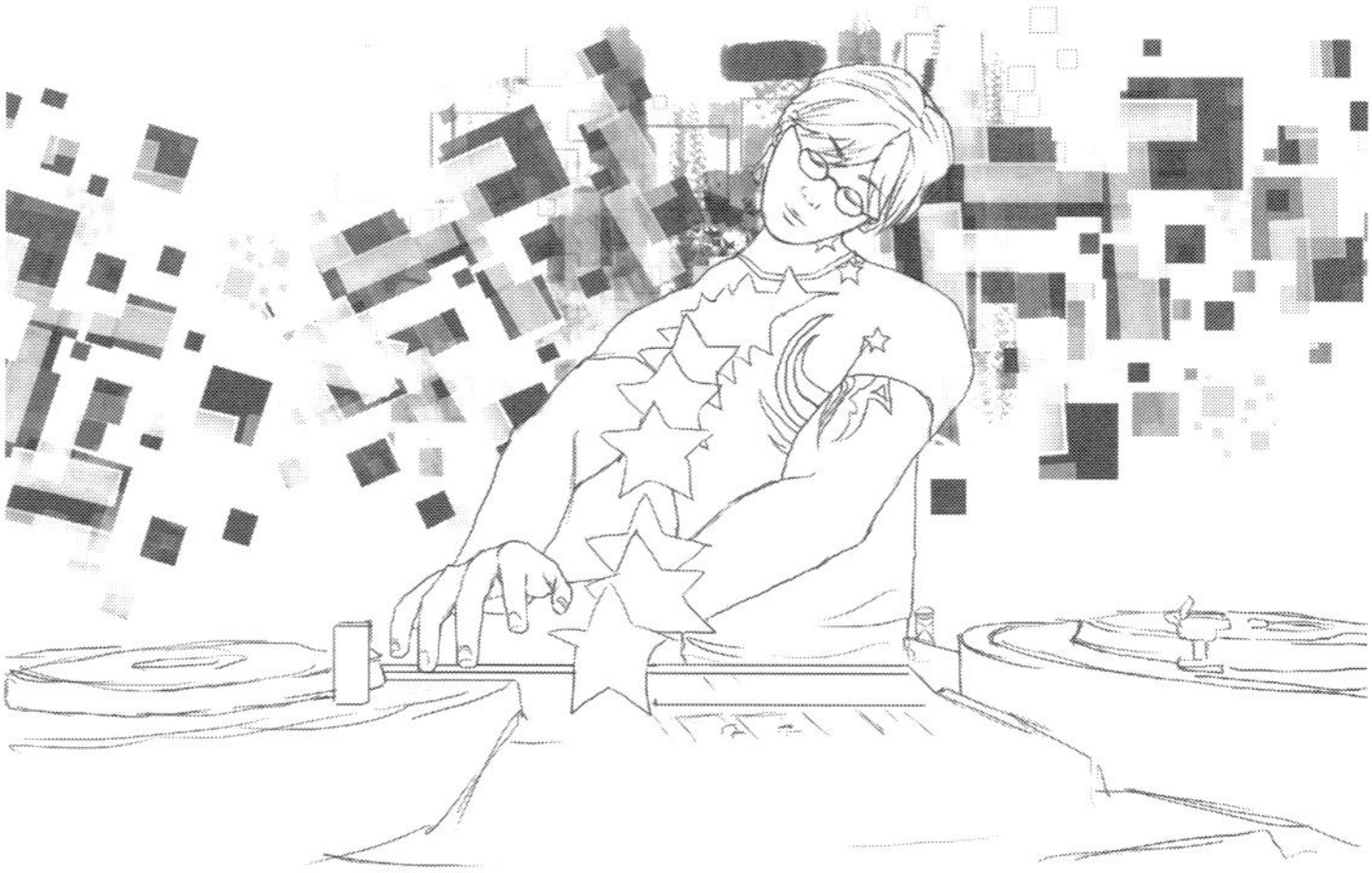

ジョセフ：セカンドライフ内の有名なダンスクラブのDJを長年務めている。イラスト：Lucia Deng.

だ。それにセカンドライフでは、仮想の空高いところで仮想の建物の「ビルド」に打ち込んだりもでき、他のアバターの干渉も少なくできる。仮想空間のさまざまな機能自体が、カレンの感覚認知に適合したフィルターになっているのだろうと思う。

カレンというアバターを使うタイピストは、実はウッディより少し年上の男性で、一九九〇年代の最後に、自閉症スペクトラムと診断されている。サリーという、より威厳に満ちた感じの女性アバターを使うこともある。実はこのタイピストは、ジョセフという男性アバターとしても活発に活動していた。すっかり忘れていたが、セカンドライフの障害者団体「ヴァーチャル・アビリティ」が主催する会議に私が出席したときの写真をあとでよく見てみたら、ジョセフがすぐそばに座っていたのを発見したこともあった。私の友人や学生たちもカレン、ジョセフ、サリーにいろいろな場所で会ったが、初めはみな同じタイピストだと気がつかなかったという。ジョセフとサリーが同時にダンス会場にいることもあったから、コンピュータを二台使って同時にログインし、別々のアバターを動かしていたのかもしれない。本人もそのことを隠しているわけではないから、周りも少しずつ、ああ同じ人だ、と気がつくことになる。私が初めによく見かけたのはジョセフのほうで、それからカレンに会うことが多くなった。

私が最初にジョセフを見かけたのは、有名なセカンドライフのダンスクラブのＤＪとしてであった。つまりジョセフ、カレン、サリーは、長年トランス音楽関連のサイトや、障害者や自閉症者関係のサイトによく現れていたアバターなのだ。前に友人のウルに関連して述べたように（三一ページ）、複数のアバターや現実と異なるジェンダーのアバターを使うことは、セカンドライフでは珍しいことではない。もちろんそれは自閉症の人だけにみられる現象でもない。ジェンダーは社会のなかで文化的な価値を伴うカテゴリーなので、男性らしさ、女性らしさといった文化的価値の押し付けを煩わしいと思う人が、他のジェンダーのアバターを使ってみてその自由さにはまることも多い。

しかし自閉症的な人々の一部には、いくつかの違った性格の人格をまるでアバターのように使い分ける人もいるようだ。解離性障害的な傾向があったドナ・ウィリアムズ（Donna Williams）の自叙伝によれば、彼女が五歳のときに愛していた祖父が亡くなり、それをきっかけに、ウィリーとキャロルという二つの人格が現れて、本当のドナはその陰に隠れるようになった。男の子であるウィリーは攻撃的で喧嘩に強い。女の子のキャロルは、社交的で「いい子」タイプ。彼女の自叙伝には、ウィリーとキャロルが出たり入ったりしながら、さまざまな困難を乗り越えて成長していくドナが描かれている。ドナはこう語る。「私はとうてい周りの期待に沿うことができなかった。その一方で私の想像上の人物たちはそれぞれに命を与えられ、私が失敗していることにも、すんなり成功するようになってしまった。そしてキャロルがダンスを覚え、ウィリーが喧嘩を覚えている裏で、本当の私はまだひそかに、カラフルな色彩ばかりに夢中になっていたのだ[30]」。

カレンがドナと同じような解離的な感覚を持っているかは確かめようがなかったが、彼女がカラフルな色彩の世界とトランス音楽のヴァーチャルな世界に浸っていることは確かだった。カレンは「NTは世界をカラーで見ていない」、そして「ここ（仮想空間）を感じていない」と、繰り返し言っていた。カレンは他のアバターのように饒舌でもなく、分析的な会話を展開するわけでもなく、自閉症自助グループでも比較的寡黙で、相槌を繰り返す程度の軽い会話が多い。しかし彼女が知的で興味深い話題を楽しんでいることは間違いなかった。面白い会話が続いているのに彼女だけ早くログアウトしなければならない日など、あとでみんなに自助グループのチャット記録を送ってくれるように頼んだりしている。そして、YouTubeに公開されたカレンの作品を見ると、彼女のサイケデリックな色彩の感覚に独特の個性を感じることができる。

カレンたちの生きる海であるセカンドライフに、私もアバターとして参加したおかげで、このように生き生きと輝くカレンの姿に出会うことができた。仮想空間こそが、カレンが全感覚を生かして創造的かつ計画的に自分と世界をコントロールし、他者と安全にかかわれる世界であり、媒体なのかもしれない。まるで仮想空間こそカレンにとって自然な環境であり、そこでこそ彼女は思いっきり呼吸し、泳ぎ、自然言語を使って生きているかのように。

高機能の生きづらさを強いられているラディアント

ラディアントは、ファンタジー系を中心にさまざまな動物のアバターを使っているこのグループの常連だ。たまにフクロウのアバターで現れることがあるが、賢く知性的な彼女にぴったりだ。彼女はアスペルガーと診断されている。そして、大学も卒業しているし（アメリカの大学に入るのは比較的容易だが、卒業するのはそう簡単でない）、結婚もしている。グループのなかではいつも批評精神豊かな鋭い発言をするので、メンバーに一目も二目も置かれている。さらに自閉症当事者運動にも関心が高く、そうした運動の主張を踏まえた発言も多い。自閉症研究関連の科学記事もよく読んでいるようで、いつも感心させられる。言葉や表現を厳密に使い分けることができる人で、他のアバターがあいまいな表現を使うと、こう言ったほうがいいのでは、と代替表現を提示することもある。

ところで現在の米国のDSM－5（DSM＝精神障害の診断と統計マニュアル）の診断基準では、アスペルガーも高機能自閉症というカテゴリーに包括されている。だが、専門用語としての「高機能」という言葉は、その語感から受けるイメージのためにとても誤解を招きやすい。自閉症の場合、言葉や知能に遅れがないと、精神医学的に「高機能」と分類されるが、それは社会のなかで高機能で適応

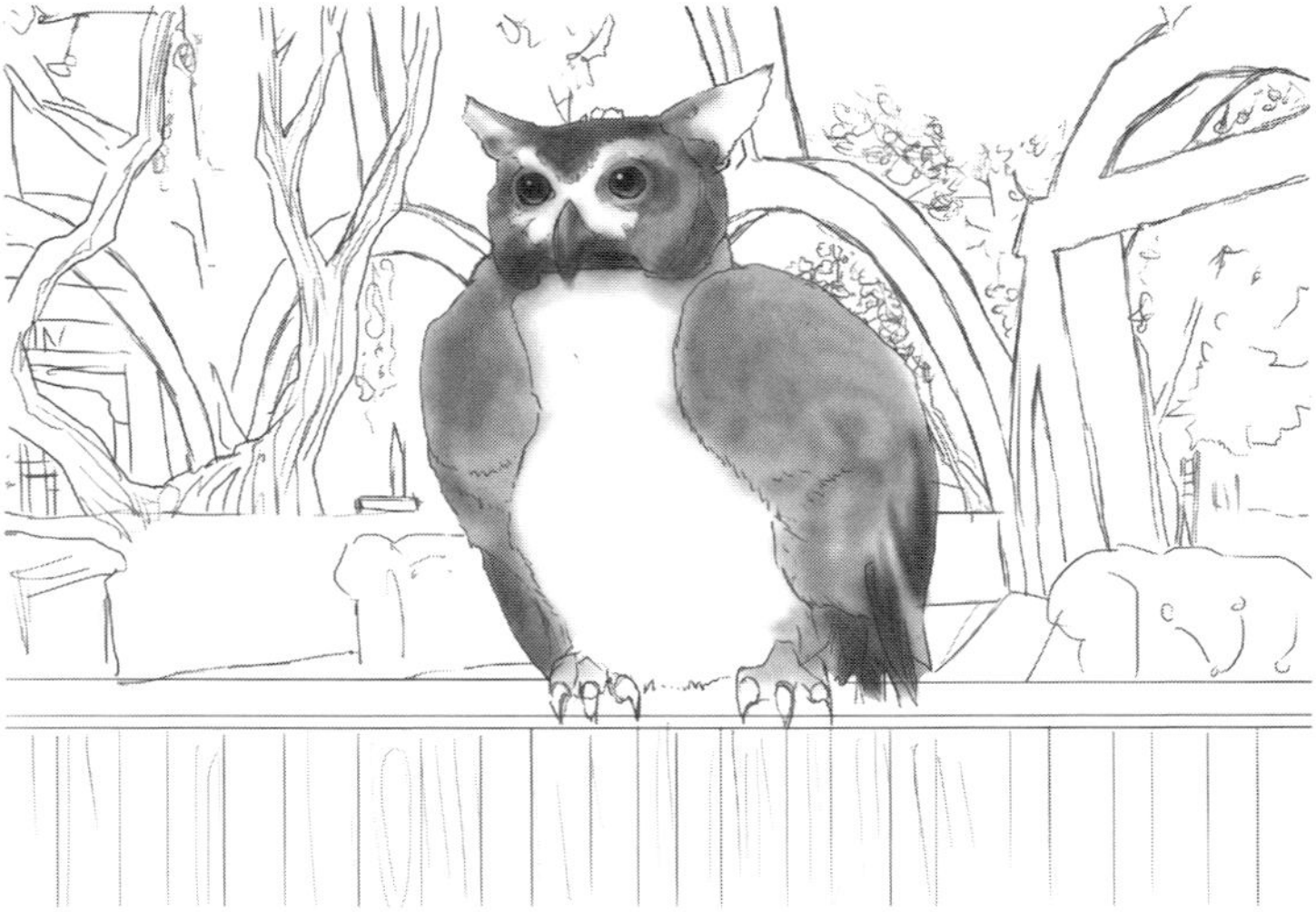

ラディアント：フクロウのアバターで現れることもある。イラスト：Lucia Deng.

しているということを意味しない。知性豊かで教養もある彼女のような人も調子が良いときはいいのだが、実は感覚過敏が激しく、無理して社会の要求に合わせていると、急にメルトダウンのような症状になることがある。言葉が出てこなくなったり、自分でも思わぬことを口走ったりしてしまう。そういうときは口の筋肉がどうかなってしまって、黙ることができなくなるそうで、話す内容もコントロールできなくなることがある。「人を傷つける前に口を慎めたらほんとにいいんだけれど」と、彼女は語る。

高機能自閉症の人の場合、この急激なメルトダウン症状が、単なる日常的な「不気味の谷」現象以上に、非常に危険な状態を招く場合がある。たとえば、警官に急に職務質問をされた場合にそれが起きてしまったらどうなるだろう。緊張と感覚飽和からメルトダウンを起こすと、普段は言葉を使いこなしている自閉症の人でも警官の質問に答えられないかもしれないし、その指示に身体が従えないこともある。相手がアグレッシブな米国の警官だと、どんな不測の事態を招くかもわからない。そうでなくても、小さな行き違いは日常的につきものだ。ちょっとした実際上の生活を左右するパワーを持っている人、たとえば職場や営業先の人、市役所や福祉関係の人とのあいだで、言葉の行き違いから思わぬ緊張関係を経験することは、誰にでもあることだろう。

そうしたときこそ、人はさらに言葉の力やさまざまな表情やジェスチャーを使って、誤解や言葉の行き違いを解き、状況を変えようとするだろう。ところが自閉症スペクトラムの人の場合、公共の場所での思わぬ緊張状態からパニックになり、言葉が出なくなったり、身体動作の癖が普段より一段と強く出てしまい、コントロールできなくなったりすることも少なくない。彼女もそうした「高機能」の生きにくさを体験している一人なのだ。

ラディアントは、普段は普通にしゃべっているのだが、タブレット端末にコミュニケーション補助のため、タイプした言葉を自動音声に変換するアプリを入れて、万一の場合に備えて持ち歩いている。それでも、感覚過敏から変調をきたしたときは、さらなる知覚情報の過剰摂取を避けるために、話しかけてきた人に背を向けてタブレットに入力したりするので、相手が家族であっても、急にコミュニケーションを拒否されたと感じて怒り出すことがある。そういうことも関係するためか、高い知性を持っているにもかかわらず、彼女の仕事はいまのところまだボランティアの域らしい。普段は比較的高機能であるだけに、難しい生き方を強いられているのだ。

グループ参加のメリット

まだほかにもカラフルなアバターたちがこのグループに出入りしているが、前項で紹介した人たちをみても、このグループの参加者にいかにさまざまな個性の人がいるか、わかっていただけると思う。このグループに出入りしているのは、成人の高機能の自閉症スペクトラムの人で、コンピュータを介したチャットの使用に問題がない人たちだと一口に言っても、その内実は実にさまざまだ。単に一つのタイプの自閉症の人々を集めているわけではないので、一人ひとりの「症状」（これはNTの側からの言葉だが）も違えば、「個性」も違う。家庭環境も社会とのかかわりかたも、教育などの社会的背景もそれぞれに異なるのだ。

それでもこのグループが自閉症自助グループとして長く続いていて、常連だけでなく、絶えず新しいメンバーが参入している様子をみると、それだけ参加者にとってこのグループに参加するメリットが大きいということなのだろう。メンバーにとって、仮想空間の自助グループには大きく分けて次の三つの利点があるように思える。

一つは、彼らが体験している経験世界は定型発達者のそれとはずいぶん違うけれど、ここではメンバーがそれぞれの自閉症的世界とどう付き合っているかを、客観的に分析することができる。これは分析的な性格のアスペルガー、高機能自閉症の人々にとっては大変魅力的な環境だ。二つめには、仮想空間ではさまざまな感覚情報の過剰負担を招く条件を減らすことができ、落ち着いた知覚環境を与えてくれるため、当事者が経験をシェアし分析することが可能となる。ブログのような言いっ放しではなく、時間を共にしながら他者と交流できる場は、実に貴重だ。そして三つめに、グループ内に「共感」の念が共有されていることも大きい。

このグループの人々は、ここでは何を言っても大丈夫だしバカにされることもないという認識を強く持っている。それぞれのアバターが重い体験を語っても、そこに感情的な「共感」がなければ、やはり本当に受け入れられたという感じはしないだろうし、仲間として長続きもしないだろう。だが、このグループには、情緒的な共感の雰囲気が明らかにみられた。

アバターが語る自閉症体験

共感しあうアバターたち

ところでこの「共感」という言葉は、実は自閉症研究の世界では少々トリッキーな言葉だ。というのも、自閉症の人は、他者に対して共感や同情を寄せる能力が弱いと考える研究者が少なくないからだ。前に心理学の有力理論——自閉症は「心の理論」が欠如している、あるいは、他者の視点がわからない「心の盲目」説として理解できるという仮説——を紹介した（六〇ページ）が、こうした理論では、共感力が弱いということが自閉症的な心の特徴とみなされる。心理学者のウタ・フリス（Uta

Frith）は共感力を、本能的な共感と、心を介した心理的・志向的共感の二つに分けて捉え、自閉症の人は特に後者に弱いと考えた。一方の本能的な共感は、言語以前の感覚で、自律神経系の反応を伴う自然にあふれ出る単純な感情反応であり、心理化の能力を必要としないという。[31] この考え方は、「心の理論」や「心の盲目」説の提唱者であるサイモン・バロン＝コーエンが、より最近の理論として、自閉症の心を「共感化」の軸と「システム」化の軸との対比で描こうとしたことにも通じる（一六一ページ）。自閉症の人の脳は物事のシステム化には強いが共感化が弱い、という仮説だ。

特にアスペルガーの人がシステム化やルール化に優れ、システムのなかの細かいリストを一つひとつ完璧にしていくような心の働きを持っていることはよく知られている。では、システム化しようという衝動と、心から相手に同情したり他者の苦しみを読み取って適切ななぐさめの言葉をかけたりという共感する心の働きは、一部の心理学者が言うように、それほど相反する現象なのだろうか。高機能自閉症の人々の心は本当にそんなに理性的で、乾いた感情の世界なのだろうか。

ある日の自閉症自助グループの例会でのこと。突然、ペットのフェレットが死んだとアバターのクッチャが言いだした。自閉症の人々にとって心を許せるペットは大切な存在だ。クッチャが言う。

「実は月曜日にフェレットを動物医院に連れて行って、安楽死させたの」

すぐに数人のアバターから、叫び声にも似た同情の言葉がクッチャに向けて浴びせられた。

「ああクッチャ、なんてこと！」「つらいよね」

クッチャは自分に言い聞かせるかのように、フェレットは重い病気だったと説明した。すると別のアバターも、最近自分の猫を同じように安楽死させなければならなかったのだと言い出した。同席のアバターから、この人にも同情の言葉が寄せられる。クッチャは共感の雰囲気に誘われるように「実は私、すごく泣いたの。まるで、フェレットは自分の運命を知っているみたいだったわ」と打ち明けた。

アバターのテリーが、「わかるよ。そういう出来事って本当に乗り越えていくのはきついよね」と続ける。

ガイヤもこういうとき、単なる同情だけではなく、相手がきちんと語ることのできる問題について、適切な質問ができるアバターだ。「それで、そのフェレットはどんな病気だったのかしら?」「本当に大変だよね。どんなに他の人がしかたがない、とか言っても、こういうことを乗り越えるのは大変なんだわ」

こうした語りかけは、クッチャがさらに自分の悲しみをオープンにし、フェレットについて語るのを促すことになった。

クッチャは続ける。「彼女はカゴのなかから私のほうに向かってきてね、私に身体を抱いてもらいたいみたいに寄ってきて……。だから、最後のウィークエンドはね、私、彼女(フェレット)をずっと抱いていたわ。ガンだったのよ……」

いままで見かけたことがない新しいアバターも会話に加わり、クッチャに「本当に悲しい話ね」「クッチャに、『ハグ』。本当に大変だったね」「ハグ(((HUGS)))」というようなチャットのやりとりがしばらく続いた。
クッチャが動物病院にフェレットを連れて行った日は、ボストンマラソンの道筋に爆弾が仕掛けられた日でもあった。家に帰ったクッチャはテレビでそのテロの映像を観て耐えられなくなり、「メルトダウン」を起こしたという。それから二日ほど経過していたがまだ調子が悪いというクッチャは、他のアバターの質問に答えながら少しずつ落ち着きを取り戻し、フェレットのことを語り尽くしたあとに「これからは、アスペルガーには同情・共感ができないなんて、誰にも言わせないわ！」と話を締めくくった。

このエピソードは、ペットロスという誰もが深く共感できるテーマだったから、こうしたやりとりが続いたと考えることもできるだろう。しかしこのときのチャットをあらためて読み返してみると、ただかわいそうという共感だけではなく、彼女が悲しみを表出しやすいように気を遣う人もいたことがわかる。ほかにも、家族の病気や死などの重い話題や、将来への不安などの話題に、共感の言葉やアドバイスが交わされることもあった。こうした会話をみると、システム化・ルール化する脳の傾向を持つ高機能自閉症の人が多いこのグループであっても、共感の念や他者への志向性が欠けているわけではないことは明らかだと思う。それでは、そうした共感はペットロスのような問題にかぎられていて、ウタ・フリスが言うように、心を介した心理的・志向的共感という点では弱いということなのだろうか。

このグループを観察しはじめて間もないころ、あるアバターが対人関係の不安とストレスを訴えたることがあった。するとアニスは早速、自分の体験を語りはじめた。彼女の場合は、社交が求められるような場に行かなければならないときは、仲のよい定型発達者の友達に一緒に行ってもらい、自分とその場のクッションになってもらうのだという。そしてその友達の反応や行動を見ながら、自分が取るべき行動を考えるそうだ。すると他のアバターが、まずセカンドライフのなかでいろいろな場所やグループを訪ねて、社交の練習をすると、実社会でも少しは不安を減らせるよ、と言いだした。これらの会話は、クッチャに向けられた無条件の情感的共感とは異なるが、その場の会話においては、初めの質問者に志向的で、適切な共感であり反応であるように思う。

こうした会話が成り立つ要因として、まず一つには、自閉症スペクトラムの人々は、この自助グループのように、共感の前提となる自閉症という共通の仲間意識が存在し、似かよった経験を共有している場合には、スムーズに共感をこめた会話が可能だと言える。[32] 二つめの大きな理由は、このグループの場合、コンピュータとアバターを介して感覚へのさまざまな過剰負荷を減らすことで、実社会での交際の場で同情や共感を表現することを妨げている要因を減らしているということもある。アニスに言わせれば、共感の心がないというより「社会的、交際的な技能の問題」が大きいという。それは知覚異常とも関連する。たとえば現実世界では他者の顔の表情が示す感情が読みとれないということは、大きなハンディだ。

職場や学校などNTと非NTがまざりあう実社会の場においては、その共感の前提となる認知上の共通のフレームワークがない。自閉症の人々にとっては、定型発達者である他者の感じている世界への想像力や理解力が必要となる場面が多い。そうした場では、自閉症の人は想像力のマイノリティである。交際上のルールのみならず、認知的な場における想像力の形まで仕切っているのはNTだ。しかもNTたちは交流の場でカンを働かせて、たとえば相手にとって何が悲しみやストレスの原因になっているかを感じ取ることができる。同じタイミングでそれを感じることができない自閉症スペクトラムの人々にとって、共感の言葉を適当なタイミングで表すには、アクロバットのような技能が必要となる。

まず問題（同情や共感すべき事態）の認識に時間がかかるし、わからない場合もある。つまり実際に問題なのは、共感する情感の有無ではなく、暗黙の認知のフレームワークに支えられたこの想像力の幅と領域なのかもしれない。自閉症の人々が対人関係や社会関係に関して他者の心を想像する際に困難を感じるのは、そこにすれ違いがあることに起因しているのかもしれない。しかも実際の社交の場では、その共感や同情の気持ちをタイミングよく最適な言葉で表さなくてはならないが、これも自閉症の人にとってはかなり難しい交際技法だ。同情するという気持ち自体がないようにみえる場合もあるかもしれない。前にロボット学の言葉、「不気味の谷」を使って、高機能自閉症の人々が定型発達者の人々と見分けにくいがために、かえっていじめられ嫌がられることがあるという、ある自閉症のアバターの意見を紹介した（一八六ページ）。実はこのいちばん不気味な部分は、定型発達者と自閉症者が同じ場所に立ち、同じものを見ていても、彼らの認識のフレームワークが完全には重なっていないということかもしれない。

アバターたちの会話にはいろいろと考えさせられる題材が含まれていたが、次に紹介するトーマスの考え方も、このすれ違いに関連したものだ。

他者の心が読めないのは、お互い様

トーマスというアバターは、饒舌ではないが、簡潔な言葉で正確な観察や温かい共感を示す人だ。年齢三十代前半くらい、アスペルガーと診断されており、このグループの常連だ。トーマスは温かい家庭で理解ある母親のもとで成長したようで、自立したいまも、家族とはとてもよい関係を保っている。そのせいか、常識的で自己肯定感のある、とても落ち着いた人という印象を受ける。自らの経験をエモーショナルに話す他のアバターもいるが、トーマスはどちらかと言えば、事実・事象に即して経験を語るのが好きなようだ。そのコメントはいつも思慮深い。意見を求められてもすぐに自分の考えを正確に表現できないときは、「ちょっと待って、いままとめているから」と言い、しばらくするとよく練られた賢明な言葉が返ってくる。その意味では典型的なアスペルガーの人のようにみえる。

そのトーマスがこう語った。「普通の人たちにいちばん知ってもらいたいのは、彼らが僕たちの感情を読み取ることができないとしても、それは僕たちにそうした感情がないわけではない、ということさ」。「多くの人は、人間が他者の情緒や感情の表現を読み取る際に、どれほど複雑な心理的プロセスを経ているかをきちんと理解していない。そして、もし他者の心が直感で察することができると、あたかも他者のソウル（魂、心よりさらに深いもの）にダイレクトにつながったように感じるのだと思

う。そして（NTは）自閉症の人の感情が読み取れないと、ソウル自体がないと思ってしまう」。トーマスは、まるで心理学か哲学の先生のように言った。「でも、箱の中が見えないからといって、中身がないことにはならないだろう？」

たしかにトーマスの指摘は、一部のアスペルガーの人と定型発達者とのあいだでよく起きる摩擦をよく説明している。一般にアスペルガーと言っても、いろいろなタイプの人がいる。普通の人なら悲しんだり怒り出したりしてもおかしくないような事柄、たとえば近親者が深刻な病気になるとか自分が仕事を失うといった場面で、一部のアスペルガーの人は驚くほどクールに反応して、定型発達者からすると、この人は魂がないのか、ロボットなのかと思う場合もある。反対に、あまりに冷静な反応に、よほど人生を悟った人なのか、と誤解されることもある。

高機能自閉症の人は、ほとんどの場合、魂のないロボットでもなければ、悟りきった人でもない。だがその反応があまり意外なものだと、NT側が自閉症の人の感情を読めないために、逆に彼らの心を考えすぎてしまう場合もある。NT側が、隠された意図やネガティブな感情が（トーマスの言う）「箱の中」に隠されているのではないかと、ぐるぐる考えて疑ってしまうからだ。そうした他者のメンタルを推測する方程式は、普通、人口の大多数を占める定型発達者どうしの交際の経験から導かれた推測だ。たとえば、その近親者がよほど嫌いだったのか？　実は恨みの感情を抱いていたのではないか？　二人のあいだに何か揉め事があったのか？　仕事の場合だと、職場でよっぽど嫌なことがあったのか？　といった調子だ。定型発達者側は職場などでも、あれこれとアスペルガーの人の気持ちに余計な想像をし、心理的エネルギーをすり減らして疲れはててしまうことがある。アスペルガー自身は「しかたがない」と思っているだけかもしれないのに。これは職場や家庭などの日常的な場でも起こりうるすれ違いだ。

自閉症の人は他者との交流の際に、ジェスチャーや表情などのさまざまな行為や、微妙な話し方や遠回しな言い方、話のタイミングなど、言葉の文字通りの意味以外のニュアンス（「社会的合図＝ソーシャル・キュー」と総称される）を読みにくいという定説がある。言語外の社会的合図の読み取りの難しさは、自閉症アバターたちもよく話題にしている。

だが、このトーマスの視点が面白いのは、その逆の方向もあると指摘していることだ。つまり、他者の心を察することができないのは、自閉症の人だけの問題ではなく、定型発達者の人も同じように自閉症の人の心が読めないのだ。そして、相手の気持ちが読めないと心がつながらないと思っているが、それはお互い様ではないか、ということだ。

では、自閉症スペクトラムの人々の側からＮＴの心を観察・分析すると、どういうことになるのだろうか。

ある日ウッディが、「ＮＴって、どんなふうに考えているんだろう。絵では考えないんだよね？」と言い出した。ウッディは比較的最近になってアスペルガーと診断されたので、自閉症についての知識がそれほどあるわけではないようだ。また重い病気のため外に出られないので対人関係の経験も豊富なほうではない。「僕はどんな知覚・感覚からの情報も、まずアスペルガーにとってもっとも得意なビジュアルで処理してから受け取ろうとする。NTがそうしないとすると、彼らはどうやって情報を処理しているのだろう?」

アニスが「いい質問だわ、答えはわからないけれど」と受ける。

オーウェンがディスカッションに参戦する。「どうもNTたちは脳の感情を処理するセンターと大脳皮質の連携がわれわれよりもずっと速いらしいよ」

ウッディが驚いた様子で言う。「NTはエモーションで情報を処理するの?」

オーウェン「そうだよ。とくにソーシャル・キューについてはね。NTたちは面と向かっての交際上のほとんどの情報は、身振りとかソーシャル・キューを通じて情報を処理しているようだ」

情緒的意味を伝える社会的合図が理解できず、その場にふさわしい反応を見極めることに困難な傾向のある自閉症スペクトラムの人々にとっては、ソーシャル・キューが中心となる情緒的な会話はとても居心地が悪い。ウッディの結論は「ということは、僕たちはなかなか彼らNTの頭の働き方がわからないし、彼らは僕らのことが理解できないってことだね」というものだった[33]。

アニスは、エモーションが情報を処理するうえで役に立つというNTのコミュニケーション技術が、「NTにとって理性的、合理的な判断をすることの邪魔をしているのではないかしら」と言い出した。感情に邪魔されて理性的で正しい判断ができないことがあるのはNT独特の社会性の問題だ、というわけだ。もちろん自閉症の人にエモーションがないわけではない。ないようにみえるとすれば、むしろ情報をその場ですぐに感じ取ったり適切に表現したりすることが難しいという身体に根ざした知覚感覚の違いと社会的技術の問題だ。しかしアニスは、自分たちには、エモーションと合理的な判断を混在させないことが可能だと思っているようだった。

オーウェンは、ＮＴにはＮＴ特有の社会性の弱点があり、自閉症当事者には自閉症当事者特有のコミュニケーションの問題があると考えているようだった。たとえば自閉症の人々のなかには、運動感覚を司る脳の働きがかなりゆっくりしていて、目と手の動きの連携がうまくいかない人もいるが、これは多くの仕事ではＮＴと比べてかなり不利になる。ファストフードの店で販売員としてハンバーガーを売る際には、多くの場面で目と手の素早い連携が必要となる。もちろん視覚と身体能力の連携力は、同じ自閉症当事者でも人によってかなり違うのだが。

というわけで、アニスはちょっとユーモアを交えてこう言った。

「私たちアスペルガーのなかから身体能力が比較的高い人を選んで、消防や救急の緊急部隊に配置するというのはどうかしら。彼らはどんな緊急事態でもエモーションに心を乱されずに最適な判断ができるだろうから、理想的じゃないかしら？」

ルールをめぐる態度のすれ違い

アニスが自分の癖として気がついていたように、ルールに従うことが好きだというアスペルガーの人は多い。そして彼らは細部に注力して、さらにルールをシステム化する。全体を感覚的に見通し、トップダウンで細部の意味を決めていくという定型発達者の方向とは、情報処理の方向性が違う。

高機能自閉症の人々の手記を読むと、彼らは、細かな部分に注意が引きつけられるような独特の認知の特徴を持っていることがしばしば語られる。それは、テンプル・グランディンの「絵で考える」という言い方にもよく表れているように、視覚との関係で語られることが多い。そして自閉症の人には、完成した全体の絵を見ながらジグソーパズルを仕上げるのではなく、隣り合ったパーツの形や色だけに注意して仕上げる人がいるという。また視覚だけではなく、たとえば音を聞いただけで電気掃除機のブランドを言い当てることができる、聴覚優位の人もいる。

この細部や局所に引き寄せられる特徴に注目して自閉症を捉えようとする仮説に、心理学者のウタ・フリスなどが提唱してきた「弱い中枢性統合（Weak-Central-Coherence）」理論がある。この仮説は、高機能自閉症の人は細部への卓越した注意力と記憶力を示すことが多いが、全体像を捉えたり核心をついた要点を見通すことに弱いと考える。視覚では、ディテールに強いがグローバルに見ることが弱くて、それがいわゆる「木を見て森を見ず」という傾向に現れやすいという考え方だ。定型発達者と自閉症の人が、部分と全体を見通すために異なる方法を採っているという点に注目した、学界でも影響力の強い仮説だ。

大人になった自閉症スペクトラムの人々のセラピーに従事してきた精神科医の内海健は、フリスらの用語を援用して高機能自閉症スペクトラムの人々にみられるこの傾向を「ボトムアップ型の優位」と呼び、トップダウン型の情報処理の実際と、臨床例を通じて対比している。それによると、定型発達者は新しい環境に入ると細かいところから少しずつ様子を見ていくが、やがて経験を束ねて見通しをつけると、トップダウン型の情報処理をするようになるという。その大まかな見通しによって、次々と起こる事象を解釈していく。たとえば、個々の顔面筋の動きからはわからない「表情」というまとまりの見通しをつけるとか、学校ならクラス全体の「雰囲気」を読み取って俯瞰機能を立ちあげ、どう行動するべきかの「指針」とするといったことだ。

一方、自閉症スペクトラムの人に多いボトムアップ型の情報処理を行う人だと、この直感的俯瞰が立ち上がりにくい。他者の反応におかまいなくシステムの完璧化、それもアバウトに状況をくれず細部の完璧化に注力していく場合がある。(34) こうした細部へのこだわりも、全体をシステム化するには細部を完璧にしなくてはならないと考えているのだと捉えれば、必ずしもネガティブな思考とは言えない。たとえばコンピュータプログラムのバグを驚くほど素早く見つけられるのは、このようなボトムアップ型の思考法を持った人かもしれない。認知が細部に引き寄せられ、ボトムアップで全体をシステム化していくという頭の働き方は、仕事の領域や目的によってはとても有効な場合がある。定型発達者がトップダウン式に物事を見通す傾向のせいで、どうしても既成概念にとらわれてしまう場合があるのに対し、自閉症の人は常識にとらわれない処理ができる場合もある。その結果、思いもかけないような部分と部分の組み合わせを考えて、創造的な仕事ができる場合もある。

細部にフォーカスする知覚・認知のありかたと、比較的弱いグローバルな中枢性統合というこの指摘は、感覚・知覚にも開いた仮説で、「お腹がすいた」という感覚の自然な統合ができないという、前に述べた自閉症当事者の感覚(一六二ページ)とも合致する部分がある。しかしこうした統合の弱さは、誰にでも観察できるものではない。いまではその理論の提唱者であるフリスやF・ハッペなども、その後のさまざまな検証や実験をふまえて、次の三つの点で修正の必要があると言っている。

第一に、自閉症の人々が必ずしもグローバルな統合に弱いとはかぎらないと認めたことである。むしろ細部の分析・注意があまりにも得意なので、グローバルな統合が比較的弱くみえるだけかもしれない。また第二に、グローバルな意味の統合よりまず細部に注意が引きつけられるとしても、それは欠落というより一つの認知スタイルだと考えられるようになったこと。第三に、もともとこの仮説は「弱い中枢性統合」が、その他の特徴よりも重要な認知能力上の欠如であり、この仮説によって他の症状も説明できると考えていたが、いまでは他の特徴と並ぶ症状の一つであると考えるようになったこと。細部に注意を向け、その積み重ねのなかで、全体をじっくり見渡す視点を獲得しようとする高機能自閉症の人は、時間をかけて回り道をしたとしても、物事の全体像をユニークな形でつかむ場合がある[35]。

ところで細部に注意を払い、その一つひとつそろえてリストを埋めていくような認知の積み重ねによって全体を把握しようとするボトムアップ型の思考法を、心理学者のバロン＝コーエンはシステム化を好む傾向と解釈している。たとえば「環境のシステム化」では「部屋のものがいつも同じ場所にあることを強く求める」という傾向につながり、「道徳的システム化」では「他者が社会的なルールに従うことを強く求める」ような方向に働くという。その結果、意図せずとも周囲の人に大きな影響を与え、その人たちをコントロールすることになる場合もある。このため、アスペルガーの人が、社会である種のパワーを持つ立場にいると、周りの人はこのルールに従うことになる。問題は、本人には自分の言動が周囲にどのように解釈され、またどのような反応を呼び起こすかが、見えにくいという点だ。もちろん、いつまでもそれに気がつかない自閉症の人もいるが、周囲のネガティブなリアクションや人間関係のほころびによって初めてそれに気づき、自分もとても傷ついてしまう人も多い。

だからこそアニスは、完璧に語ること自体を目的化しないというルールをわざわざつくり、チャットで司会を務めるときの戒めとしていた。これは自己の性格をよく分析しているからこそ可能な実に賢いやり方だ。つまり、システム化・ルール化を好むという自分の性向を見極めて、そのルール化を自己目的化しない、というルールをつくり上げたのだから。

テンプル・グランディンとショーン・バロン（Sean Barron）という、異なるタイプの二人のアスペルガー当事者が、アスペルガーの人が社会で生きていくうえで学んでほしい交際上の暗黙のルールについて、自己の成長と経験を通して語った『自閉症スペクトラム障害のある人が才能をいかすための人間関係10のルール』[36]という本がある。いちばん最初に紹介される「ルール」は皮肉にも、「ルールは絶対ではない。状況と人によりけりである」という原則だ。ルールを相対化し、柔軟さが必要なことを説いている。二番目のルールが「大きな目でみれば、すべてのことが等しく重要なわけではない」。自閉症の人は、文字通りすべての状況を同じ強さで経験するため、ここはそれほど厳密に守らなくてもいいというような判断ができないことがある。三番目のルールは、「人は誰でも間違いを犯す。一度の失敗ですべてが台無しになるわけではない」というものだ。これは完璧主義の自閉症の人の場合、自分の思うような完璧な水準に至らないとすべてを投げ捨ててしまうことがあるからだ。
そして四番目のルールが「正直と社交辞令を使いこなす」というものだ。実はこの四番目のルールは、この自助グループでもよく話題になっていた。

社交辞令と正直——NTとのすれ違い

ニューロティピカル（NT）の定型発達者と自閉症の自分たちの世界を比べる、すなわちNTと非NTとを比べる語りは、このグループの人々にとってある意味もっともよくある話の種だ。それは、仕事の後にサラリーマンたちが居酒屋に集い、「部長はどうして、ああなんだ……」といった愚痴を言うのに似ている。それほど敵意は深くなくて、どちらかと言えば、「困惑」という言葉が似合いそうだ。そうした際によく話題になるのが、NTたちの社交辞令やまわりくどいあいまいな言い方が嫌だ、という感想だ。

コーリィというアバターが、セカンドライフでのNTアバターとの行き違いについて話し出した。このアバターはセカンドライフ内に建物を建てて店を持っていたようなのだが（セカンドライフ内には、アバターが使うファッションアイテムやアバターの家を飾るためのパーツや家具などを販売する多くの店がある）、コーリィの店は、その土地（つまりシム）を所有しているNTから「借地」していたらしい。そこは商店街のようになっていたようだ。つまりテナントの店というわけだ。店の飾り付けも終わるころになって、そのNTから、「ビジネスがうまくいかないから商店街をクローズするので出て行ってほしい」と言われてしまった。しかたなくそうすると、彼女が持っていた店のあたりをほしがっていた他の人に、シム全体が販売されたと、あとになって判明した。

コーリィはこのことに困惑し傷ついたようだ。「私は正直が好きだ。はっきり言ってくれれば出て行ってあげたのに」。

別のアバターが、「そうそう、それよ。NTたちの癖でいちばん嫌なのは、物事をはっきりストレートに言わないで、社会的ゲームをプレイするように振る舞うことね」と続ける。

人を大きく傷つける可能性のあるときは、真実を少しなら曲げてもいい――これはNTのあいだで、ごく普通の暗黙の社交ルールだろう。だから就職活動で送られてくる断りの手紙には、その理由は書いていないし、まわりくどい丁寧語が並んでいる。言葉を額面通り受け取る傾向のある自閉症の人々は、こうした社交辞令を、ストレートにモノを言わないNTのコミュニケーションスタイルのいちばんの問題と考えるのだ。婉曲表現とか、英語でよく使われる二重否定表現も苦手、という人もいるのだ[37]。このことは、アスペルガーの人と話す場合は、察してくれというあいまいな表現に頼ったりせず、言葉を尽くして率直に話したほうがよいということだろう。

あるタイプのアスペルガーの人と現実世界で話すときによく感じるのは、ピュアで正直、裏表がないという印象だ。しかし裏表がないということは逆に言うと、物事をさまざまな角度から見るメンタルな余裕というか想像力がない、ということでもある[38]。そのため、彼らには社交辞令の陰に隠された意図だとか、言外の意味がわかりにくい。職場など、さまざまな人や情報が錯綜する混沌のなかでやるべきことを自分で感得し、同僚たちとコーディネートしながら何かをやりとげるというようなあいまいな状況は、どうしても苦手だ。物事の細部にまず注意がいき、さらにそれを法則化することに注力し、すべてにつき白か黒か、二者選択的な思考をしてしまう傾向がある人が多いのだ。ここはNTも非NTもお互いの思考方法の特徴を理解して、それぞれの特長を活かせるようになるといいのだが、そのためにはやはり定型発達者の側でも、自閉症スペクトラムの人々の考え方や感じ方をもっと知っていくことが重要だろう。

感覚過敏は感覚情報の過剰負担

感覚過敏、身体感覚の異常などはほとんどすべてのアバターたちから、日常生活における深刻な問題として繰り返し語られている。

自閉症当事者と他者とのコミュニケーションや対人関係の問題は、本人の問題だけでなく、それぞれが置かれた社会的立場や生育環境など、ありとあらゆる複雑な要素が関係して表出してくる。そうした社会との接点の問題はもちろんこの自助グループでも話題になるが、必ずしも本人だけの問題で収まらないので、その現れ方もさまざまだ。そのせいか、家族や職場などの問題を持ち込む人は比較的少ない。一方、感覚の問題は、人々の感覚異常の種類や度合い、表出の仕方に違いはあっても、このグループの人々はほとんどみな何かの形で知覚の異常・過敏をかかえているため、誰もが興味を持っていて、すぐに共感できる。

たとえば、聴覚や視覚に過敏性が出ている人はとても多い。でも触感の過敏さもよくある現象だ。ある日アニスが、「うちのダンナが言うには、私はアンデルセン童話の『エンドウ豆の上に寝たお姫さま』そのものなんだって！　洋服についている（品質表示などの）小さなタグも大嫌い」と言い出すと、早速そこにいたアバターのケールが、ファスナーが触れる感覚が嫌だと、反応してきた。「私もタグ大嫌い、ドレスのファスナーもとても嫌だわ。だいたいドレスにどうしてファスナーが必要なのよ」という具合だ。このような会話は認知的な仲間意識を養うことにもなる。

このような感覚過敏の症状が、実は感覚情報の過剰負担に他ならないことは、いくつかのアバターの語りからはっきりしている。たとえばウッディは複数の感覚の過敏をかかえているが、特に視覚過敏について、それをかなりの程度までコントロールする方法を見つけた。それがまさに、過剰に負荷された視覚情報を、意図的に減らす方法なのだ。ウッディはこう語る。

「僕は朝、ベッドから起きたときに片目をつぶって、もう片方の開けているほうの目でチューブの中を覗く。たったこれだけだけれど、どういうわけかこのチューブメソッドで、視覚のオーバーロードを防ぐことができるんだ。そうすると、こんどはその他の身体感覚——たとえば心臓の鼓動——をちゃんと感じられるようになる」

ウッディの場合は視野が広すぎ、また細かいところまで鮮明に情報を得られるような優れた視覚を持っているようだった。しかし一つの知覚のモジュールにあまりに過重がかかると、他の感覚に影響してうまく感じられなくなるという話は、他のアバターからも聞くことがあった。このチューブメソッドで視覚情報の量を少なくすると、他の感覚も正常に機能しはじめるらしい。

「そして次に呼吸をゆっくりさせて、心拍数を落ち着かせる。僕は若いころ、まだME（筋痛性脳脊髄炎）になる前、これからいろんな人に会う予定がある前とか、会っている最中とかに、この方法で心拍数を落ち着かせることができたんだ。でもMEのせいで、感覚の過敏の程度がさらにひどくなりすぎて感覚が過重負担状態になり、メンタルの集中度に響いてしまうことがあったんだ。それがこのチューブトリックのおかげで楽になった」

この話を聞いてから、私はこんなことを考えた。ニューヨークの自宅近くのセントラルパークのあたりを走っている観光客向けの馬車の馬は、みな目の横に視界を狭める覆い馬具をつけている。ニューヨークの雑踏で、周りの風景や車に驚かないようにするためだ。目の横を覆う馬具にはちょっとした飾りが付いていたりして、横から見ると、女性のおしゃれなメガネをかけたみたいだ。馬は目が顔の横のほうについているし、進化のなかで後方から襲われることを避けてきたためか、ものすごく視野が広くて、一説によると視界は三五〇度もあるという。そのため競馬でも周りの馬や景色、物の影に気をとられず前に進むことに集中するように、視界をわざと狭めるあの馬具をつけるわけだ。動物の視界について考えていると、絵で考え視覚も発達していたテンプル・グランディンが、動物行動学の専門家となったことも納得がいく。

ところで、ここでは日本語になじまないので「過敏」としたが、アバターたちは実際には、「センソリー・オーバーロード（感覚過剰負荷）」という言葉を使うことが多い。つまり、感覚情報を過剰に受けすぎているということだろう。このチューブトリックの話を聞くと、感覚情報が過剰に負荷されるという言葉を好むアバターたちの感じも、わかるのではないだろうか。実際、過剰なる視覚情報をチューブによって少なくする方法は、視覚情報のインプット量を意識的に減らしているのだと思う。情報の過剰負荷は、感覚「過敏」にもなれば「鈍麻」(低反応)ともなりえる。一つの感覚情報が適切な量になると他の感覚もクリアになり、思考もよりコントロールされるということだろう。

アニスも感覚の問題については、感覚情報の過重負荷というイメージを持っているようだ。そして、自分の感覚異常を説明するときも、「回線容量の問題」というメタファーをよく使っていた。インターネットの時代、回線容量が足りないと、写真をダウンロードしたり動画を楽しんだりするのになにかと不便だ。彼女は自分の感覚情報の「回線容量」に限界があると感じている。セカンドライフが楽なのは、余計な感覚情報のノイズや過大なメモリが除かれているので、低い回線容量でも十分に対応できるからだ、という言い方をしていた。そして、彼女にとっては感覚情報を処理するうえで回線容量の負荷が大きいのは、アイ・コンタクトをとることだったりするから、表情に乏しいアバターどうしの交流は楽だった。

一方、ラディアントは、自分の感覚過敏を「ハイパーセンス」という用語で表現していた。つまりモノが見えすぎたり聞こえすぎたりするため、結局、知覚に異常が出るということだ。また、前に登場してもらったマーガレットは自分の視野の広さについて、「普通の人々は、自分の周辺視野のあたりを意識的に見ないようにして、見るべきものにフォーカスしているんだと思うけど、私はそういうことはしない」と語っていた。つまり感覚に異常があるといっても、目が見えないとか耳が聞こえないという器質的なことが問題の本質ではなく、脳が処理できる限界を超えて、感覚情報を過剰に取得しているのだと感じている人が多かった。

複数のモジュールの感覚を同時に処理することが難しい、と語る人もいた。たとえば、話を聞きながらメモをとるといった、学生なら誰もがやらなくてはならないことが難しい人もいる。アニスは、「私は感覚のチャネルは、いちどに一つずつ使うってタイプみたい」と言っていた。その場にいた他のアバターも、「僕もそうだよ」とすぐ反応した。どうも彼らの「ハイパーセンス」は、こうした複数の感覚モジュールの並行プロセスの難しさを常に味わっているようで、そのことに気づく頻度もとても多いようだった。この感覚過敏や異常を抑えて人と交流できることが、仮想空間が自閉症アバターたちにとってのオアシスというか、最大のメリットと感じられているようだ。ウッディは言う。

「（セカンドライフでは）まず音量を絞ることができるし、他の人たちが勝手に近づいてくることもない。空気が動いたり、匂いがしたり、埃が舞ったり、虫の音がしたり、強い光に邪魔されることがない。それに、椅子に体を預けていられるから転んだりしないし、何かに寄りかかったり横になっていながらでも空間（仮想）を動きまわって探検することができる。そのうえ、僕の場合は、話すより書くほうが、ずっと上手にコミュニケーションできるんだ」

空気の動きや匂いや埃までが知覚の邪魔をするという彼らのデリケートな感性は、定型発達者にはなかなかわかりにくい。しかしこのグループの参加者のほぼすべてが、さまざまな感覚過敏や、感覚過剰が引き金となって起きる発作を経験している。ある人にとって勉強に集中できる光の強さは、他の人にとっては強すぎたり弱すぎたりするし、チラチラしてだめだという人も、もちろんいる。音は特に難しく、ある人はノイズキャンセリングのヘッドホンをつけるとよく集中できるけれど、ノイズキャンセリングもそのための音を出しているので受けつけないという人もいる。そして何より、感覚は体調によって左右されやすい。

そうかと思うと、驚くほどの嗅覚を持っている人もいた。「僕は、人が風邪やインフルエンザにかかっていたりすると、その匂いですぐにわかる」と、あるアバターが言い出した。犬に病気の判断をさせるように訓練するという話は聞いたことがあるけれど、とみながびっくりしていると、こんどは別のアバターが、「僕は動物の匂いに敏感だ。レストランが不潔で、ネズミがゴミ箱のあたりを走りまわっているような店は匂いですぐわかるから、そういうレストランには入らないんだ」と話しだした。

みなはもういちど驚いて、「へえ、なかなか便利な感覚過敏ね」と感心していた。このように一口に感覚過敏といっても、その表れ方は、当事者どうしでもこのグループのような体験交換の場がないと想像がつかないくらい、多様性に満ちているのだ。

こうした自閉症の人の感覚過敏に対応しようという興味深い取り組みが、さまざまなところで始まっている。たとえば、英国マンチェスターのとあるスーパーマーケットでは、自閉症フレンドリーなストアをめざして、「静かな時間」を毎週一度、実験的に設けているという。そのときだけは機械音を発生させるエスカレーターを止め、店内放送や店内の動画ディスプレイをやめるといった簡単なことだが、特に自閉症児をかかえる家族に好評なのだという。感覚過敏で、急に発作的に騒ぎ出してコントロールできなくなる自閉症の子供も多いからだ。実際、音に加えて明るすぎる照明やさまざまな匂いなど、「情報過多」なスーパーマーケットは、自閉症の感覚過敏な大人にとっても過酷な環境だ。それでも、大人になった自閉症の人はこの感覚過敏と、彼らに時々訪れるパニック的反応や「メルトダウン」との関係をよく自覚している人が多いが、子供の場合、その関係性がまだ自覚できないので、パニックを起こしやすい。自閉症フレンドリーな環境は、このように比較的簡単なことで手がつけられることがある。

過剰負荷で自己をコントロールできなくなるメルトダウン

ある日、美しい緑の羽を持つアバターがおずおずと言い出した。

「僕は最近何回もメルトダウンを経験したんだ。メルトダウンってわかるよね?」

そこにいたほとんど全員が「イエス、イエス」と言いながら、彼の発言を促した。

「僕はメルトダウンしたときの自分が好きじゃない。それに、ほかにもいろいろな連鎖反応が起きて、悪いサイクルに陥ってしまう……」

他のアバターがその言葉を受けて続けた。

「私だってメルトダウンしたときの自分は、正直嫌いだわ。でもそのときに大切なことは、メルトダウンしたときの私たちって、（本当の自分ではなく）苦痛に対して純粋に本能的な存在でしかない（感情に覆われて心と体のコントロールが利かない）のだと、知ることだと思う。だから、私はどうすればこのメルトダウンを防げるか、あるいはそれをできるだけ減らせるかについて、考えるようにしているの」

「メルトダウン」は、日本語では通常「発作」とか「パニック」と言われていて、自分の力ではコントロールできない状態のことを指す。自閉症の人々は、子供のころからこの状態を経験する人が多い。メルトダウンという言葉は、日本では東京電力の福島第一原子力発電所で起きたことを指す言葉として広く知られるようになったため、私たちにとってはいかにも禍々《まがまが》しく聞こえてしまう。しかし、アバターたちの言う「メルトダウン」とは、日本語の「発作」という言葉より、自閉症当事者が自分をコントロールできない状態に陥ったときの感じをうまく捉えているのかもしれない。自分のなかのさまざまなモジュールが過剰負荷の状態になり、内側からコントロールするメカニズムが崩れ、ついに自分の全体がコントロール不能になるという感じだ。

別のアバターは同じことを、「シャットダウン」と言っていた。まず、ビジュアルな部分とか一部の感覚が、メモリ不足に陥ったときのようにざらついた感じになる。まるで壊れたテレビの画面のように視覚情報が不安定で不鮮明になる人もいれば、頭が壊れそうになるくらいの音に悩まされる人もいる。それがひどくなると、コンピュータのシャットダウンのように、エネルギーがすべて切れたような感じになるのだという。マーガレットに言わせると、完全にシャットダウンすると生命が危険な

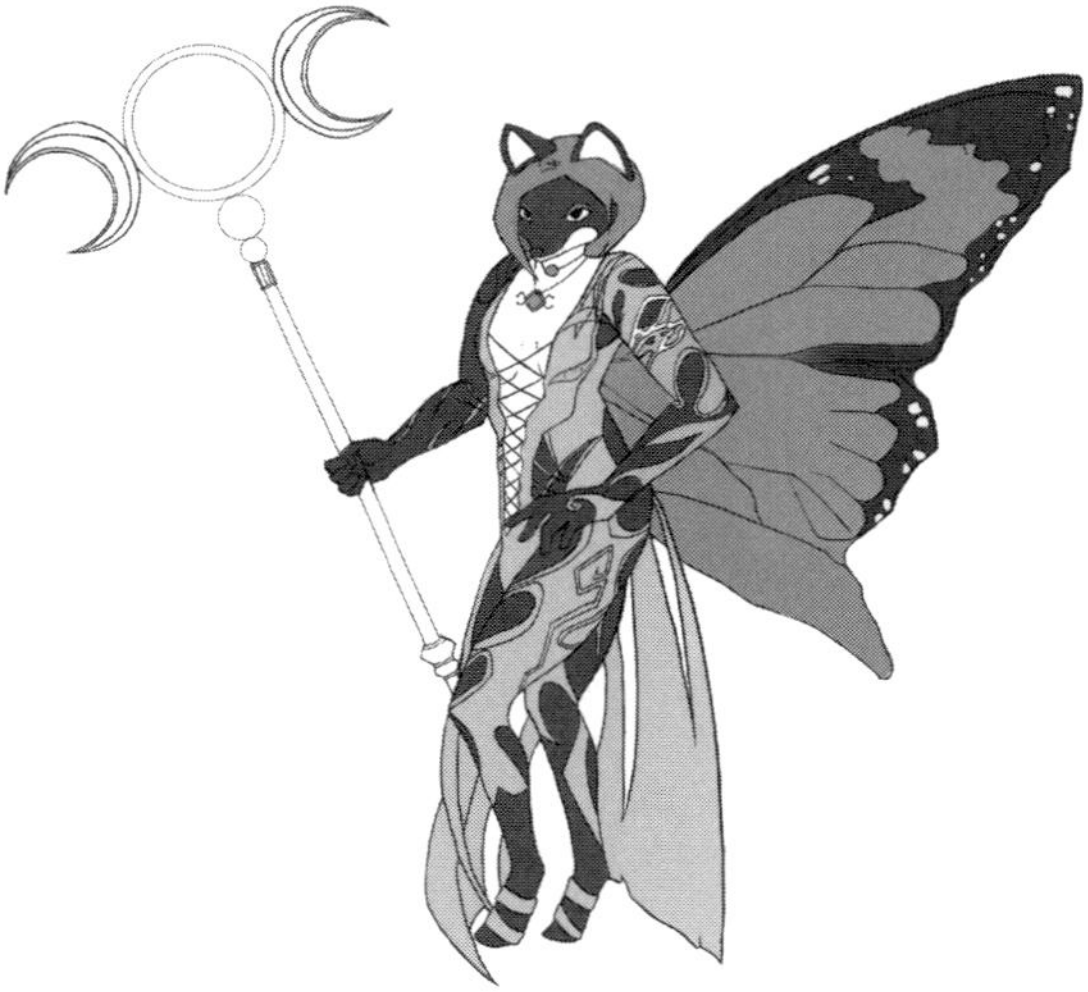

独特の感性のファンタジー系アバターの一例。あるファンタジーノベルに着想を得ている。イラスト：Lucia Deng.

ので、正確にはほんの少しの予備エネルギーが残っているような感じになるそうだ。

常に明晰なウッディに、感覚情報の過剰負荷とメルトダウンの感じをどう捉えているか、聞いてみた。

「まず感覚過剰のストレスは常に存在する。そこに認知的なストレスが加わると、ますます過剰負荷の感じが強くなる。そこにエモーショナルなストレスが重なると、ほんとうに傷つくし、結果的に自分の心身を機能させるのが難しくなるけれど、いわゆる感覚の過剰負荷とは違う感じ――ちょうど自分が霧のなかに降りていくような感じ――になると言ったらいいかな。決定的に感覚が過剰負荷になるときは、まるで急ブレーキをかけて一気にフリーズしてしまう感じ。映画のスクリーンをいっぺんに下ろしてしまったというか……。そしてメルトダウンがくるんだ」と、丁寧に説明してくれた。彼の場合、エモーショナルな出来事でもゆっくりとした機能不全が起きる。一方、感覚情報の過剰負荷の場合はもっと切迫していて、急にメルトダウンが起きるのだという。

あるアバターが、「今日はうまく過剰負荷を予防できた」と言い出した。みなが興味を持って聞いてみると、それは比較的簡単なことだった。病院の受付で行き違いがあり、彼女は、頭のなかがいっぱいになってしまった。受付の途中でその場を離れるのがよくないことだとわかっていたけれど、自分がコントロールできなくなる前に、その場所から立ち去ることができたのは正解だった。このような場合は、ストレスの元となる場所から離れることは賢い選択だ。しかし、聴覚情報などの環境からくる感覚情報の過剰負荷の場合は、その場を離れることすら難しいことがある。

予測の困難からくる不安

そもそも私たちの日常生活は、毎日が予測できない出来事の連続だ。人も世の中も変化し、私たちは何一つたしかなものはなく変化するものに囲まれて生きている。定型発達の人は、ある程度予測できなくても大雑把にその場で対応して日常を送っている。ところが、自閉症の人には、こうした予測しがたい変化を受け入れて柔軟に対応することが苦手な人が多い。

あるアバターが、「予測できないことに対する不安が、自閉症の症状の中心である」という理論を、メンバーに紹介したことがある。これは自閉症的な脳内世界を「予測困難からの障害（Predictive

Impairments）」と考えるパワン・シンハ（Pawan Shinha）ら、ＭＩＴ（マサチューセッツ工科大学）の研究者たちが提唱した理論だ。[39] さまざまな形で現れる自閉症の症状を理解するうえでいちばんの鍵となるのは、自閉症の人々が抱く「予測の困難からくる不安」にあるという捉え方だ。結果的に自閉症の人々は、いつ何が起きるかわからない、魔法の世界を体験しているようなものだと考える研究者たちは、この理論を「マジカルワード理論」というニックネームで呼んでいる。[40] アバターのなかにはこれは自分の経験をよく表していると言う人もいたが、科学者は当事者ではないから感覚過敏の切実さがわからない、感覚の問題まで予測困難からくる不安ですべてを説明するのは無理なのだと大反対の人もいて、議論は沸騰した。

先のことが予測できずに不安になる状態に陥らないようにするには、行動自体をなるべく同一にすればよい。たとえば食べるもの、モノの位置、物事の手順、衣服などを同じようにする。そうすれば、予測することが難しい事態を避けることができるからだ。予測困難からくる不安が自閉症的な症状の基礎であるか、それとも自閉症的な脳の働きの現れの一つにすぎないのかについてはなんとも言えないが、常同行動との関係はありそうだ。

だいぶ前に、ウッディに自分とＮＴとの違いをどうみるかについて聞いてみたところ、情報処理の観点から、とても濃密で抽象的な言葉で答えてくれたことがある。

「僕は自分の能力を通して外部を認識し、学習しているわけだけれど、その過程で外部を自分のなかに取り込み、その情報を処理している。でも、僕には次に何から学ぶかとか、何に興味を持つかという選択の過程を自分でうまくコントロールすることができない。もちろん、少しはできるけれど、どこから情報がやってくるかわからない。だから予測せず、ただ希望するのみだ」

抽象的な表現だが、感覚が驚くほど敏感なウッディの場合、外からの情報は時に思わぬ方法で彼の知覚を乗っ取ってしまうほど圧倒的な形でやってくるという経験を語っているように思う。まさにハイパーワールドの渦に入ってしまう。問題は単に知覚が過敏だということではなく、感覚情報の過剰負荷が、ウッディが何を学習し、どんな情報を取り込むかに関する選択の自由を狭めているということだ。感覚過敏の嵐があまりに激しい場合は、興味の幅や行動の範囲を小さくしたり、決まった行動のルーティンを繰り返したりするしかないのかもしれない。前に紹介したウッディの経験を思い出してほしい（一九八-一九九ページ）。キャンパス内の各部署に、自分で順番を決めてコピー用紙を配るという単純きわまりないアルバイトが、彼にとっては実はとても心地よかったという。彼を不安にするような予測しにくい事態が起きにくく、自分で完全に状況をコントロールできる仕事だったからだ。

自閉症のアバターたちにとって仮想空間は、完璧でないにしても、音を調節したりして感覚過敏をフィルターにかけ、それを軽減することで、自分の感覚の癖に適合した環境をつくることができる。予測困難からくる不安を軽減し、それによって仮想空間の豊かさを存分に楽しむことができるのだ。しかし、コンピュータが媒介する世界だけに閉じこもっているわけにはいかず、何らかの形で社会と接触し、対人関係の輪のなかに入っていくことは避けられない。彼らはさまざまな感覚・知覚の特徴からくる制限や問題をかかえながら、どのように現実世界に立ち向かおうとしているのだろうか。

無理はしないが一番か

高機能自閉症の人の行動パターンを定型発達者に近づけることは、意識すればある程度できるようになるケースが多い。だが、無理して世間の期待に応えすぎるのは身体に悪いと語る人もいた。ハナコという、ふんわりと柔らかな印象の女性アバターだ。ハナコは最近、家族のすすめで医療機関を訪れ、アスペルガーと診断されたことで、初めてその視点から自分を見直すようになったのだという。家族にしかわからないような問題もあったのかもしれない。しかし、普段はフルタイムの仕事もしているし、一見自閉症にはみえないのだという。彼女のように「できる人」のフリをしていると、世間の人々の期待が高まりそれに合わせていると、とても疲れてしまう。だから最近は、むしろ意識して、できる人のフリをしないように気をつけているそうだ。

ところで、自閉症自助グループの人々は、自閉症と診断された体験についてあまり細かく語ることはない。子供のころに自閉症と診断された人は、当時のことをあまり覚えていないこともある。比較的最近診断された人も多いが、米国では自閉症の診断を受けることでさまざまなサービスを受ける際に保険が使えるようになるなど、経済的利益に結びつくこともあるので、そうした実際的な方向へと話が向かうことが多かった。しかし大人になってから診断を受けた人には、自分が人と違っていると感じてはいても、何がどう違うのかはっきりとわからなかったけれど、診断名がついたことで腑に落ちたと語る人が何人もいた。また診断前は、アスペルガーについてまったく知識がなかったと語る人もいたが、この人も、いまでは自分の「知覚‐感覚的経験」や「心的経験」をよりよく説明できるようになったので診断はプラスになったと語っていた。

米国では、自閉症は神経回路の個性であるという考え方がかなり広まってきていることもあり、診断をきっかけに、自分がヘンな人間とか努力が足りない人間ではないと考えるようになった、という人もいた。診断を受けることは、自己をよりよく知ることにつながり、自分をコントロールするうえでも役立つようだった。ハナコのように、最近まで自分がアスペルガーであることに気づいていなかったが、診断のおかげで自分が普通であるフリをしてずいぶん無理をしていると気づくことができたと語る人もいた。彼らは、これから自閉症当事者としての新しいアイデンティティと、日常の生活のすりあわせが必要な段階のようにもみえた。

ラディアントの場合は、もう少しはっきりと、こう語る。「社会が期待していることをきちっとやることと、自分の心と体は自分で大事にケアする、ということがあるわよね。でも、(社会の多数派が)誰もがやるべきことだからといって、それに従って長年やっていると体がぼろぼろになってしまうわ」。

このグループに集う高機能の自閉症の人々は、たしかに他人が何を期待し、社会が何を自分に期待しているかという概念がわからないわけではない。つまり、「心の理論」や「心の盲目」説が言うような、サリーとアンの「誤信念課題」のような単純なものはもちろんのこと、知性や推論を使って、もっと複雑な課題を解くこともできるだろう。ラディアントは、社会でどのように行動すれば「普通」にみえるかをよく心得ているし、実際ほぼそのように行動することもできる。だが、普通にできるからといって、それをやりぬくことで自分の心身に影響がないとはかぎらない。時として、身体は心より正直だ。なんとか社会と折り合いをつけて「普通」に行動できたとしても、自分を抑圧して社会の期待に応えようとしていると、体がまず悲鳴をあげる。

感覚情報の過剰負荷からくる感覚過敏・異常は、世界が向こうから感覚を通じて侵蝕してくるので、自分ではどうしようもできない問題が多い。健康を第一に考えるなら、無理をしないほうがいいと言えるだろう。さらに、あまり無理をして適応していると、周りは障害があることがわからないので不気味の谷に落ちてしまうし、周囲の理解を得ることができない。だからかえって自閉症らしく振舞ったほうがいいのでは、と考える人もいた。

ラディアントもそう考える一人だ。「私、地域の自閉症の人ってあんまり知らないんだけど、このごろなるべく意識的に自閉症らしく振る舞うことを増やしているの。……だって無理にそれを隠していて、NTが私の神経に障って我慢できなくなって、筋肉や関節が内側から捻られるまで苦しむより、そのほうがいいじゃない」。

手をひらひらさせたり体をゆするなど、身体表現としてのこだわり行動は、定型発達者の目からみると奇異な感じを受ける。しかしラディアントは、そこにむしろ自閉症のアイデンティティを表現するポジティブな側面があると考えているようだった。彼女は手をひらひらさせるけれど、無理にそうした行動を抑えてストレスをかかえ、抑圧感を募らせるより、自分にとって自然なジェスチャーでそれを表現したほうがいいと考えているのだ。そうしているうちに「手をひらひらさせるという行動も、だんだんそのときの気分を表すそれぞれ別々のやりかたに変化しているの。たとえば、緊張をほぐすためのやりかた、ちょっと怒ったときの手の振りかた、それにちょっとおかしいと感じたり落ち込んだりしたときのやりかた、というようにね」。

ハミングしつづけていると気持ちが落ち着くというアバターもいたし、髪の毛をいじるのが癖という人もいた。こだわり行動についてはみなちょっとしたユーモアをはさみながら、軽い感じで話すことが多い。実はこうしたこだわり行動の話もフランクにできるという前提があってこそ、ペットロスの話題の際にみられたように、同情の嵐のような高い共感性が生まれるのだろう。

無理をしないという点に関しては、健康の悪化を招くような無理はしないという点で、すべてのアバターたちの意見は一致していた。だが、普通のフリをしないようにするという意見はすべての参加者が積極的に語っていたわけではない。人によって健康状態や感覚過敏の程度も違うし、また社会的適応の状況も、そのための環境も違う。そして何より、個人の社会に向き合う戦略が異なるからだ。

自分を知り、違いを知る

無理をしない、普通のフリをしないというのも、自閉症スペクトラムの人がとる一つの選択肢だ。しかしそれと同時に、何が求められるのか、社会がどのような概念で動いているかについてまず知ること、そこからすべてが始まる、と考えているアバターもいた。自分の神経回路がどのような傾向性を持っているか、社会の多数派とどこが違うのかを知ることが重要だと考えている人々だ。そして、そのうえで何ができそうで何が無理なのかを考えよう、という人たちもいた。実際、新しい経験をすることは、自閉症であろうとなかろうと人間の成長にとって不可欠だし、新しい経験は少々無理も伴うものだ。大事なことは、それが社会的に強制されたものか、自閉症の人自身のチョイスによるものか、という点だろう。

例会の話題が視線の問題や顔の認識などの問題に触れたときのことだ。よく知られているように、自閉症スペクトラムの人は他人の目を見て話をしないとか、視覚がすぐれているのに人の顔がなかなか認証できない人がいると言われている。後者については、マーガレットもそう言っていた。広くて完璧な視野、それなのに顔の認証に問題が出る。それぞれのアバターが自分の視覚の特徴について、こもごも語りはじめた。ある人が、自分は背景のなかから必要なモノを探すのが苦手だと言うと、他の人がそれは大の得意だと、反対のことを言い出した。また、このグループに出席するまで、自分が会話をするときに、相手の目を見るのを避けていること自体、まったく気がつかなかった、と語るアバターもいた。この人は、人々の目を見て話そうとすると「熱」のようなものを感じ、落ち着かなくなってしまうことを発見したそうだ。いまではそれはほぼ克服してきて、相手の目を見て話しても以前のように神経質な印象を与えなくなってきたという。

視線を合わせたくない理由は、人によってさまざまなのかもしれない。ある人にとっては、相手と目を合わせて話すことが、感覚への過剰負荷をもたらす。会話を聞き取りながら話すという並行処理に影響が出てしまうという人もいる。しかし視線を合わせることは、このグループの大部分の人々にとってまったく不可能な行為ではないようだ。ただ、そうして会話を続けることはどうしても過剰負荷になるし、心理的距離も近くなりすぎるので、長時間続けていると疲れてしまう。それでも、就職のインタビューなどでは、多数派は目を見ながら話すことが普通なので、そうすることを自分に言い聞かせるのだと語る人もいた。

こんどは、いつも当事者運動の言説から学んでいるラディアントが、「どうして目を見て話すことがそんなに大騒ぎするほどの話題なのか、それはNT中心の価値観なのでは?」と疑問の声を挙げた。それに、目を見て話すことを重視していない文化も世界にはあるではないか。そう、そのとおり、彼女の指摘はいつも論理的だ。日本も目を合わさないほうが場合によっては礼儀にかなっているとする交際文化を持つ社会だが、米国では、視線を合わせない人は何か真実を隠しているのではないかとみなされることがある。日本人がよく米国で誤解される原因の一つでもある。アバターたちは、誤解されることを恐れていた。目を見なくても、口のあたりとか顎のあたりとか鼻のあたりを見るという代替策もある。それに就職の面接などでは、目を合わせて話したほうが感じがいいのではないか……など、話題はつきない。

ある別のアバターが「人々の目を見て話すことが、自分に欠けていたとわかると、新しいやり方を学習するきっかけにもなる。それにはまずそのことを知らなければ、何も始まらない」と発言した。たしかにそれに従うかは別として、違いを知らなければ何も始まらない。すると、「たしかにいろいろと考えさせられる話題だけれど、私たち自閉症の人間はオウムではないし」と、なんでも矯正することへの反対意見も出た。最後に、「それでもやっぱり、私たちが社会の人の意識を少しずつでも変えていかなくては」と、アニスが締めくくった。

共感覚の美しい世界

自閉症の人々は、感覚－知覚的経験のありかたが他の人たちと違っているが、それは必ずしも異常とは言えず、彼らの才能や素晴らしい経験の基礎となっている場合もある。感覚過敏、知覚異常というとネガティブな印象を受けやすいが、彼らのなかには、同時に豊饒で鮮明な視覚や聴覚を持っている人々がいて、そうした感覚－知覚的経験の「異常」と彼らの素晴らしい認知能力や才能が表裏一体になっていることもある。それが明らかな形で表れるのが、共感覚だ。

ある日トーマスが、「『ぼくには数字が風景に見える』って本を読んだ？　僕はちょうど読み終わったところ」と言い出した。これはダニエル・タメット（Daniel Tammet）という高機能自閉症でサヴァン症候群の青年による自叙伝で、二四カ国語に翻訳されている。[41] テレビやYouTubeなどの映像に登場したダニエル・タメットは、穏やかでソフトな話しぶりの英国の青年だ。しかし円周率を二万二五一三桁記憶したとか、アイスランド語を一週間で覚えたとか、常人とは思えない天才ぶりだ。そして、その才能の核心に共感覚がある。彼には数字が、色や形でみえるのだ。タメットは数字や言葉のリスト化にとにかくこだわり、細部に集中するというアスペルガーの人の傾向をすべて体現したような人だ。たとえば静かな環境と、毎朝決まった「粥」をきっちり同じ量だけ食べることを好み、数字や言葉には強いこだわりがある。しかし彼の数字への愛はドライなものではなく、タメットの世界のすべてを浸す感性だ。なぜなら数字は彼に、色と形と質感をもって話しかけてくるのだから。言葉の収集癖とシステム化への愛は、ついに自分で新しい言語のシステムをつくってしまったくらいだ。いまではすっかり作家としても認められていて、トーマスは「まるで魔法使いみたいだ!」と、読後の興奮冷めやらぬ様子だ。タメットは言う。

「僕は一九七九年一月三一日に生まれた。それは水曜日だったのを知っている。なぜなら水曜日は僕の心のなかではいつも青だから……。『レインマン』の主人公レイモンド・バビットのように、僕にはほとんど強迫的なまでに、整然として規則正しい世界が生活の隅々にまで必要だ[42]」

「時に僕は両耳に指を突っ込んで、沈黙に近づこうとする。沈黙は僕のなかでは静止しているものではない。それは、僕の頭に絹がまとわりつくように動いて、凝縮する。僕が目を閉じると、そこには柔らかく銀のような沈黙が見えるのだ[43]」

タメットの沈黙の描写は、芭蕉の共感覚的な俳諧「海暮れて鴨の声ほのかに白し」「閑《しづか》さや岩にしみ入る蝉の声」などを思い起こさせる。ちなみに英語圏では、芭蕉は共感覚的な詩人として扱われることもある。天才的な文学者たちの多くには共感覚的に言語を使う能力があるのかもしれないが、それがメタファーだけの話なのか、実際にそれを見聞きし、経験しているのかは、わからない。しかし最近、脳神経科学の進展や、ｆＭＲＩ(機能的磁気共鳴画像法)のような計測機器の進歩でわかってきたのは、少なくとも一部の人々にとって、共感覚は単なるメタファーではなく切実にリアルな経験であり、しかも計測可能な現象だということだ。

共感覚とは、普通の人の場合、脳内で別々の感覚のモジュールで処理されている二つ以上の感覚(たとえば数字と色、形と匂いなど)が、交差して知覚されるというものだ。具体的には、ある感覚の刺激に対して、思いもかけない種類の感覚が、まったく同時に湧き出てくる。数字や文字に色や形を感じるとか、音が色で見えるとか、色が聞こえるとか、共感覚にはさまざまな形がある。[44] 普通に考えると、混乱してしまうような気がするが、ダニエル・タメットのような人の場合、その異次元の知覚情報が掛け合わされることによって、より豊かな情報を提供し、それが記憶力や想像力にプラスになるのだという。ちなみにタメットの高機能自閉症、共感覚、そして彼の天才的な数字の記憶力の間の関連は、タメットが数字を記憶するときの脳神経活動の特徴を、ｆＭＲＩを使ってイメージスキャンすることによって明らかにされている。[45]

共感覚というと、たしかに天才か魔法使いか、何かとても不思議な力のような気がする。しかし、自閉症の人々のなかに、より高い比率で共感覚が観察されると考えている研究者たちもいる。バロン＝コーエンらのケンブリッジ大学のチームが、自閉症の成人一六四人を対象に調査したところ、約一九パーセントの人に共感覚が現れていたという。[46] これは思いのほか高い比率ではないだろうか。

共感覚は、最近になって脳神経科学者たちが真剣に取り組むようになった研究分野だ。近代の科学者で初めて共感覚を取り上げたのは、チャールズ・ダーウィンのいとこであるフランシス・ガルトン(Francis Galton)が一八八〇年に「ネイチャー(*Nature*)」誌に発表した論文だという。[47] 一九世紀末から二〇世紀初頭にかけて、文学や芸術の分野で共感覚的感覚を語ることは、時代の風潮にもなった。フランスの詩人ランボーがあらゆる感覚を錯乱させるような共感覚的な詩的表現を試みて時代を驚かせたのもこのころだった。しかし、科学の分野では、共感覚を単なる表現方法か、幻覚や錯乱の一種と考える人も多く、二〇世紀を通してまともな科学的研究対象とはならなかった。ところがこの一五年ほど、認知・脳神経科学者のあいだで脳の謎への扉として共感覚に対する関心が高まり、その状況は大きく変わってきている。

前にも登場したマーガレットは、よくある色と数字・文字だけでなく、概念の共感覚などさまざまな共感覚を持っていると話していた。マーガレットのように自閉症的な知覚症状が鮮明かつ強烈に出てきている人が「共感覚」を持っていることはあるかもしれない。しかし、この自助グループのアバターたちは、どちらかと言えばマイルドな高機能自閉症の人が多く、あまり極端に強烈な自閉症的世界の経験を語らないため、私は共感覚を持っている人はいないのかもしれないと思っていた。

実は、トーマスがタメットの本を話題にするだいぶ前のこと、アニスが、共感覚は自閉症の人に珍しいものではないという研究を紹介する記事について、「みんなどう思うかしら?」と話題にしたことがあった。チャットではそうした情報は、インターネット上のURLを貼り付けるだけで他のアバターに簡単に共有できる(48)。

その場でその記事を読んで真っ先に反応したのは、いつも地に足がついてしっかりした感じの五〇歳くらいの女性ガイアだった。「えー、共感覚ってそういうことなの? それなら私、昔からいろんな形で経験しているけど、それが特別なことだったなんて知らなかったよ」。可愛いぬいぐるみのようなアバターのガイアは、普段はとても率直でユーモアたっぷりの発言をする。アニスも「いま初めてわかったというわけね。すごくクールね」と面白がっている。

共感覚がない他のアバターが、「それって現実から乖離したような感じがするの？」と聞き返すと、ガイアは「何言ってるのよ。アンタ、なんで《音の匂い》や《味の音》がわからないのよ。世界はとっても私にとってリアルよ。ただ、いつも一つ以上の感覚を感じるというだけ」と言う。

音の匂いってどんなものだろう。味の音って何？　美味しい食べ物の味わいには音がついてくるのだろうか。私たちには想像もつかない世界だ。そう思っていると、共感覚の文学者と言われる宮沢賢治の詩に、こんな一節があった。

「いざよひの　月はつめたきくだものの　匂《にほひ》をはなちあらはれにけり(49)」

ここでは視覚と嗅覚の共感覚が表現されているが、賢治の作品には他にも聴覚と嗅覚や、視覚と聴覚、数字など、さまざまな感覚が同時に刺激され、交差されるような独特の表現がたくさん出てくる。賢治の不可思議な雰囲気の表現、童話ですらどこか気持ちを落ち着かなくさせるような独自の世界は、賢治が実際に共感覚的な感覚－知覚的経験を持っていたのだとすれば納得がいく。

共感覚がありありとした切実なリアリティをもって感じられるということは、タメットの著作にもよく描かれている。彼は、「数字がぼくにとっての第一言語だ」と言いきる。そして人の感情も数字を使って理解するのだという。「たとえば、友達が悲しいとか滅入った気分だと言えば、僕は6の暗くて深い穴のなかに座っている自分を思い描く[50]」。

タメットは学校では仲間はずれにされて、人とつながりをつくることができずとても寂しい思いをしたようだ。高校卒業後は大学進学も考えたが、学校が楽しい場ではなかったので気が進まなかった。労働者階級の両親は愛情深く、賢明にもタメットの意思を尊重した。タメットは思いきってボランティアとして外国で働くプログラムに参加することにし、リトアニアで英語を教えることになった。そして赴任してから現地でリトアニア語もマスターし、初めて友人もできた。好きなこと（言葉を覚え教える）を追求するなかで経験の幅が広がった。それに異国で外国人として生活していると、自閉症的な特徴を異邦人の文化的な特徴だと錯覚されて母国にいるよりかえって受け入れられやすいことがある。タメットはこう語る。「リトアニアで暮らしたことで、ぼくは自分を客観的に見つめ、自分に『違っているところ』があってもそれは悪いことではないとわかり、自分に折り合いをつけることができた[51]」。

タメットは、このように自分の特性が人と違うことをいまではよく理解し、その特性に合った生き方を探し当てた。しかしガイアのように、初めからくっきりした共感覚とともに育ってきて、それで不都合もなかったならば、それとは知らずに共感覚とともに生きているということもありうる。共感覚は病気ではないのだからそれも不思議ではない。それはちょうど、自閉症と診断される前、多くの自閉症アバターが自分の認知・感覚の特徴を理解していなかったことに似ている。

アニスも、実はマイルドだけれど共感覚がある、と言い出した。アニスの共感覚は、いろいろな概念や音が、重さや形をもって感じられるのだそうだ。これは変わった共感覚だが、マーガレットも概念的な共感覚があると言っていた。しかし彼女の場合もガイアと同じように、共感覚を得るとき、そこに現実からの乖離を感じることはまったくない、と言う。

アバターのケールは普段から匂いに過敏症状があるが、共感覚もあるようだった。彼の場合、共感覚は音と形などいくつか違う感覚が混じり合うもので、複雑な世界のなかで、何かを探すのに役立つ感覚なのだそうだ。もっとも、このような共感覚がいつも得られるとはかぎらない人もいる。ケールには共感覚があるが、その気持ちが他の人がいるところでやってきたときには、「瞑想する時間なので」とか、「急にミューズ（アートの神）のひらめきが来て」などと断ってから、立ち上がってその素敵な瞬間を一人でじっくり楽しむのだった。共感覚は自閉症の人々にとって、豊饒にしてポジティブな経験であるらしかった。

共感覚は本当にいろいろな現れ方があるようだ[52]。よく知られている文字や数字が色で見えるという共感覚の人でも、心の目に色が見えるという人もいれば、視野の一部に色が見える視覚現象というふうに表現する人もいる。この共感覚は、ミューズの恵みのような美しい経験というだけでなく、ルールに基づいたカテゴリーの学習に役立っているという最近の研究もある。子供が言葉を覚える段階でも、共感覚的な感覚を生かした学習をしている可能性があるという[53]。子供のときに共感覚者であっても、その後にそうでなくなっていく人は多い。

共感覚のみならず、絶対音感やハイパーレクシア（読字過剰：読み書き困難症としてのディスレクシアと正反対で読み書き能力が突出して優れている）などの驚くべき知覚能力は、自閉症でなくても現れる豊かで優れた知覚能力だが、自閉症の人々のあいだに高い比率で現れることが知られている。この自助グループの自閉症アバターにも高機能自閉症で知能が高い人が多いが、ほとんどの人が書き言葉のほうを得意とすると語っていたので、ハイパーレクシアと言えるかは不明だが、その傾向にある人が多いと言えそうだ。絶対音感についても、自閉症スペクトラムの人々のなかに、一般よりも高い比率で絶対音感を持っている人がいるという研究結果がある。[54] 共感覚や絶対音感などの優れた知覚と自閉症の関係は、自閉症が単なる認知的な問題や欠如ではないことを、深く示唆している。[55]

共感覚自体の原因と構造を脳神経学的に説明しようとする仮説はいくつかあるが、大きく二つに分けられる。一つは、神経活動には興奮と抑制の二つの働きがあるが、共感覚を持つ人の脳ではこの抑制系の働きが少なく、ある感覚野で起こった興奮が何らかのメカニズムで他の感覚野にも伝わり、共感覚が現れるとする仮説だ。その結果、非共感覚者の場合は抑制されているような情報伝達の回路が開いていると考える。これを「抑制反応理論（The disinhibited-feedback theory）」と呼ぶ。[56] もう一つの仮説は、二つ以上の感覚野のあいだが実際に神経回路によって接続されていると考えるが、その原因を、より神経シナプスの刈り込みに関係するものとみなす仮説だ。この見方では、発達の早い時期に脳神経で行われる神経細胞のシナプスの刈り込みが限定的なので、脳の接続が残ったと考える。[57]

興味深いのは、この科学物質のアンバランスで、神経活動には興奮と抑制のメカニズムに異常が起きるという説明と、シナプスの刈り込み理論は、それぞれ自閉症を含む発達障害の発現にも関係するかもしれないと言われていることだ[58]。最近はシナプスの発達過程についての研究も進み、自閉症が脳の発達の過程で出現してくるのも、このシナプスの刈り込みと言われるプロセスに関係するという見方が、かなり有力な説として登場している。つまり、共感覚が出現する発達的基礎と、自閉症の出現する脳の発達経路に関する説明には重複する部分があるのだ。

過剰なる脳の発達とその編集

自閉症スペクトラムの人々を「発達」障害という言葉で理解しようとするのは、赤ちゃんの脳は母胎のなかでも出生後も成長とともにすごい勢いで進化しさまざまな機能を獲得していくが、自閉症の赤ちゃんの場合、脳の発生・発達のプロセスが多数派の脳の軌跡と異なるからだ。けれども、そのプロセスがどこでどう違ってくると自閉症の症状が現れるのかは、いまのところまだはっきりとわかっていない。またその軌跡のさまざまな段階で、いわゆる自閉症関連遺伝子がどうかかわっているか、そのメカニズムもまだ解明されていない。脳は発達という時間のなかで動態的にそのネットワークを複雑化させていくので、その発展は偶発性に満ちている。最前線の研究者にとっても謎だらけなのだ。

だからたとえば、自閉症アバターのマーガレットが言っていた、「自閉症的な心は大人が失った赤ちゃんの感覚を保存しているのだ」という考え方も、根拠があるわけではない。また、自閉症で共感覚のある人々が感じている世界は豊かだが、何か過剰で強烈であるという感じが、それだけで脳神経科学的に正しいともかぎらない。これは当事者の勘であり、勘は直感に導き出された仮説なのだろう。

しかし、このように自閉症当事者の人々が感じていることは、近年の脳神経科学の成果と照らしても、それほど奇妙なことではないかもしれない。そして最近の脳神経科学の発達によって、なぜ自閉症者の脳内世界が過剰で強烈な感覚情報の嵐に見舞われているかに関する、いくつかの新しい仮説が出てきた。その一つを見てみよう。

ヒトの脳が母胎のなかで成長する過程は生命の驚異に満ちている。神経幹細胞は一カ所から生まれるけれど、そこからニューロンがものすごい勢いで生成されていく。ヒトを含めた哺乳類では、あとから生成されたニューロンは次々に外側に移動して層を成していくので、「インサイドアウト」型の移動様式と言われる。一カ所から生まれて、遠くまで移動していかなければならないので、その過程で問題が起こるかもしれない。そして神経細胞のつなぎ目であるシナプスが次々に生成されていくが、そこでも問題が起こるかもしれない。さらに出生後には、余分に伸びたシナプスの樹状突起を「プルーニング（刈り込み）」していく過程が現れることもよく知られている。私のような脳神経科学の素人が考えると、情報の回路のつなぎ目であるシナプスの突起は多いほどよいように思えるが、神経情報伝達の効率化のためには、余計な脇道ルートはないほうがいい。この不要な脇道へ出る結合を減らすことで、よく使う回路の連携や、脳内の遠くの神経細胞どうしの結びつきもよくなる。

もし脳が、過剰な情報をすべて受け取ってそのまま伝達してしまうと、交通整理が行き届かない発展途上国の街のラッシュアワーで、オート三輪からバイク、自転車まで、さまざまな乗り物が渋滞を乗り越えようと騒音とともにうごめく交差点のように、オーバーチャージ状態になるかもしれない。こうなると情報の道路システムとしては効率が悪い。脳内の情報プロセスは、さまざまな部分が分業しながら共同作業をしていくから、ラッシュアワーの交通渋滞のようになると、距離が離れた脳の複数の部分どうしの連携がうまくいかなくなってしまうかもしれない。脳の生成や発展はミラクルだけれど、その発達過程にはいくつもの落とし穴がある。もしかしたら完璧な脳などなく、その落とし穴こそ個性の源泉なのかもしれないのだ。

ところで、シナプスの樹状突起はその名前どおり、ちょうど枝のような形をしていて、プルーニングは小枝を刈り込んでいくようなイメージだ。私は子供のころ、実家の庭に庭師が来ると、大好きなアジサイやヒマラヤスギなどの木々がすっかり刈り込まれてしまい、大いに悲しんだものだ。しかし、のちに自分の庭を持つようになって、切らずに放っておかれた木々の枝はかえって傷み、庭全体もジャングルのようになってしまうことを学んだ。プルーニングは、大事な枝だけを残していらない枝を刈り込みしていくことでそれぞれの木がメンテナンスされ、さらに全体としてもある美的な表現に最適化した美しい庭園になることに、ちょっと似ているかもしれない(59)。けれどもその一方で、この庭園の刈り込みはある美的・文化的価値観に沿ってなされており、木々が他の方向に成長する可能性を阻害していることも事実だ。

この過程を脳の編集である発達過程のアナロジーとしてみると、脳が一定の固定概念のフィルターを通して現象を処理・理解し、その情報処理過程を効率化するなかで、定型発達の大人の心は、社会的・文化的により狭い固定化したリアリティに特化した世界を見るようになるとも言える。言語の発達は、モノを一定の形に概念化して見ることを可能にする。さらに、文化的・生物進化的に規定された「常識」に沿って情報処理を最適化する。これによって、普通の人が思いつかないやり方で情報を処理したり解決策を見つけたり、まったく新しい問題を発見する能力や発想力が失われてしまう可能性もある。自閉症を含む発達障害の人々の脳は、一般の脳とは異なる発展のしかたをすることで、言語を使う人間に特有の固定観念に縛られないような発想ができるとも言える。細部に惹きつけられて完璧化しようとする傾向によって、定型発達者が常識と既製概念でまとめあげた視点とはズレた見方ができる、ということなのかもしれない。

たしかに生まれたばかりの赤ちゃんの脳は、さまざまな発展の可能性に満ちていて、大きな可塑性がある。環境によって、モンゴル語を話すようにもスワヒリ語を話すようにも発展する可塑性がある。だが、日本語を母国語として獲得する過程で、その他の言葉を自然に聞き取り話す可能性は失われていく。あらゆる音に開かれた知覚から、しだいに母国語というフィルターのかかった知覚へと進化していくのだろう。

自閉症スペクトラムの人々のなかには絶対音感のある人や、一回聞いただけの曲を正確にリピートしたり、数カ国の言語を簡単に学んでしまうサヴァン症候群の人がいることはよく知られている。言語を音として、フィルターなしで記憶する力に優れているのだ。

プルーニングは赤ちゃんのときに活発に行われるが、そのときだけの問題ではないようだ。その後、子供時代から思春期にかけても脳はさらに発達し、ある認知の方向がその文化的環境に合わせて効率的に編集されていくが、それもプルーニングに関係しているらしいと推測されている。脳神経科学の研究者のなかには、このプルーニングの過程が自閉症と関係しているのではないかと考える人々もいる。

こうしたプルーニングと自閉症の関係は、かつては仮説・推測の域だったが、しだいに研究成果が出はじめた。つい最近も、コロンビア大学のチームが、前に紹介したサイモンズ財団（一三六ページ）の資金援助を得て、このプルーニングと自閉症の関係の仮説を検証する興味深い研究を「ニューロン（*Neuron*）」誌に発表している[60]。それによると、二歳から九歳までと一三歳から二〇歳までの自閉症の人と、比較グループの定型発達者の大脳皮質のティシュー・サンプルを比較すると、自閉症の人はこのシナプスの樹状突起が普通の人の脳に比べて過剰で、プルーニングが十分なされていなかったという。これは、過剰の樹状突起によるつながりすぎの神経回路が自閉症者に問題をもたらしている可能性を示唆している。もしこの発見が正しいとしても、さらにそれが自閉症的症状と実際どのように関係しているかは、これからのさらなる研究を待たなければならない。しかし情報のラッシュアワーというイメージは、多くのアバターの自分語りにかなり近いように思える。そして、自閉症者で共感覚者でもある人々の豊饒な経験について聞いたり、さらに刈り込み理論の話を聞くと、なにかを得ることがなにかを失うことにつながっているという神話的な真理を思い起こしてしまうのは、私が文系人間であるからだろうか。

もちろんこうした脳神経学的な「仮説」もまた一つの有力な方向ではあるが、自閉症のすべてを説明できるものではないし、その原因の探究はより複合的な方向に動きつつある。前にも述べたように遺伝的要因による自閉症発現のメカニズムも、自閉症の原因として決め手となる遺伝子を特定しようという決定論的時代（一九九〇年代）は過ぎて、多数の遺伝子間のネットワークによる複雑な関係性で発現するらしいこと、さらにそこに母体環境などの環境要素が複雑に絡むらしいことなどがわかってきた。神経学的・生物学的であれ、遺伝的であれ、自閉症の原因を一つの理論や仮説で説明するのは不可能だと考える研究者も多い。自閉症の原因探究は複雑系の領域に分け入りはじめている。

ハイパーワールドを生きる強烈な人々

だが、すでに大人になっている自閉症当事者のアバターたちの視点からすると、自閉症の遺伝子解明や神経的な説明より大事なことがある。それは、自らの自閉症的神経傾向をどう理解し、折り合いをつけ、さらにその経験の質をどのように他者にも説明していくかという問題だ。実は自閉症アバターたち自身も自閉症研究の動向に注意を払いながら、自分たちの強烈な感覚的世界や心的世界をどのように解釈するか、悩んでいる。

感覚過敏という問題は、豊饒でポジティブな側面もあるとラディアントは力強く語っている。「思うんだけど、自閉症的な人間はＮＴよりももっともっと多く（『MORE』と彼女は大文字でチャットに書き込んだ）世界を経験していると言えないかしら」。ラディアントは、自分は感覚の「フィルター」が弱くて多量の情報を受け取ってしまうので、時々完全にダウンしてしまうのだと感じているようだった。それで困ることもあるけれど、同時にそれは豊かな経験でもあるらしかった。ハナコがそれに応じる。「それは私の感じにも近いわ。自閉症の人は（NTより）世界をもっと経験しているって、私も思う」

NTの人たちからすると、自閉症の人はこれもできないあれもできないという見方になりがちだが、仮想空間で遭遇した自閉症の人々が語っていた内面世界は、情報を過剰なままに取り込んでいる強烈な脳内景色、ハイパーワールドだった。つまり自閉症の人は過剰なまでに強烈に見、聞き、そして世界を感じているのかもしれない。どうしてそうなるのかその原因はまだ霧のなかだけれど、自閉症アバターの人々が、自分のハイパーな脳内世界を感じ取っていることは確かなようだ。

ハイパー（hyper）という言葉は一般に「超」とか「過剰」という意味があるが、それ自体は価値中立的な言葉だ。ちなみに、反対語はハイポ（hypo＝下位、過少、不足）で、いずれもギリシャ語を語源とする言葉だ。自閉症の人々はかつては自己のなかにこもる、ハイポな人々というイメージで捉えられていたが、仮想空間の自閉症アバターには、総じてハイパーで強烈な主観世界を深く語る人が多かった。それは自閉症の人たちが情報を過剰に受け取って、その処理に問題をかかえているからではないか。

ラディアントが自閉症的経験は「MORE」であると書き込んだ言葉に対し、アバターのトーマスが忙しく指を動かしてパチパチとキーボードを打ち込んでいる。セカンドライフではアバターがチャットで言葉をタイプするときにこんな動作をする。自分が言いたいことを盛んに打ち込んでいるようなので、みなが注目している。「えっと、いま書いているのは、自閉症的な人々は世界をより強烈（intense）に感じているという理論で、かなり複雑な議論なんだ。『自閉症インテンス・ワールド理論』というんだけど」。トーマスはラディアントが語った、自閉症的経験は「MORE」だ、という言葉に触発されて、この理論について話してみようと思ったのだろう。この理論では自閉症の人々は情報をスーパーチャージされた脳を持ち、世界をより強烈に感じていると考える。そして自分の強烈な脳内世界を少しでも落ち着かせるために、感覚の嵐を鎮めるさまざまな方法を生み出す。私も「自閉症インテンス・ワールド理論（The Intense World Theory of Autism）」という脳神経科学の理論については聞いたことがあるが、自閉症当事者に支持する人が多いという。

提唱者はスイスに住む二人の脳神経学者ヘンリー・マクラム（Henry Markram）とその妻のカミラ・マクラム（Kamila Markram）である。ヘンリー・マクラムは欧州連合（ＥＵ）が総力をあげて取り組んでいる脳をシュミレートしようという野心的な巨大プロジェクト、「ヒューマン・ブレイン・プロジェクト（Human Brain Project：ＨＢＰ）」の創始者でもあり初代所長でもあった。マクラムの息子カイは自閉症と診断されていた。カイはとても活発で、まるで切れることのないバッテリーを備えているような子供だった。彼が五歳のときに家族でインドに行ったのだが、突然走り出してコブラの頭を触ろうとしたという。[61]

自閉症をインテンス・ワールドと考える理論は、こうした個人的背景と脳神経科学の知見から生まれた。自閉症の脳は過剰な情報が負荷された状態で、それは超高機能で過敏な脳のマイクロ神経回路（hyper-functional microcircuits）が過剰に負荷されたまま処理しようとしているからだと考える。マイクロ神経回路は神経回路のいちばん小さなエコシステムだが、自閉症の人はそこが過剰反応的（hyper-reactive）で、しかも過剰な神経可塑性（hyper-plasticity）を持っていて記憶も深く長い。つまり、自閉症の人々はあらゆることを過剰に記憶し、情報を完璧に処理しようとする過敏な神経構造を持つ。

こうした超高機能の脳は、実際にはあまりにも強烈で苦痛でもあるため、社会行動の癖や注意や興味の幅を狭くするなどの数々の社会的「症状」も、自閉症の人がそれぞれの脳に合った適応方法として発達させたものだとマクラムは考える。たとえば記憶力がよいのは普通はよいことだが、一度辛い目にあったりするとその記憶がトラウマになりやすく、再び起こるのではないかと不安になりやすい。それを避けるために、自閉症の人は安全と思われる行動をリピートすることにこだわったりする。[62]

自助グループの会話では、トーマスが、自閉症的な人々のほうがよりインテンスな世界を経験しているのだという自分なりの解釈の要点を、チャットに書き込んだ。ラディアントは「なかなか価値のありそうな理論ね」と反応し、アニスも早速「それは私の経験に近い」と言う。特に普段から批評精神旺盛なラディアントが科学者の自閉症「理論」に感心することは珍しいので、トーマスは「これは光栄だ」と喜んでいる。

ところで、「インテンス（intense）」という言葉は、辞書を見ると「強烈」とか「猛烈」という意味だが、日常会話でも人の性格を表す際によく使われる。最近の日本社会はゆるいキャラクターをよしとする流れがあるので、誰かのことを「猛烈」というのはあまりいい意味ではないかもしれない。しかし、もともと個人主義的な米国社会では、個人のキャラが立ったエネルギーのある人を高く評価する向きも多い。そうしたコンテキストでよく使われるのが「彼はとてもインテンスだ」といった言いまわしだ。ここには激しい集中力とか過剰というニュアンスもこめられているが、言葉が少なくても強烈なエネルギーがある人を「インテンス」と形容することもあり、強い性格を表す表現なのだ。

自閉症の脳内世界を「インテンス・ワールド（強烈な世界）」と表現することは、メタファーとしては自閉症のアバターたちが語ってきたハイパーな感覚世界を中心とする経験と容易に共鳴するものがある。ただしその自閉症モデルのネズミなどを使った実験結果の神経学的説明と野心的な研究文献解釈の妥当性は、さらなる検証を待たなければならない[63]。

一般的に、自閉症の人々は脳内の嵐が鎮まり、予測が可能な世界のなかで落ち着いた状態にあるときにこそ、能力をフルに発揮できる。しかし、そうした落ち着きが常同行動のような狭い幅の経験の範囲にあるときのみに限られているだけでは、心豊かな生活とは言えないかもしれない。そうした状態を「箱のなかに入る」と表現するアバターもいた。たしかに安全だが、豊かな生活とは言えない。予測不安を引き起こすような感覚への過剰負荷を防ぎ、自分で感覚の取り入れ方をコントロールできる慣れ親しんだ環境、しかも豊かな経験のチョイスがある環境でこそ気持ちが落ち着き、本来の能力を育て発揮することができるのかもしれない。こうした自閉症フレンドリーな環境を「予想可能で豊かな環境（Predictable enriched environments）」と表現することもあるが、どうすれば予想不安を抑え、落ち着いた環境にできるかは、人によってかなり違うことは言うまでもない[64]。

ところで、このインテンスな自閉症の脳内世界の嵐を知ると、なぜコンピュータを媒介としたほうがコミュニケーションが上手にできる自閉症の人が多いのかが、よくわかる。ここでは、脳内のざわつきを減らしてより落ち着いた環境に置くことができるのだろう。そのうえで、なるべく広い世界を豊かに経験できるような、予測可能でしかも豊かな環境であるとさらによい。アバターという代理の自分を使った仮想空間での会話は、臨場感を持って自分の身体を延長したような感覚を抱きながら交流できる空間だ。ちなみに、人間の体が自分たちの使う道具などとシンクロすることは昔から知られているから、ツールとしてのアバターに強い身体感を得る人がいても不思議ではない。たとえば修練を積んだ大工がカンナに触れる自分の指のわずかな感覚を通して、信じられないほど見事な木材を作り出すとき、私たちはカンナが大工の身体の一部のように機能しているのを感じるだろう。これは単に身体がツールを使っているというだけではなく、道具を使いこなすようになる過程で、身体の習熟を通して脳が進化しているのだ。

ニホンザルを使って、道具を使うことによる脳の進化を実証した理化学研究所の入來《いりき》篤史《あつし》が率いるチームの研究は、米国のメディアでも取り上げられてかなりの注目を浴びた。入來の研究チームは三匹のニホンザルを段階的に条件づけし、長さ三〇センチメートルほどの熊手の形をした道具を使い、遠くにある餌を取ることができるように訓練した。わずか二週間の訓練だったというが、サルたちは上手に道具を使えるようになった。

この訓練のあと、高解像度ＭＲＩ（磁気共鳴画像）装置を使ってサルたちの脳を調べると、大脳皮質の特定の部分の信号強度が一七パーセントも活性化され、小脳脚部の信号強度も大きく増強されていた。大脳皮質や小脳の部位はヒトの進化の過程で顕著に膨張した脳部位に対応しているそうで、道具を使うことで進化してきた人類の歴史の過程を彷彿とさせる実験結果だった。道具を使うことによる脳内信号のこうした増強は人間の場合も起こるのだが、サルの場合に非常に大きな割合で変化がみられたのは、普段道具を使わないサルの場合、この熊手を使うという行為が脳の進化にとって画期的な刺激だったのだろうと解釈できる。私がこの研究に特に興味を抱いたのは、自分の外側にあるモノ（道具でもアバターでも）を使うことにより、脳のキャパシティ自体が増加しているという点だ。(65)

仮想世界であれ現実世界であれ、身体技法の習熟が、身体の部位にとどまらず脳の変化を促しているのだろう。新世代の仮想テクノロジーでは、さらに深い仮想的身体の使い方が可能になるだろう。今後のヴァーチャルリアリティではますます没入感が増すこうした技術が開発され、体の機能の伸長を視野に入れながら、脳の成長も促していくことだろう。そればかりか、ブレイン＝マシン・インターフェース（Brain-Machine Interface）と言われる研究分野では、実際に医学的なリハビリなどに応用される可能性が十分ある。心身はツールとシンクロすることで成長し、修復する可能性があるからだ。

こうした研究が障害のある人々や病いの後遺症による身体不自由などに悩む人々のために応用されるようになれば、本当に素晴らしいと思う。ただし、現在急激に進化している新世代のヴァーチャルリアリティの技術が、自閉症のアバターたちにとってプラスになるとはかぎらない。次世代のヴァーチャルリアリティは、視角情報のみならず、触覚を再現するテクノロジーなども実用化されるだろう。あまりにも没入感の強いテクノロジーは、その分、使い手にさまざまな感覚の過剰な刺激・信号を送りすぎて、ただでさえ感覚情報の過剰負荷に悩む自閉症の人が感覚飽和になる可能性がある。将来的には、各個人の神経回路の特性や障害の形に合わせた仮想テクノロジーが、情報のインプットをコントロールしながら、障害のある人々のハイパーワールドの嵐を和らげて、その脳の個性と強さを生かしながらコミュニケーション能力を増加するようになれば素晴らしい。

自閉症スペクトラムの人々は、人間の脳の進化のフロンティアに立っているのかもしれない。もしその頭脳が脳内の過剰な情報の嵐にかき乱されることなく、その能力を良い方向に発達・発揮することができれば、社会全体にとっても有益だろう。実際、科学技術の発展のためには、少し自閉症的な頭脳のほうが向いているかもしれない——この見方は誰もが少しは感じていることである。しかしそれも偶然、シリコンバレーのようなデジタルの世界が主流産業の一つを形作るようになり、自閉症的な脳のありかたがいかに有益かが、目に見える形で明らかになったからだと思う。異なる神経回路を持つ人々を包摂できる社会は、全体として活力を得るだろう。

日本の伝統社会は、実は自閉症にフレンドリーなところがあった。一芸に秀でた職人を尊敬する伝統もその一つだし、どのような仕事であれ、頑固でも一人でコツコツと仕事をする人を良しとする文化もあった。しかし、会社組織を中心とした日本資本主義社会の発展が、集団的な均質化を良しとする文化、それも暗黙の了解や、あうんの呼吸による同調・共鳴の文化を日本の近代的組織文化にもちこんだ。また、大企業や公務員などでは定期異動があり、苦手な仕事でもこなせて新しい環境でもすぐに適応できる人が優れた人材とみなされる。自閉症の人のように空気を読めない人や新しいことに不安が大きい人にはなじみにくい組織文化だ。自閉症スペクトラムを取り巻く課題は、単にスペクトラム上にある人々だけの話ではなく、異能の人や、マイノリティを包摂しきれない多数派である定型発達者の側の問題でもある。

自閉症自助グループにいる高機能自閉症の人には、多数派であるNTや社会のことを理解しようとして一生懸命努力している、という感じの人が多かった。それにひきかえ、多数派である定型発達者の大部分は、自閉症当事者の人々の感じ方・考え方の知識を持たない人が多い（もちろん自閉症の子供を持つ家族などはまったく違うだろうが）。それは無知からくる多数派の傲慢と言ってよいかもしれない。でも考えてみれば、この研究に取り組む前の私もそういう人々のなかの一人であったことを、思い知ることになった。

第二章で、私は自閉症の社会史を論じながら、自閉症というカテゴリーを定義するという行為は、どこまでも続く大地に線を引く行為に相当し、単に精神医学上あるいは心理学上の分類にとどまらず、社会的な合意という側面もあると述べた。だとすれば、マイノリティとしての自閉症当事者が自己をどう語り、どう認識しているかを考慮しながら、そのカテゴリーの社会的合意・認証を再構築していくことは、社会全体にとって意味があることだろう。

「普通」の人たちの期待や社会の要求に応えて、いかにも自閉症にみえないようにするというような無理なことをしないのがいいのか、それとも社会が求めていることを認識して時には自分の枠を超えてみるほうがよい戦略なのか、自助グループの人たちが話し合っていたことを思い起こしてほしい。「無理」は体に響く。だが、豊かな経験がなければ人間は成長しにくい。これは一見正反対の生き方にみえる。しかし実際の生活のなかでは二者択一ではないはずだ。いちばん大事な前提は、大人になった自閉症スペクトラムの人々自身がどのように社会に立ち向かうかの自己決定権を持つこと、自分の生き方をコントロールすることだ。これは自閉症の人々自身の問題でもあるが、それを可能とする条件は、自閉症の人々の自己決定権を社会が尊重し、彼らの特性が生きる選択ができるような環境を整えることだろう。それは結局自閉症の人々への「リスペクト」の問題だ。そのうえで、個々の自閉症スペクトラムの人々が社会にどう立ち向かうかは本人の感覚や心身の条件、環境、そして戦略によるし、時と場合で違ってくることもある。

私は第一章で、自閉症について知ることは、その療育にかかわる人々だけではなく、すべての定型発達者にとっても一般教養として必要だという考えを示した。一般教養というとそれほど重要ではないこと、大学などでは、自分の専門や職業上将来的に役立つ分野とは異なり、文化的おしゃれというニュアンスに受け取られるかもしれない。しかし私はそういう意味で言ったのではない。教養とは、本来自己の位置を広い文脈で捉えられるようになることで、究極的には自己を知ることにつながるものだ。自閉症の人々の感じ方、神経回路の違いからくるモノの見方は、社会の大多数の定型発達者にとっては究極の他者かもしれないが、だからこそ、自分を知るための究極の鏡となりうる。

仮想空間を通じて出会った自閉症当事者の人々は驚きに満ちたハイパーワールドの深みの淵へと私を案内してくれた。もっとも、私はその脳内世界の深い淵のそばにただ佇んでいただけだったけれど、自分としてはずいぶん遠いところまで来てしまった、という感覚がある。自閉症の人々の感じ方やモノの見方は私自身のモノの感じ方と本当に違う。それなのに、自分のなかにも一部にそれに似た感じ方があることに気づかされたり、自分の周りの人をみる目が違ってきたりすることもあった。

自閉症は障害か個性かという議論があるが、私は第一義的には個性と捉えたい。そして、個性というなら、すべての神経回路のスタイルが個性的なのだ。

エピローグ

トビウオの飛翔を追って――無縁的自由空間で輝く自閉症アバターたち

私は海外での移動が多いので、滞在先の外国のホテルなどで日本のテレビ番組が見られると、思わずホッとしてぼうっと見てしまうことがある。どこの街でのことかはよく覚えていないが、テレビをつけると、たまたまＮＨＫのドキュメンタリー番組でトビウオの生態の神秘を特集していた。無数のトビウオが海の表面から一斉に飛び出し、羽を太陽にさらしてグライダーのように滑空する姿は実に美しい。時には数百メートル飛びつづけることもあるというトビウオ。しかしその姿を撮ろうとするカメラマンにとって、大海原の波の下、いつどこから出てくるかもわからない、どちらに飛ぶとも予測しにくいトビウオを狙うことは、野球中継でホームランボールの行方を撮るより何倍も難しい。揺れる船の上で何も起きない海の表面をひたすら何時間も見つめつづけるという努力と忍耐の末に、運良くトビウオの美しい飛翔の瞬間を捉えることができる。そんな話だった。

それ以来、私はエスノグラフィーや社会史で人々のメンタリティを探ることの難しさは、揺れる船の上でトビウオの飛翔をビデオに収めようとするカメラマンのチャレンジに似ていると、学生たちに語ってきた。別に奇をてらったわけではない。現代のデジタルの世界の人々のメンタリティを探るエスノグラフィーも、過去の人々の心を探るメンタリティの歴史としての社会史も、その難しさと醍醐味は、トビウオの跳躍を追うこととととても似ているとよく思う。

それは他者の心を知るという、ほとんど不可能とされる行為であり、その不可知さを認識しながら、なんとか限られた資料や言葉の断片を読み解いて、自分と違う世界に住む人々の心の軌跡に近接しようとする行為だからだ。過去のものであれ現在のものであれ、他者の心は見えない——それはちょうど暗い海の下にいるときのトビウオのようなもの。揺れる船の上で何時間もじっとカメラを構える人にとっては見ることもできず、うかがい知れない世界だ。けれどもじっと我慢して待ちつづけていれば、トビウオが海の表面から飛び立って飛翔する瞬間に巡り合えるかもしれない。異世界のメンタリティを教えてくれるような、そんな幸福な瞬間が訪れることがある。

日本中世史にメンタリティの社会史を持ち込んだ網野善彦の初期の画期的作品『無縁・公界・楽——日本中世の自由と平和』は、そんなトビウオの飛翔との出会いのような資料の発見に支えられていた。それは文献資料に現れるほんの断片の記述や語彙であったり、民俗学的伝承や子供の遊びのなかに受け継がれてきた語彙、たとえば「エンガチョ（縁を切る、すなわち無縁を意味する）」のようなものだったりした。そうした語彙や資料をテコに、自ら語ることのない、また残存する資料も少ない社会の辺境にいる人々が、駆け込み寺や楽市など多様な領域を使って、古代から存在する人間に本源的な自由の領域を開拓し実践してきたことを掘り起こした。そしてそうした自由を可能にする空間を網野は「無縁」の空間と呼んだ。

ここで私が言いたいのは、社会史の場合、歴史的に社会の周縁に生きた人々のメンタリティを復元しようとすると、単にインテレクチュアル・ヒストリー（知性の営みの歴史）の王道であるインテリ・文人・政治的要人たちが書き残した論考、エッセイや日記のような資料の分析だけでなく、あらゆる種類の資料を動員していかなければ、トビウオの跳躍の瞬間は捉えられないということだ。当たり前だが、そうした歴史のなかの辺境の人々の心を語る資料は、いつも都合よく見つかるわけではなく、想像力と忍耐力の両方を動員して、トビウオの舞い上がった跡を教えてくれる資料を発見するしかない。

網野はあくまで歴史学者であり、哲学者でも社会学者でもないので、無縁という概念を昇華して一般の分析概念とすることにはあまり興味がなかったようだ。というより、彼は、自らが見つけたと考えた無縁の空間が歴史上実際に存在したことを資料によって実証することに集中するあまり、概念の一般化に踏み込むことができなかった。しかしこの「縁」という言葉は、社会学的にはネットワークということであり、「ネットワークが無い＝無縁」の空間というのはむしろ逆説で、人々の自由を束縛するような縛りとなる縦のつながりから自由になる場、という意味だと私は解釈している。つまり既存の社会のこだわりや縛りとなるものから無縁となれるような「有縁」の空間という意味である。

そしてその本質は、既存の政治的・社会的な世界のしがらみや縛りを体現する社会的または認知的ネットワークから、たとえ一時的にでも別のネットワークへとギアを入れ乗り換える、つまりスイッチの機能があるところ、という意味だと理解している。

だから私は、網野の「無縁」の領域は、彼が描いた歴史上の空間や制度、駆け込み寺のような場所にのみ現れるものではない、と勝手に思っている。前著『美と礼節の絆――日本における交際文化の政治的起源』で、私が日本の文芸・芸能文化のなかに、認知システムとしてこのネットワークのギアを入れ換えるスイッチがあると指摘したのもこのためだ。それは文芸空間のなかでは、誰もが一時的に芸名を使って交際するという、一時的無縁を象徴するような仮想の空間を可能とするメカニズムだったり、敵対する人々や侍や町人のように身分が違う人々でも連歌の座では同席するといった社会的ネットワークの広がりだったりした。

私がこうした交際の領域を「パブリック圏」と呼んだのは、公共圏という言葉が時として政治的意味にのみ限定されて使われるが、実際にはそれは、認知的・社会的ネットワークが交差するところに生まれる自由を可能にする空間でもあると考えたからだ。そうした意味で、私は仮想空間の自由さに惹かれた。そこは、自閉症スペクトラムの人々のようなさまざまなマイノリティの人々が社会的なしがらみから一時的に解放されて、思わぬ飛翔を見せてくれる場所でもあった。

これは中世社会の周縁の人々のメンタリティを探る行為とは一見まったく違うようだけれど、大人になった自閉症スペクトラムの人々のメンタリティを学ぶのも、十分な資料がないという点では似ている。情報を伝達する神経回路のパターンがどこかで違い、世界の感じ方と世界とのかかわりかた、そして自己の表現のありかたなどが、社会の多数派とどこか異なっている人々だ。療養やセラピーに当たっておられる医療関係者で、こうした当事者の声を長年聞いてきた専門家の方たちに比べ、私の知識などたかがしれている。それでもこの本を書こうと私が思ったのは、仮想空間のなかで、キラキラ光るトビウオのような自閉症スペクトラムの人の飛翔を見たように思ったからだ。定型発達者の研究者が、大人になった自閉症の人々のメンタリティを探求するのは簡単ではない。特に、当事者の方たちが何を語っているかだけでなく、どのように行動し他者と交流しているかまでは、なかなかわからない。

だが仮想空間では、コミュニケーションの環境が自閉症の人々の感じ方や表現形態に偶然適合していて、彼らが社会的沈黙に陥るのでもなく、あるいは言いっぱなしの表現でもなく、他者と時間と(仮想の)場所を共有しての会話が可能になる。そうした空間は、所詮アバターによる無縁の空間というノリもある。そこでは誰もが、アバター名という仮名を背負い、仮想の身体を仮想の環境に置いている。高機能自閉症の人でも読み取るのが苦手な表情やジェスチャーなど、言語外の情報に悩まされることがなく、感覚過敏の人が困る音や光などの感覚情報も自分の心地よい範囲に収めることができる。また急に相手からアプローチされたりハグされたりすることもない。だからこそ、そこに安全につながれる「パブリック圏」が出現したのだ。

第一章でも述べたように、「アバターはみんな自閉症だ」というロゴ入りのパーカーを着て現れたアバターのトーマスを見たとき、私はトビウオが仮想空間に飛来する瞬間を垣間見たような気がした。仮想空間は自閉症の人々にとって、自分たちの側のコミュニケーションの土俵で自由に発言し人々と交流できる場であり、それは私に大人になった自閉症の人々の世界観を知るための得難い視角を与えてくれた。そのなかで語る自閉症のアバターたちは、必ずしも饒舌な人ばかりではなかったが、それぞれに美しく舞う仮想空間のトビウオたちだったのだ。こうした稀有の空間は仮想技術の可能性と限界の谷間で偶然出現した、自閉症の人々のコミュニケーションスタイルにぴったりはまった無縁空間だった。

波間の船の上で揺れる観察者

ところで、トビウオの飛翔をカメラで追うというメタファーには、もう一つの隠れた意味がある。それはカメラマン自身も波間の船の上で揺れているということだ。つまり観察者の視点も揺れ、動いているということ。私も仮想世界での自閉症の方々との思いがけない出会いにより、まったくその世界を知らない状態から少しずつ目を開かれていったのだが、一つひとつの出会いがまるで船で揺さぶられているような経験だった。

心理学における自閉症の研究は、自閉症の人が高い知能を持っている人でも他者の心を推し量ることに問題があるという謎を焦点に据えたことで大きく発展した。しかし定型発達者であっても、他者の心を量ることがとても難しいのは言うまでもない。私も初めのうちは、仮想空間で出会う自閉症の人々の言うことがわからない、ということがよくあった。たとえば、「お腹がすくという感覚がわからない」とはどういうことなのだろうと思った。しかし、他のアバターと会話を重ねた後に昔のチャットログを読み返してみると、そういうことか、あのことを指しているのか、と腑に落ちることも多かった。

いま私の「乗っている船」は、仮想空間の自閉症アバターの研究を始めたころに比べれば、少しは「トビウオ」たちの海域に近づいてきたのかもしれない。しかし一方で、船が進めば進むほどトビウオたちは高く飛び、船も揺れる。そしてトビウオたちはさらに遠くに飛んでいき、波間に沈み見えなくなる。だからこの本は、決して捉えることのできないトビウオたちに、私がいくらかでも近づこうとした記録である。

自閉症スペクトラムと社会への適応の問題は、おそらくグローバル時代の多文化主義・多言語主義の問題と通底している。米国という移民国家は、異なる音声言語やエスニック文化をバックグラウンドに持つ移民たちで成り立っている国だけれど、いわゆる多言語主義の国ではない。英語という厳然としたたった一つの共通言語のもとで、さまざまな文化的差異を包括してコミュニケーションを図ろうとしている。

しかし二〇世紀後半の米国の歴史は、さまざまなカテゴリーの人々がその文化のありのままの尊厳と承認を求める運動で埋め尽くされることになる。人種差別に反対する市民権運動に始まり、フェミニズムやゲイ・レズビアンなどの権利と尊厳の承認まで、米国は長い道のりを歩んできた。自閉症スペクトラムの尊厳の承認も、二〇世紀の米国のマイノリティの尊厳を求める運動の一環として捉えることができる。こうしてさまざまなマイノリティが声をあげ、その尊厳を求めてきたが、米国は言語的には単一言語国家であり、文化的には多文化であっても、言語やエスニック上のマイノリティの分離主義や政治的独立を許すような雰囲気はない。

米国での言語・文化マイノリティの体験から

私は、米国において言語的・エスニック的にマイノリティであり、否応なく適応を迫られてきた。この本のなかで、アスペルガーなどの高機能自閉症スペクトラムの人々の世界に近づこうとしたとき、こうした自らの経験と重ねて考えてしまうことに気がついた。これが私の乗っている船であり、観察の視点となることはしかたがない。それは私が、異文化交流の経験がつくった船の上にいるからだ。

たとえば、私はテンプル・グランディンのＴＥＤでの素晴らしいスピーチ・パフォーマンスを見ながら、自分の過去を思い出していた。私も昔、ほとんど英語を話せずタイプも打てない状態で留学し、ハーバード大学の博士課程に入った。初めの一、二年はほとんど自閉症児のようで、クラスで話すこともできなかった。セミナーの最中に話そうとするのだが、クラスメートと競ってスマートさを示そうとするアメリカ人の学生が、まったく違う話題を次から次へと持ち出し、私が頭のなかで一生懸命絞り出した論理となんとか組み立てた言葉を一瞬にして使えなくしてくれる。言語の処理のスピードと発話のタイミングが悪いのだ。私の「メイド・イン・ジャパン」の神経回路も頑なに英語の音韻を拒否しているようで、聞き取りも難しかった。この音声聞き取りの回路のマイノリティぶりは、当然発声にも影響を与えるので、私のいわゆる日本風のアクセントや発声法も、もちろんそう簡単には直らない。すでに口腔のあたりの筋肉を動かす神経回路のパターンができてしまっていたのだろう。英語を読むのも当然遅くはあったが、幸いそれはある程度どうにかなる。だが、思考を意思的に言葉にまとめあげ、発話するまでに時間がかかる。

それに私は、自分が場違いなところにいるシャイな日本人に見える、ということを意識していた。でも寂しくはなかったし、なんとかして異文化に適応しようとするモティベーションと、自分の能力が思いもかけず伸びている感覚があった。それからしばらくして、やっとの思いで博士課程を終え、イェール大学で教鞭を執ることになった。イェール大学のキャンパスは美しいけれど、重厚なネオゴシック調の建物が並び、ちょっと暗い感じだ。できたてホヤホヤのドクター・イケガミは米国のアカデミアではいちばん下の、しかしみなそこから這い上がる助教授という地位に立たされた。そこには米国のアカデミア特有のさまざまなルールがあり、日本人の私はそれを一つひとつ覚えていった。たとえば研究資金を取るためにどうやってプロポーザルを書くかなど、まさに暗黙のやりかたがあり、それを一つひとつ実地で勉強していった。英語での学部学生への講義は大変だった。米国の教壇ではパフォーマンスが求められるのだが、それは大の苦手だった。

サムライの歴史社会学の講義をしようものなら、テーマへの興味から一〇〇人くらいの学部生が階段教室に集まる。前列の席は、なぜかずらっとホッケーチームの猛者たちで占められていて、その大きな体はまるで壁のようだ。米国の大学では学期末、学生たちが受講したコースの感想と評価を提出するのだが、「先生の英語がわからない」「講義が面白くない」などと容赦なく書いてくる。イェールのスマートな学部生からすれば、私は火星から来た先生だったに違いない。学生たちの反応には結構傷ついたが、前に進むしかない。「先生の侍の本はとてもよい」などと書いた感想のあったことが救いだった。イェール大学の学部学生は本当にブライトだ。だが、異なる言語を話す国境が接しているヨーロッパのような地域の学生と違い、米国の裕福な家庭に育ち、特にエリート中学・高校で学んできた学生ほど、変な英語を使う人間と「対等」に話す機会は意外と少ない。もちろん、これは「対等」という条件付きでの話で、移民のタクシー運転手やクリーニング・レディなど、明らかに違う階級の人とは話したことがあるはずだが。つまり、英語を中心とした神経回路レジームの正当性を疑う機会が、移民国家であるはずなのに意外に少ないのだ。

こうして私は、いまもグランディンには到底及ばないけれど、英語の講演や講義のパフォーマンスも少しは上達し、米国の大学で教えつづけている。人間の脳は実に柔軟なもので、チャレンジに対して対応するのだ。でも、私の生まれ育った日本語の言語神経回路が、米国では「非定型発達の言語神経回路」であることは変わらない。いわゆるNT（ニューロティピカル）ではないのだ。こうした言語文化マイノリティの体験から、私はマイノリティとしての自閉症当事者運動にシンパシーを持つようになった。そしてこの本では、直接伝わることの少ない自閉症当事者の方々の声を伝えたいと思ったが、私の視点が定型発達者のものであるため、輝くトビウオの人々にどこまで近づけたかはわからない。この本は自閉症研究の王道である心理学者や精神医学者などの専門家が「客観的に」自閉症の人々を研究したものでもなく、自叙伝などの当事者研究でもない。そうした立ち位置のこの本に価値があるか自分でもわからなくなったこともある。ただあまり突き詰めると何も進まなくなるので、ひとまずこのような形で書き上げた。

ジョンとの再会

冒頭に登場してもらった古戦場巡りの途中に京都で会ったジョンはいま、どうしているのだろう。この本を書き進めるうちに、彼のことがとても気になっていた。ジョンと最初に会ったとき、私は自閉症のこともアスペルガーのことも何も知らなかった。彼との最初の出会いは印象的ではあったがすれ違いでもあった。また会えたら、こんどはどんな出会いになるのだろう。私が自閉症の研究をしていることを喜んでくれるだろうか。幸い夫が、ジョンの父親に連絡してくれた。ジョンは米国東部のある町に住んでいて、私が仮想空間上の高機能自閉症の人々の研究をしているという話を聞いて、わざわざ週末にニューヨークまで来てくれることになった。ランチの約束をして、その日が待ち遠しかった。

そしてジョンがニューヨークのアッパーウェストサイドに現れた。前より快活になり、しっかりと私の目を見て握手してくれた。長身の爽やかな青年だ。前に会ったときはまだ大学生だったが、大学卒業後はロースクールで法律を学んだ。その合間に日本語や中国語、ポルトガル語などいくつかの言語を学んだことが本当に楽しかったらしい。ロースクールを修了し、弁護士資格の試験にも合格すると、こんどは日本に向かった。小・中学校で英語を教えた後、ある大企業の法務部でサラリーマン生活も経験したというが、日本での生活は楽しかったようだ。米国に戻って弁護士として働くようになってからは、語学力を生かしてもっぱら海外の法務関係資料を調査する仕事に就いている。

ランチには久しぶりに美味しい日本食を、というジョンの希望もあって、初秋のコロンバス通り沿いを歩いて、ガリ寿司に三人で向かう。歩きながら夫は、「いったい君は何カ国語できるんだい？たとえばタクシーに乗って、運転手と日常会話をするくらいだとどうかな」などと、男どうしでジョンとリズムの合った会話をしている。「さあ、簡単な日常会話なら一〇カ国語くらいかな。でも仕事で使うのは、日本語、韓国語、中国語が多いなあ」。私も質問してみる。「漢字を覚えるのが好きなんじゃない？」彼は早速嬉しそうに、漢字について語りはじめた。そして夫と私に視線を振りながら、時々楽しそうに声をたてて笑う。

ガリ寿司に着くと、私は早速聞いてみた。

「ジョンはいくつのときに診断されたの？」

「かなり小さいとき、三歳半くらいだったんだ」

「言葉は話したの？」

「それが結構遅かったんだよ。しゃべりだしたのは二歳半くらいで、それまでは一言も話さなかったらしい。でもいったんしゃべりはじめたら、急にきちんとした文を話したんだって。実は一歳半下の弟に、競争心を抱いてしゃべりだしたみたいなんだ」

私が思わず、聞いてみる。「へえー、その感じを覚えているの？」

「うん、そのときの気持ちをぼんやりとね。僕たちは二つの柵のついたベビー・ベッドに隣り合わせに寝かされていたんだ。僕は隣で寝ている弟を見て、アイツはまだしゃべれないな、と思ったんだ」

率直でユーモラスな気持ちのよい会話が続いた。

「自閉症の人は、子供のとき、おもちゃの電車や車を延々と並べるとか、大きくなってからも収集したりリストを作ったりするのが好きというけど、そういう感じはあるかしら？」

ジョンはにっこりして、「並べる、というより『揃える』というほうが正確だなあ」と、「並べる」と「揃える」というところだけ日本語で言った。何かを「揃える」と気持ちがよいらしい。そして彼の視覚優位で、細部へ注意がひきつけられる傾向が、どのようにいまの仕事に役立っているかを説明してくれた。

テーブルには、歴代の横綱の小さな似顔絵がずらっと並んだデザインの湯のみ茶碗がある。「そう言えば、これも横綱が揃って並んでいるね」とみんなで笑った。ジョンは子供のころは感覚過敏もかかえていたが、それも徐々にやわらいできているし、共感覚も昔はもっと強かったと語りはじめた。湯のみ茶碗には「Columbus Avenue（コロンバス通り）」と店の住所がプリントされている。ジョンはそれを手にとってじっと見つめると、「でも、今もこのコロンバス通りのCは水色に見えるよ」と言った。

ジョンは言葉にはいつも興味があったという。漢字を覚えるときも、授業のあと四時間ぶっ続けに習った漢字を記憶しても疲れなかった。漢字を揃えるのも好きだったのかもしれない。地理も大好きで、日本のほぼすべての都道府県をキチンと巡ってきたという。でも法律を学んだことで得たものも大きかった。「法律は、社会のルールそのままではないけれど、法律を学ぶことで、社会の成り立ち方も前よりわかるようになった気がする」。

ジョンは子供のころ、興味の幅が狭くこだわり行動を繰り返すというアスペルガー特有の傾向がみられたが、彼の両親は、彼がこだわっていることや得意なことを好きなだけやらせ、彼にとって心地よくないことを決して無理にやらせようとはしなかった。たとえば、ジョンは四、五歳のころにオレンジ色が気に入り、オレンジ色のものしか食べたがらない時期もあった。お母さんは彼に人参やチーズを与え、ジョンはそのうち他の色のものも食べるようになった。ジョンのお母さんにあとで伺ってみると、「ともかくジョンが自分らしくいられるようにした。彼の長所は本当に素晴らしいので、なんとかそこを伸ばして、それがいつの日か彼の短所をカバーするようになることを願ってきた」のだという。

お母さんはジョンの自己決定を尊重したようだ。自閉症の人は慣れない新しいことに苦痛を感じることが多いが、好きなことやこだわりが一連の文脈になって、自然に興味や経験の幅が広がることがあると考えたからでもある。三歳で寿司を食べて以来、強く示していた日本への興味も、やがてそれが日本の言葉、歴史、地理を学び、そして日本で仕事をするまでに興味の幅が広がり、新しい行動を始めるきっかけとなった。ジョンの自己肯定感も、一つにはそうした背景から生まれたのかもしれない。

ところで米国では、弁護士資格を取得した後に、法律の知識を生かしてさまざまな異なる分野に進んでいく人も多い。ジョンにとってはどんな分野が面白くて、しかも彼の性格や独特の能力に合っているのだろう。そんなことも話題になった。ジョンはもしかしたら自分に向いているのは、ホスピスのような生と死の倫理に関連する難しい問題を扱うことかもしれないと言う。人間の生死を扱う問題に向き合うには、そこに個々の命への深い敬愛の感情がなくてはならない。同時にそうしたエモーションが合理的な判断を曇らせてはならず、一定のルールも必要になる。

「僕はそこに感情と共感を抱きながら、でもそれが大きな合理的な判断を狂わせないよう、分けて考えることができそうな気がするんだ」

私たちはすっかり、遠くから訪ねてきてくれた聡明な甥を前にした、叔父さんと叔母さんのような心境になってきた。科学者の夫が言葉を添える。

「それなら人工知能や車の自動運転の問題はどうだい？　自動運転車は万一事故に遭った瞬間に、複数の他者やドライバー自身の生死を分けるかもしれない判断をするプログラムを組み込まなければならない。人の命を左右するルールを考えなくてはならないんだ」

ジョンは静かにそうした会話をかみしめている。彼の未来にはたくさんの可能性が広がっている。

私たちのアパートに戻ってから、私の原稿を読んでくれるというので、ジョンが登場するこの本のプロローグの部分の原稿をプリントしてまず渡した。彼はその場でじっくりと丁寧に日本語の原稿を読んでいる。私が少し心配して、「勝手な観察を書いて気を悪くしないといいんだけど……」と言うと、「僕がどう感じるかは、この際大事なことではない。あなたが僕と会ってそのときどう感じたか、そしてそれをこの本を読む読者がどう受け取るか、ということがいちばん大事だと考えて読んでいるよ」と言ってくれた。彼の反応は、ホスピスの問題を語ったときと同じロジックの反応に思えた。誤記も一つ見つけてくれた。

ジョンはたしかに進化していた。アスペルガーである特質はそのままに、そのどこが世間一般と違っているかという認識を深めつつ、その強みには自信と誇りを持っている。そのうえで、アスペルガー的な自己を飼いならしながら、乗りこなそうとする自我の成長・成熟を感じた。そしてジョンは、人と違っている点で気をつけなければならないコミュニケーション上のマナーなどは、完璧にマスターしているように思えた。まるでフレンチの一流のシェフが、ポピュラーな家庭料理の一品を自分のレシピとして料理するときのように。

ジョンのさまざまな勉強や日本での経験を含むさまざまな社会経験の広がりが、彼の進化を促していることは疑いない。自分の特質に合った方向で着実に生活と仕事を積み上げているらしいジョンを見るのは、私たちにとっても、本当に嬉しいことだった。そして仮想世界の自閉症の人々から学んだおかげで、以前のようにすれ違うことなくジョンと楽しく深い会話ができたことは、私にはこの研究の嬉しいボーナスだった。

私がこの研究を進めることができたのは、仮想空間上でお会いしたさまざまな自閉症アバターたちのおかげである。実生活ではさまざまな困難をかかえている方も多かったが、仮想空間ではみなキラキラと輝いていた。このことは、人間のクリエイティビティとは何か、またそれを発揮するにはどのような条件がふさわしいかという大きな課題を、私に与えてくれたような気がする。それについては別の機会に考察したい。

私たちの参加を許してくださった自閉症自助グループの方々には特にお礼申し上げたい。また、仮想空間でお会いしたさまざまな障害を持つアバターとの会話はとても楽しかった。自閉症はもちろんのこと、普段の生活ではなかなか出会えないような感覚や考えを持つ方々、そして素敵なアートのセンスを持つ方々との交流は、ワクワクするような驚きに満ちていた。この本でそうしたエキサイティングな経験をどれほど伝えきれたのかはわからないが、少なくとも人間に対する私の理解の幅を広げていただいたと思っている。

また、第一章で触れたジェントル・ヘロンとは、デンバーのご自宅を訪れ、その後も交流を深めることができたことが思い出に残る。この研究のさまざまな段階で、仮想空間に出入りしていた多くの方々にはヴァーチャルとリアルの両方で本当にお世話になったが、その一人ひとりをここに記すことはとてもできない。

この研究に対する米国国立科学財団とロバート・ウッド・ジョンソン財団からの助成に感謝したい。米国の研究助成制度の進取の気性に富んだありかたは、本当にありがたかった。さらに仮想空間の研究を支えてくれた学生のチームには多くのメンバーが出入りしてきたが、特に自閉症の部分について支えてくれたロバート・プルバーブさんにはデータの収集やインタビューなどでの奮闘・貢献に感謝したい。ステファニー・キュリアーさんには長年にわたりさまざまな角度から研究を支えていただき、今回も大変お世話になった。彼女の協力なしには、いくつかのアバターのストーリーをまとめることはできなかった。巻末の文献目録の作成ではクミコ・エンドウさんの協力を得た。ニュースクール大学のパーソンズ・デザインスクール在籍中のイラストレーター、ルシア・デンさんはアバターたちのイラストを繊細なタッチで描いてくださった。

前著に続き出版の機会をいただいたNTT出版の齋藤博さんには心から御礼を申し上げたい。日本語での本の書き下ろしに慣れない私にいつも適切な助言をくださった。また企画段階から時には日本の読者を代表してわかりにくい点を率直に質問してくださったことは大変ありがたかったし、優れた編集者と共に本を作る楽しさを十分に味わせていただいた。おなじくNTT出版の宮崎志乃さんには緻密な編集作業で本当にお世話になった。

ニューヨークをベースにした意識の研究と啓蒙の拠点・サロンとして最近誕生したYHouse（Yハウス）の皆様にも感謝したい。私も夫のピート・ハットと共にその立ち上げに参加したが、そこに集うさまざまな学際的な科学者や学者、そしてアーティストと仮想世界と意識について話を交わすことができたのは、私の思考の醗酵のために大いに役立った。ピート・ハットは私より先に仮想空間にはまったので、この研究の遠因をつくってくれたようなものだ。二人とも学者ではあるが、彼の物理学的なマインドと、コンテキストを重んじる人文・社会科学系の私の頭とでは、やはりオリエンテーションが違う。アバターたちから学んだ意識の不思議を語りあうことで、私たちがお互いに違っていることを認識できたことは、この研究のもう一つの面白い副産物だった。彼の得難い知的伴走にも感謝したい。

二〇一六年冬　ニューヨークにて

池上英子

自閉症研究進展の１つの大きな原動力になっている．しかしこうした動物実験が人間に当てはまるかどうかは，まだ検証が必要だが，示唆するものも非常に大きいため，ここで紹介した．

61) Szalavitz, Maia (2013). ちなみにこうした落ち着きのない子供は，自閉症というよりADHD（注意欠陥・多動性障害）だと思われるかもしれない．しかし最近の診断においては，自閉症とADHDの併発はめずらしくないとされる．

62) Markram, Henry, *et al.* (2007): 6; Markram, Kamila, and Henry Markram (2010): 224. ただし自閉症の脳・知覚作用をその弱点からでなくむしろ優れた点から出発した方が良く理解できるという考え方はマクラムだけでなく，L. Mottronなども早くから提唱している．第三章注54参照．

63) インテンス・ワールド理論は，これまで心理学や認知科学の分野で心の理論などを中心に自閉症研究をリードしてきた研究者たちには必ずしも評判がよくない．それはこれまで心理学が自閉症の人々の対人関係やコミュニケーションといった社会的・心的な経験を中心的な問題として研究を進めてきたのに対し，インテンス・ワールド理論では，感覚過敏への脳の一種の適応メカニズムと解釈していることが関係しているのだろう．

さらにこの理論の実験的な土台が，今のところ自閉症に似た症状を示すモデルのネズミを使った動物実験によるものだということも挙げられる．自閉症モデルのネズミは化学物質によってつくられる．このことからMarkramたちは妊娠中の母体への化学物質の影響やその他の環境因子の影響の可能性も重視している．自閉症の発現には遺伝が関係することはわかっているが，それだけで自閉症になるかどうかが決まるわけでないことも明らかになりつつある．

批判もあるとはいえ，自閉症アバターたちだけでなく自閉症当事者や親たちも，インテンス・ワールド理論は自分たちの経験に合致する，と考える人が多いようだ．たとえば，自閉症当事者ブログ Wrong Planet に掲載されたJohn Scott Holmanによる，以下の記事を参照．http://wrongplanet.net/interview-henry-and-kamila-markram-about-the-intense-world-theory-for-autism/

この15年ほど，脳神経科学者の自閉症研究への進出が目覚ましい．脳科学や遺伝子研究一般が驚くほど進展し，自閉症の研究が人間の脳の謎を解く入口としても重要であることがよく知られるようになってきた．こうしたなかで，必ずしも従来の自閉症研究の角度からだけでなく，感覚過敏や身体感覚の問題と自閉症の心的－社会的経験との関係について論じる研究者が増えていることはポジティブなことではないだろうか．

64) Favre, Mônica R. *et al.* (2015).

65) Iriki, Atsushi (2006) : 660-667; Iriki, A., and M. Taoka (2012): 10-23.

39) これは既発表の論文をメタ解析して引き出した仮説だが，MIT で長年脳科学・実験心理学をリードしてきた長老で，当時すでに 91 歳の Richard Held などが著者として加わっていることもあり，一般誌でも取り上げられて話題になった．Sinha, P., *et al.* (2014): 15220-15225.
40) Mohan, Geoffrey (2014).
41) Tammet, Daniel (2006)(=2007).
42) Ibid. : 1.
43) Ibid. : 24. この部分は共感覚の感覚－知覚的経験をわかりやすく伝えるために，私の翻訳を用いた．
44) Simner, J. (2010) : 1–15 によれば，50 種類くらいの異なる共感覚があるという．
45) Bor D., *et al.* (2007) でタメットの fMRI の結果を報告している．
46) Baron-Cohen, *et al.* (2013), 4(1):1.
47) Galton, F. (1880), Visualised numerals. *Nature*, 21 (543): 494–495.
48) http://psychcentral.com/news/2014/02/11/synesthesia-linked-to-autism/65721.html
49) 『宮沢賢治全集 3』筑摩書房，1986：64. 宮沢賢治の共感覚的文学については，山下聖美 (2016)「日本文学における共感覚」を参照．
50) Tammet, Daniel (2006)(=2007) : 19.
51) Ibid. (=2007): 195.
52) Hupé, J.M., and M. Dojat (2015), 北村紗衣編 (2016).
53) Watson, Marcus R., *et al.* (2012): 1533-1540.
54) Brown, W.A., *et al.* (2003) : 163-167. 絶対音感については第三章注 24 も参照．
55) カナダの研究者ローレン・モトロン（Lauren Mottron）などはこうした「優れた知覚作用（Enhanced Perceptional Functioning）」が自閉症スペクトラムを理解する鍵となることを早くから主張している．Mottron, Laurent, *et al.* (2013): 209-228; (2006): 27–43.
56) Grossenbacher, Peter G., and Christopher T. Lovelace (2001): 36-41.
57) Ramachandran, V. S., and E. M. Hubbard (2001): 3-34.
Hubbard E.M. and V.S. Ramachandran (November 2005) 松田英子「共感覚の科学研究」（北村紗衣 (2016), 序論）
58) Rubenstein, J.L., and M.M. Merzenich, (October 2003); Yizhar, O., *et al.* (July 2011): 171-178.
59) ヒトの脳の生成と自閉症の関係についての優れた日本語の入門書として，最近の脳研究の知見をわかりやすくまとめた，大隅典子 (2016); 山口真美 (2016) などがある．もちろん刈り込まれた庭木のメタファーは私の想像によるものだ．
60) Tang, Guomei, *et al.* (2014): 1131-1143. この論文が専門家の間で関心を呼んだもう１つの理由は，自閉症的な症状が起きてから，プルーニングの流れを変えることができるかもしれないという実験結果が含まれていたからだ．この実験は人工的に自閉症的な症状を起こさせたネズミによる動物実験だが，この樹状突起のプルーニングを薬の力で促進させる可能性も提起している．こうしたネズミによる動物実験は，現在，人々が細やかで鮮明な鷹のような視覚を持っていることについては，たとえば以下を参照．Ashwin, Emma, *et al.* (2009): 17-21; Tavassoli, Teresa, *et al.* (2011): 1778-1780.

26) 仮想空間ではアバターはタイピストの単なる代理ではないので，区別するためこのような言い方をする．別のアイデンティティを発達させ「個性」を持つことがよくあるし，複数のアバターを持つことも多いからだ．

27) Take the AQ Test, December 1, 2001, *Wired*.

28) 本当の診断は高い専門性が求められるので，インターネットで公開されている質問票は，本来の診断を受けるきっかけとして使われるべきであろう．また質問票の結果がアスペルガーの傾向を示していても，診断の際には，実際の生活に困難をもたらすどのような症状があるかについても考慮に入れなければならない．

しかし「病気」とは違い，神経回路の個性とも考えられる自閉症の場合は，どこまでが個性でどこからが「障害」かは，本来自身で決めるべきものという性格もある．また成人の自閉症当事者で，アニスのように本人がすでに社会と折り合いをつける方法を身につけている場合もあるので，さらに医学的な診断を必要とするかどうかは本人の選択の問題だろう．

それでも本人に自閉症の自覚がなければ，その折り合いをつける方法も見つけられないし，周囲の人との軋轢が深まる場合もあるので，自分の傾向を自覚することには大きな意味がある．ネットの質問票などはその点で有効だろう．ただし幼児や子供の場合は，さまざまな早期教育支援や社会的なルールの学び方が開発されており，子供の能力を伸ばせる可能性が高いので，早期診断が望ましいことは強調しておきたい．

29) 筋痛性脳脊髄炎は難病だが，日本では慢性疲労症候群と呼ばれており，患者団体が病名の改名を要望している．慢性疲労というといかにも気持ちの持ち方次第という感じがするためだ．

30) Williams, Dona(1994)(=2000 : 257).

31) Frith, Utah (2003) : 111-112（=2009 : 206–208）．

32) 自閉症の人々には共感力が弱いという心理学者の観察は，自閉症当事者どうしのコミュニケーションを観察したものではない．Komeda, H., *et al.* (2015) : 145-52.

33) ここでウッディやオーウェンは，自分たちの立場からの見方を述べているので，必ずしも正確な観察意見ではないかもしれない．たとえばウッディが言うようにすべての自閉症の人が，絵で考えているわけではないし，言葉や数字に強いアスペルガーの人もいる．しかしここでは，ウッディたちがどのように定型発達者を見ているかが大切なので，そのまま引用した．

34) 内海健 (2015).

35) Happé, Francesca, and Uta Frith (2006): 5-25.

36) Grandin, Temple, and Sean Barron(2005)(=2009).

37) たとえば，「彼はそういったことを経験しないわけではない」という二重否定表現は，肯定の意味になる．

38) 前述の内海健は，ASD（自閉症スペクトラム障害）の人の見ている世界は実はフラットで，裏表がないと考えている．

11) 彼女の主張は，前章で述べた1990年代以来の自閉症当事者運動，たとえばジム・シンクレアなどの活動を踏まえて成り立っていることをここで思い起こしてほしい．ジム・シンクレアは，初めて自閉症当事者どうしが出会ったとき，お互いのこだわり行動を観察して相手の好みや性向を察することを，コミュニケーションの1つのきっかけにした経験について語っている．

12) 綾屋紗月・熊谷晋一郎 (2008): 156.

13) 彼女は書き言葉では見事な文章を操るが，言葉を話してコミュニケーションをとろうと無理をするとメルトダウンのような状況になることがあるのだという．綾屋紗月・熊谷晋一郎 (2008): 126.

14) Kedar, Ido(2012).

15) デレクは極端な未熟児として生まれ，その際，酸素吸入で脳にダメージを受けたという．英国の上流階級に生まれたデレクは，ナニーに育てられたようだ．未熟児と自閉症発症の関連を示唆する最近の研究として Toulmin, H., *et.al.*(2015) ; Shinya, Yuta, *et al.* (2016).

16) Baron-Cohen, Simon(2008)(=2011).

17) Ockelford, Adam, *In the Key of Genius: The Extraordinary Life of Derek Paravincini*, UK, Hutchinson, May 3, 2007. デレクの経歴やコンサートや関連する書籍については彼のウェブサイトを参照．http://www.derekparavicini.net/publications.html

18) この直接経験としての美の世界については，村上靖彦 (2008) を参照.

19) 日本の聴覚障害者の文化に関する優れた研究に，Nakamura, Karen(2006); 澁谷智子 (2009) などがある.

20) 私の友人の聴覚障害者アバターはみな英語を使う人たちで，聴覚障害者は独立の言語集団だという文化的分離独立派ではなかった．手話で育った聴覚障害者の文化を尊重しながら外界へと橋を架ける方法は簡単ではない.

21) 現在はそれほど頻繁に会合を開いていないが，8年間も続くグループである．創立者は私の夫ピート・ハットで，私も時々参加していた.

22) ドナ・ウィリアムズもその自叙伝で，これに似た感覚について以下のように記述している.「しばらくすると私は，自分が望むあらゆるものに一体化できるようになった.たとえば壁紙や絨毯の模様，何度も繰り返し響いてくる物音，自分の顎を叩いて出す虚ろな音などに」. Williams, Dona(1992)(=2000：26).

23) 日本では禅に関する哲学的著作と国際的紹介の功績で鈴木大拙が有名だが，米国では鈴木俊隆は禅の瞑想実践に関心を持つ人々のなかでは大拙に並び，またはそれ以上に絶大な影響力がある．彼は1959年に渡米し，サンフランシスコ禅センターを創立した．鈴木俊隆 (2012) を参照.

24) 自閉症の人に絶対音感を持つ人の割合が一般より高いと言われているが，まだ研究例が十分ではない. Mottron, Laurent, *et al.* (2012) ; Stanutz, S. *et al.* (2012); Sarris, Marina (2015) ; Brown, W. A. *et al.* (2003); Brown, W.A., *et al.* 2003 : 163-167 などを参照.

25) 視覚異常と自閉症についての研究には長年の積み重ねがあるが，その概観については，以下がよい手引きとなる．Simmons, David R., *et al.* (2009): 2705-2739. 自閉症のとも新しい診断基準 DSM-5（2014）では，両方をまとめて「高機能」自閉症スペクトラムのなかに包括するようになった．だが，私が調査で出会った人のほとんどは2014年以前の診断基準で診断されているため，アスペルガーと診断されている人が多い．いずれにしても，セカンドライフで活動している自閉症のアバターは，このアスペルガーを含む高機能自閉症スペクトラム障害の人たちが主流だ．

3) Grandin, Temple (2008)(= 2010 : 32)「自閉症感覚」の一部に収録されているトニー・アトウッド博士（自閉症の研究の専門家）の質問に答えた言葉．

4) 最近の米国の診断基準 DSM-5 では，始めの２つの特徴，つまり言葉などのコミュニケーションと社会性の障害の違いはあいまいだとされて，結局は「対人コミュニケーションや対人行動の困難」からくる社会性の問題であるとして，１つにまとめられるようになった．したがって，「反復的な行動や興味のパターンの狭さ」などに関することとあわせて，大きく２大症状にまとめられる．

5) Baron-Cohen, Simon, *et al.* (1985).

6) Baron-Cohen, Simon(1995).

7) この「心の理論」という仮説を，さらに生物的に普遍化して説明しようとしたものに，ミラーニューロン仮説がある．ミラーニューロンとはイタリアのパロマ大学のジャコーモ・リッツォラッティ（Giacomo Rizzolatti）らがサルを使った実験によって，その存在を証明したものだ．サルが実験者のナッツをつまむところを見たときも，自分がナッツをつまむときも同じように活動するニューロンが存在したというのだ．ミラーニューロンが人間に存在することはまだ証明されていない．しかし，サルにあるものは人間にもある可能性は高いので，人間にも何らかの「ミラーシステム」が存在し，自閉症の場合は，そのシステムに問題があるために他人の心が読めないのではないか，と推測する研究が2000年代に多出した．Gallese, Vittorio, and Alvin Goldman(1998); Williams, Justin H. G., *et al.* (2001) : 287-295．ただし，ミラーニューロンはもともとサルの手を挙げるといった身体的な行為について働くもので，その仮説を人間にあてはめ，しかも自閉症児が他人の視点を読めない心の「原因」と考えるのは，仮説のうえに仮説を積み上げげたようなところがある．したがってこの理論には賛否両論がある．Pitts-Taylor(2016) が詳説している．

この学説を唱える研究者たちが，一般読者向けに，自閉症児は他者の心を読めない「壊れた鏡」だ，という強い欠如の言説を展開したこともあり，自閉症当事者に複雑な感情を巻き起こした．壊れた鏡理論については Ramachandran, Vilayanur S., and Lindsay M. Oberman(2006).

8) Baron-Cohen, Simon(2008)(=2011) ; Baron-Cohen, Simon, *et al.* ed. (1993)(=1997).

9) この研究がユニークなのは，より身体化した心を持つ人工知能の可能性を探っているからだ．柏野牧夫 (2016)．Lin, I.F., *et al.* (2015).

10) アマンダは最近，ブログで自分をメグというミドルネームで呼ぶようになったが，このころはアマンダとして知られていた．アマンダの言葉の障害と成長の過程について振り返ったエッセイは彼女のブログを参照．Ballastexistenz, Posted on March 10, 2006. https://ballastexistenz.wordpress.com/2006/03/10/lets-play-assumption-ping-pong/

35) エピジェニクスについての手引きとしては，仲野徹（2014）；佐々木裕之 (2005)；大隅典子 (2016) などが参考になる．環境要因とさらに遺伝と環境の相互関係についての文献レビューとして，Tordjman, S. *et al.* (2014)，環境因子に焦点を当てた文献レビューに Rossignol, D. A., *et al.* (2014)；黒田洋一郎／木村 - 黒田純子 (2014) などがある．

36) Sinclair, Jim (1993).

37) Sinclair, Jim(2005).

38) Williams, Dona (1994)(=2001)

39) Sinclair, Jim (1992).

40) Blume, Harvey (June 30, 1997); (September, 1998).

41) Ibid. Blume,Harvey (September, 1998).

42) 米国疾病予防センターのホームページにある公式の自閉症発現率推移を参照．https://www.cdc.gov/ncbddd/autism/data.html
ただし，自閉症の発現率は統計調査の手法やサンプルサイズで違いがでる．自閉症発現率が約 50 人に 1 人という最近の数字も，政府機関による全国健康インタビュー調査の一環として発表されている．National Health Statistics Report, 87, (November 2015). https://www.cdc.gov/nchs/data/nhsr/nhsr087.pdf

43) Mediati, Nick (June 7, 2012).

44) Silberman, Steve (December 1, 2001).

45) Buchen, Lizzie (2011), When geeks meet, *Nature*, vol. 479: 25-27.

46) テンプル・グランディンのインタビューは Temple Grandin on "Happy Aspies," Autism, and Start-Ups | Inc.com.July 31, 2013. http://www.inc.com/kimberly-weisul/temple-grandin-on-happy-aspies-autism-and-startups.html を参照.

第三章

1) Brownlee, John, The Natural Language of Autism?, *Wired*（January, 30.2007).

2) 前章で振り返ってきたように，自閉症の診断基準はこの数十年で大きく変わり，幅広いタイプの発達障害の人たちを包括するようになってきた．もともと米国の診断基準では，自閉症は基本的に以下の３つのタイプに分かれている．第１のタイプの自閉症として，自分のなかに閉じこもったようにみえるという意味で，カナーが「自閉症」と名づけた古典的な自閉症の人たちがいる．言葉の遅れ，社会性の問題，それにこだわり行動や狭い興味といった自閉症の主要症状をすべて備えている．第２のタイプは，「高機能自閉症」と呼ばれる人々で，言葉の遅れはあまりないものの対人関係などの社会性に問題があったり，常同行動がみられる人たちだ．第３に，アスペルガーという有名なカテゴリーがある．これは，言葉の遅れがなくむしろ知能も高いが，対人関係や社会的適応に問題があったり，狭い興味とこだわり行動などがみられる人たちを指す．このアスペルガーは 2014 年以前の米国の診断基準（DSM-4 まで）では，自閉症のサブグループとみなされ，独立して診断されていた．
　その後アスペルガーと高機能との区別があいまいだとされるようになり，米国のもっ

(January 21, 2013); Silberman, Steve (2015): 368; Meryman, Richard (1975) などに詳しい.「レインマン」製作の歴史は前述, Silberman, Steve (2015); Donvan and Zucker(2016) も参照.

20) Cruise, Tom(2003).

21) Rimland, Bernard(1989).

22) Ibid. このあたりの事情は Donvan and Zucker も当時の関係者にインタビューしている.

23) Donvan, J., and Caren Zucker (2016) : 412; Silberman, S. (2015) : 373. 他にも, 有名なサヴァン, キム・ピーク (Kim Peek) が脚本家のバリー・モロー（Barry Morrow）に早い時期に会って脚本の構成に影響を与えたが, ホフマンもピークに会っているという. しかし当時のモローは自閉症という言葉も知らなかったらしい. その後, 映画はリムランド博士がコンサルタントを務めるようになり,「自閉症」の天才的な主人公へと焦点が移っていったという. 誰がレインマンのモデルかはいまだに話題になるが, 実際にはさまざまな関係者がそれぞれ異なる時点で出会った複数の人々が映画の成立に影響を与えているのだろう. ここではリムランドの回想と前述の Silberman (2015) に従った.

24) Cruise, Tom (2003), Frith, Uta(2013).

25) Celebrating 40 years of Individuals with Disabilities Education Act, Autism Speaks blog, November 25, 2015.

26) Deer, B. (February 22, 2004), Revealed: MMR research scandal, *The Sunday Times*, London.

27) 歴史の変転をネットワークの複雑系のダイナミズムとして捉える著者のネットワーク歴史社会学については, Ikegami, Eiko (2000) ; (2005) を参照.

28) たとえば, *Nature Magazine* (November. 2011) の特集 : Editorial to the special issue, The Autism Enigma. 479, 05 を参照. 未熟児との関連は Shinya, Yuta, *et al.* (2016).

29) Tocqueville, Alexis de(1969)(=2005; 2008).

30) Putnam, Robert (2000)(=2006). パットナムは, 社会学者のジェームス・コールマン (James Coleman) などの影響をうけ, 社会関係資本（social capital）という概念を, ネットワークを豊かに持つことだと考えた. 彼の社会関係理論は, Putnam(1993)(=2001) により体系的に示されている.

31) Wright, Bob (2016).

32) その後, ワクチン説については親たちの分裂を見て, 注意深く中立を保ってきた「自閉症は発言する財団」だったが, 創立者ボブの娘（自閉症の孫の母）が予防接種原因説を支持する立場でメディアに登場したことで大騒ぎになり, 内部分裂の危機にさらされた. ボブとスザンヌは娘と自分たちの意見には違いがあると公表して事態を収拾したが, 予防接種原因説はこんなところにも大きな亀裂をもたらした.

33) Regalado, Antonio(December 15, 2005).

34) この自閉症遺伝子リストはサイモンズ財団のウェブサイトで見ることができる. https://gene.sfari.org/autdb/HG_Home.do

9) Parsons, S. and P. Mitchell(2002)：430-443.

10) たとえば，薬物依存症の支援団体「ダルク」の「言いっぱなし聞きっぱなし」については，綾屋紗月・熊谷晋一郎（2010）：134-156 を参照.

11) 以下，この自助グループのアバターたちは，ルシア・デンさんのイラストで紹介する.

12) セカンドライフの「歴史」については，Au, Wagner James 2009(=2008) が参考になる．著者のアウはセカンドライフの「新聞」ともいえるブログを長年運営しており，仮想世界内のニュースを現在まで記録し続けている.

第二章

1) Kanner, Leo（1943）：217-250.

2) Stoddart, Kim (May 23, 2015).
The Autistic Gardner, New Channel 4 programme featuring Alan Gardner and his team, with stunning garden makeovers. https://theautisticgardener.wordpress.com/

3) Kühl Stefan (1994)(=1999) 米国の戦前戦中の優生学思想の政治的影響についての資料の一部はウェブサイト上でも閲覧できる．http://www.eugenicsarchive.org/eugenics/

4) Frosted Children ,*Time* (April 26, 1948); Kanner, Leo (1949).

5) Silberman, Steve (2015): 198; Silverman, Chloe (2011): Kindle Edition. : 257; Donvan, John, and Caren Zucker (2016): 118-121.

6) Rimland, Bernard (1964). リムランドの歴史的貢献については以下を参照．https://www.autism.com/50thanniversaryinfantileautism

7) Wing, Lorna (1981): 115–129.

8) Wing, Lorna (2005): 197-203.

9) Wing, Lorna (1979): 107-111.

10) Wing, Lorna (1998). Wing, Lorna (February 10, 1996); Wing, Lorna (2005) ; Wing, Lorna (1997): 253–257 ; Wing, Lorna (2000). ローナたちのキャンパーウェルにおける研究の紹介として邦訳書では，Frith, Utah(2003)（=2009: 122-130）を参照.

11) ローナ・ウィングの生涯と研究については，彼女の共著者でもあるジュディス・グールドによる Gould, Judith(2014) を参照.

12) Tayler, C. (1992) : 25-73.

13) ルース・サリヴァン「序文」(Grandin, Temple (2008)(=2010) 所収）に，2 人の出会いが回想されている.

14) Sacks, Oliver, (1995)(= 2001).

15) ルース・サリヴァン「序文」(Grandin, Temple (2008)(=2010) 所収).

16) 彼女のビジュアルで思考する考え方は，Grandin, Temple (1995)(=1997) や，Grandin, Temple, and Catherine Johnson (2008)(=2006) などに詳しい.

17) Williams, Dona(1992)(=2000).

18) Mukhopadhyay, Tito Rajarshi (2000); (2008).

19) こうしたホフマンのエピソードと精神医療への興味については Hertzberg, H.

注

第一章

1) Blakeslee, Sandra(2002) . ティトははじめに英国の自閉症児のための慈善団体である The National Autistic Society によってインドで「発見」され，1999 年に英国に招待されてからよく知られるようになった．このころはアスペルガーの成人のように明らかに知能が高い自閉症の人ではなく，ティトのように言葉を話さず一見認知能力が低くみえる古典的自閉症の子供が，実は優れた文章・認知能力を内在させている場合があることは知られていなかった．英国における自閉症研究のパイオニアであるローナ・ウィングも初めてティトを検査したときの驚きを，以下のティトの詩集への序文で回想している．Wing, Lorna (2003).
2) Ikegami, Eiko(2006).
3) こうしたアバターと仮想空間における人種やその他の外見の違いに関する研究は，学生のレポートを含めていくつかあるが，たとえばウェブ上で見られる実験に，https://prezi.com/tgpnr1ym3uj6/experimenting-discrimination-in-virtual-reality/ がある．アバターを使った心理学的な実験を紹介した以下の著作も参考になる．Blascovich, Jim, and Jeremy Bailenson(2011); Maister, Lara, *et al.* (2014): 6-12
4) Luhrmann, Tanya M. (2012)
5) 「パブリック圏」をネットワーク論との関係で論じる詳細は，池上英子 (2005) 第２章の「創発特性としての文化とアイデンティティー」を参照.
6) ここでは仮想エスノグラフィーとして参考になる数例の先行研究を挙げるに留めたい. Bainbridge, W. S. (2007) : 472-476; Bainbridge, W. S., ed. (2010) ; Boellstorff, Tom (2008); Boellstorff, T., *et al.* (2012).
7) 当事者自叙伝のパイオニアであるテンプル・グランディンの著作は数多く邦訳されており，他の作者の自叙伝も多数邦訳されている．ここでは各著者の代表的作品のうち邦訳のあるものを紹介する．テンプル・グランディン／マーガレット・スカリアーノ著『我，自閉症に生まれて』（カニングハム久子訳，学習研究社，1994 年），テンプル・グランディン／リチャード・パネク著『自閉症の脳を読み解く――どのように考え，感じているのか』（中尾ゆかり訳，NHK 出版，2014 年），ドナ・ウィリアムズ著『自閉症だったわたしへ』（河野万里子訳，新潮社，2000 年），グニラ・ガーランド著『ずっと「普通」になりたかった。』（ニキ・リンコ訳，花風社，2000 年），ダニエル・タメット著『ぼくには数字が風景に見える』（古屋美登里訳，講談社，2014 年）．
8) 東田直樹（2007）；綾屋紗月・熊谷晋一郎（2008）；ニキ・リンコ（2005）．

藤井直敬，2009『つながる脳』NTT 出版.
藤家寛子，2004『他の誰かになりたかった――多重人格から目覚めた自閉の少女の手記』花風社.
古川茂人・山岸慎平・Hsin-I Liao・米家惇・大塚翔・柏野牧夫，2015「身体反応に現れる「聞こえ」とそのメカニズム」『NTT 技術ジャーナル』27(9). 13-16.
星野仁彦・さかもと未明，2014『まさか発達障害だったなんて――「困った人」と呼ばれつづけて』PHP 研究所.
宮尾益知監修，2015『女性のアスペルガー症候群』講談社.
宮岡等・内山登紀夫，2013『大人の発達障害ってそういうことだったのか』医学書院.
村上靖彦，2008『自閉症の現象学』勁草書房.
茂木健一郎，2007『脳と仮想』新潮社.
山口真美，2016『発達障害の素顔――脳の発達と視覚形成からのアプローチ』講談社.
山下聖美，2016「日本文学における共感覚――宮沢賢治と尾崎翠を中心に」『共感覚から見えるもの』勉誠出版.

wordpress.com/me とは /me とは /

大隅典子，2016『脳から見た自閉症——「障害」と「個性」のあいだ』講談社．

————，2010『脳の発生・発達——神経発生学入門』朝倉書店．

太田邦史，2013『エピゲノムと生命—— DNA だけでない「遺伝」のしくみ』講談社．

柏野牧夫，2016「身体と知能——スポーツや自閉症スペクトラムの脳科学からの視点」『NTT 技術ジャーナル（NTT Technical Review）』28(4) : 29-32.

————，2014「身体から潜在的な心を解読するマインドリーディング技術」『NTT 技術ジャーナル』，26(9): 32-36.

柏野 牧夫・米家 惇・古川 茂人・Hsin-I Liao，2016「眼から読み取る心の動き—— Heart-Touching-AI のキー技術」『NTT 技術ジャーナル』28(2): 22-25.

加藤進昌，2012『大人のアスペルガー症候群』講談社．

神尾陽子編，2012『成人期の自閉症スペクトラム 診療実践マニュアル』医学書院．

北村紗衣編，2016『共感覚から見えるもの——アートと科学を彩る五感の世界」勉誠出版．

黒木登志夫，2016『研究不正——科学者の捏造，改竄，盗用』中央公論新社．

黒田洋一郎，木村－黒田純子，2014『発達障害の原因と発症メカニズム——脳神経科学からみた予防・治療・療育の可能性』河出書房新社．

小泉英明，2011『脳の科学史——フロイトから脳地図，MRI へ』角川書店．

子安増生・大平英樹編，2011『ミラーニューロンと〈心の理論〉』新曜社．

佐々木裕之，2005『エピジェネティクス入門——三毛猫の模様はどう決まるのか』岩波書店．

澁谷智子，2009『コーダの世界——手話の文化と声の文化』医学書院．

白石雅一，2013『自閉症スペクトラムとこだわり行動への対処法』東京書籍．

鈴木俊隆，2012『禅マインド　ビギナーズ・マインド』松永太郎訳，サンガ出版．

千住淳，2014『自閉症スペクトラムとは何か——ひとの「関わり」の謎に挑む』，筑摩書房．

曽和利光，2016「面接官は「動作」を見ている　キーワードは太極拳」日本経済新聞，（2 月 10 日）．

田邊宏樹，2010「ヒト脳機能イメージングの歴史と現状」『教育研究』(52): 81-87.

長井志江・秦世博・熊谷晋一郎・綾屋紗月・浅田稔，2015「自閉スペクトラム症の特異な視覚とその発生過程の計算論的解明——知覚体験シミュレータへの応用」日本認知科学学会（第 32 回大会）発表．

仲野徹，2014『エピジェネティクス——新しい生命像をえがく』岩波書店．

ニキ・リンコ，2005『俺ルール——自閉は急に止まれない』花風社．

ニキ・リンコ・藤家寛子，2004『自閉っ子、こういう風にできてます！』花風社．

野波ツナ，宮尾益知監修，2011『旦那（アキラ）さんはアスペルガー——みつけよう笑顔のヒント』コスミック出版．

東田直樹，2007『自閉症の僕が飛びはねる理由——会話のできない中学生がつづる内なる心』エスコアール．

平岩幹男，2012『自閉症スペクトラム障害——療育と対応を考える』岩波書店．

Developmental Disorders, 29: 327-332.
Wired Staff, 2001, Take the AQ test, *Wired Magazine,* (December 1).

Wolman, David, 2008, The truth about autism: Scientists reconsider what they think they know, *Wired*, (February 25).

Wolpaw, Jonathan R., Niels Birbaumer, Dennis J. McFarland, Gert Pfurtscheller, and Theresa M. Vaughan, 2002, Brain-computer interfaces for communication and control, *Clinical Neurophysiology,* 113 (6): 767-791.

Wright, Bob, 2016, *The Wright Stuff: from NBC to Autism Speaks, written with Diane Mermigas,* RosettaBooks.

Yatziv, Tal, and Hilla Jacobson, 2015, Understanding visual consciousness in autism spectrum disorders, *Frontiers in Human Neuroscience,* 9.

Yizhar, O., L.E.Fenno, M.Prigge, F.Schneider, T.J.Davidson, D.J.O'Shea, V.S.Sohal, I.Goshen, J.Finkelstein, J.T.Paz, K.Stehfest, R.Fudim, C.Ramakrishnan, J.R.Huguenard, P.Hegemann, and K.Deisseroth, 2011, Neocortial excitation/inhibition balance in information processing and social dysfunction, *Nature,* (July 27), 27;477(7363): 171-178.

Yoshida, Kyoko, Nobuhito Saito, Atsushi Iriki, and Masaki Isoda, 2011, Representation of others' action by neurons in monkey medial frontal cortex, *Current Biology,* 21 (3): 249-253.

Zeliadt, Nicholette, 2016, Artificial intelligence project could yield clues about autism. Available from: https://spectrumnews.org/news/artificial-intelligence-project-could-yield-clues-about-autism/

【和文文献】

青木省三・村上伸治編，2015『大人の発達障害を診るということ――診断や対応に迷う症例から考える』医学書院．

綾屋紗月・熊谷晋一郎，2008『発達障害当事者研究――ゆっくりていねいにつながりたい』医学書院．

――――――，2010『つながりの作法――同じでもなく違うでもなく』NHK 出版．

池上英子，2000『名誉と順応――サムライ精神の歴史社会学』森本醇訳，NTT 出版．

――――――，2005『美と礼節の絆――日本における交際文化の政治的起源』NTT 出版．

伊藤亜紗，2015『目の見えない人は世界をどう見ているのか』光文社．

内海健，2015『自閉症スペクトラムの精神病理――星をつぐ人たちのために』医学書院．

浦河べてるの家，2005『べてるの家の「当事者研究」』医学書院．

NPO 法人筋痛性脳脊髄炎の会，2016，「ME とは」，以下を参照：https://mecfsj.

whatisepigenetics.com/fundamentals/

White, Sarah, Elisabeth Hill, Joel Winston, and Uta Frith, 2006, An islet of social ability in asperger syndrome: Judging social attributes from faces, *Brain and Cognition,* 61 (1): 69-77.

White, Sarah, Helen O'Reilly, and Uta Frith, 2009, Big heads, small details and autism, *Neuropsychologia,* 47 (5): 1274-1281.

White, M., and S. M. Dorman, 2001, Receiving social support online: Implications for health education, *Health Education Research*, 16 (6), (December): 693-707.

Williams, Deron, 2016, Father and son. Available from: http://deronwilliams.com/father/

Williams, Dona, 1992, *Nobody, Nowhere,* Random House.（= 2000, 河野万里子訳『自閉症だったわたしへ』新潮社.）

———, 1994, *Somebody Somewhere,* Random House. (= 2001, 河野万里子訳『自閉症だったわたしへ II』新潮社 .)

Williams, Justin HG, Andrew Whiten, Thomas Suddendorf, and David I. Perrett, 2001, Imitation, mirror neurons and autism, *Neuroscience & Biobehavioral Reviews* 25 (4): 287-295.

Wing, Lorna,1979, Mentally retarded children in Camberwell,:London. in H. Hafner, ed., *Estimating Needs for Mental Health Care,* Berlin:Springer Verlag:107-112.

———, 1981, Asperger's syndrome: A clinical account, *Psychological Medicine,* 11:115–129.

———, 1988, The Continuum of Autistic Characteristics, *Diagnosis and Assessment in Autism* in, Eric Schopler and Gary B. Mesibov, eds., New York, NY: Plenum Press.

———, 1996, Autistic Spectrum Disorders, *British Medical Journal,* (February 10).

———, 1996, *The Autistic Spectrum: A guide for parents and professionals,* Constable.（= 1998, 久保紘章・佐々木正美・清水康夫監訳『自閉症スペクトル―― 親と専門家のためのガイドブック』東京書籍.）

———, 1997, Editorial; Asperger's syndrome: Management requires diagnosis, *Journal of Forensic Psychiatry*, 8:253-257.

———, 2000, Past and future research on Asperger syndrome, in A. Klin, F. Volkmar, & S. Sparrow eds., *Asperger Syndrome*, New York: Guildford Press.

———, 2003, Foreword, Tito Mukhopadhyay, The Mind Tree. Retrived from National Geographic, OnlineExtra. Available from: http://ngm.nationalgeographic.com/ngm/0503/feature1/online_extra.html

———, 2005, Problems of categorical classification systems, in F. Volkmar, A. Klin and R. Paul, eds., Handbook of Autism and Pervasive Developmental Disorders (3rd ed.), New York: Wiley.

———, 2005, Reflections on opening Pandora's box, *Journal of Autism and Developmental Disorders,* 35 (2): 197-203.

Wing, Lorna, and Gould J., 1979, Severe Impairments of Social Interaction and Associated Abnormalities in Children, Epidemiology and Classification, *Journal of Autism and*

Free Press.（= 2007，古屋美登里訳『ぼくには数字が風景に見える』講談社.）
Tang, Guomei, Kathryn Gudsnuk, Sheng-Han Kuo, Marisa L. Cotrina, Gorazd Rosoklija, Alexander Sosunov, Mark S. Sonders, Ellen Kanter, Candace Castagna, and Ai Yamamoto, 2014, Loss of mTOR-dependent macroautophagy causes autistic-like synaptic pruning deficits, *Neuron*, 83 (5): 1131-1143.
Tavassoli, Teresa, Keziah Latham, Michael Bach, Steven C. Dakin, and Simon Baron-Cohen, 2011, Psychophysical measures of visual acuity in autism spectrum conditions, *Vision Research,* 51 (15): 1778-1780.
Tayler, C., 1992, The Politics of Recognition, in *Multiculturalism: Examining the Politics of Recognition*, A. Gutmann, ed., Princeton: Princeton University Press.
Tocqueville, Alexis de., 1969, *Democracy in America,* ed. J.P. Maier, trans. George Lawrence Anchor Books. (=2005; 2008, 松本礼二訳『アメリカのデモクラシー』第 1 巻（上・下）; 第 2 巻（上・下）, 岩波文庫 .)
Tordjman, S., Somogyi, E., Coulon, N., Kermarrec, S., Cohen, D., Bronsard, G., and Xavier, J., 2014, Gene × Environment Interactions in Autism Spectrum Disorders: Role of Epigenetic Mechanisms, *Frontiers in Psychiatry*, 5:53.
Toulmin, H., C. F. Beckmann, J. O'Muircheartaigh, G. Ball, P. Nongena, A. Makropoulos, A. Ederies, *et al*., 2015, Specialization and integration of functional thalamocortical connectivity in the human infant, *Proceedings of the National Academy of Sciences of the United States of America* , 112 (20), (May 19): 6485-6490.
University of Cambridge and Science Daily, 2013, Synesthesia is more common in autism. Available from:https://www.sciencedaily.com/releases/2013/11/131119193908.htm
van der Aa, Christine PDM, Monique MH Pollmann, Aske Plaat, and van der Gaag, Rutger, 2014, Computer-mediated communication in adults with high-functioning autism spectrum conditions, (January), *ArXiv Preprint arXiv*:1410.1087.
Velázquez, José L. Pérez, and Roberto F. Galán,2015, Information gain in the brain's resting state: A new perspective on autism, *Information-Based Methods for Neuroimaging: Analyzing Structure, Function and Dynamics*: 57.
Wakabayashi, A., Y. Tojo, S. Baron-Cohen, and S. Wheelwright, 2004, The autism-spectrum quotient (AQ) Japanese version: Evidence from high-functioning clinical group and normal adults, *Shinrigaku Kenkyu : The Japanese Journal of Psychology,* 75 (1), (April): 78-84.
Walker, Nick, 2015, Neurocosmopolitanism: Nick walker's notes on neurodiversity, autism, and cognitive liberty. Available from:http://neurocosmopolitanism.com/about-me/
Watson, Marcus R., Mark R. Blair, Pavel Kozik, Kathleen A. Akins, and James T. Enns, 2012, Grapheme-color synaesthesia benefits rule-based category learning, *Consciousness and Cognition*, 21 (3): 1533-1540.
Weintraub, Karen. 2011. Autism counts, *Nature,* 479 (7371): 22-24.
Whatisepigenetics.com., 2016, Epigenetics: Fundamentals. Available from: http://www.

———, 2015, *Neurotribes:The legacy of autism and the future of neurodiversity*, Penguin Publishing Group.

Silverman, Chloe, 2011, *Understanding Autism: Parents, Doctors, and the History of a Disorder*, Princeton University Press.

Simmons, David R., Ashley E. Robertson, Lawrie S. McKay, Erin Toal, Phil McAleer, and Frank E. Pollick, 2009, Vision in autism spectrum disorders, *Vision Research,* 49 (22): 2705-2739.

Simner, J., 2010, Defining synaesthesia, *British Journal of Psychology*, (February): 103.

Sinclair, Jim, 1992, Social uses of fixations, *Our Voice*, The Newsletter of Autism Network International, 1(1).

———, 1993, Don't mourn for us, *Autism Network International: Our Voice,* the newsletter of Autism Network International, 1(3). Online at: www.jimsinclair.org/dontmourn.htm

———, 1996, Parent-professional partnerships: Who's missing in this picture? Presentation at Autism Treatment Services of Canada, Victoria, British Columbia, Canada.

———, 2005, History of ANI (autism network international): The development of a community and its Culture. Available from : http://www.autreat.com/History_of_ANI.html

———, 2013, Why I dislike "person first" language, *Autonomy: the Critical Journal of Interdisciplinary Autism Studies,* 1 (2).

Singh, Jennifer S., 2016, *Multiple Autisms: Spectrums of Advocacy and Genomic Science*, University of Minnesota Press.

Sinha, P., M. M. Kjelgaard, T. K. Gandhi, K. Tsourides, A. L. Cardinaux, D. Pantazis, S. P. Diamond, and R. M. Held, 2014, Autism as a disorder of prediction, *Proceedings of the National Academy of Sciences of the United States of America,* 111 (42), (October 21): 15220-15225.

Smith, Adam, 2009, The empathy imbalance hypothesis of autism: A theoretical approach to cognitive and emotional empathy in autistic development. *The Psychological Record,* 59 (2): 273.

Stanutz, S., J. Wapnick, and J. A. Burack, 2014, Pitch discrimination and melodic memory in children with autism spectrum disorders, *Autism: The International Journal of Research and Practice,* 18 (2), (February): 137-147.

Steinkuehler, Constance A., and Dmitri Williams, 2006, Where everybody knows your (screen) name: Online games as "third places", *Journal of Computer-Mediated Communication*, 11 (4): 885-909.

Stoddart, Kim, 2015, How does your garden grow?, *The Guardian*, (May23).

Szalavitz, Maia, 2013, The boy whose brain could unlock autism. Available from: https://medium.com/matter/the-boy-whose-brain-could-unlock-autism-70c3d64ff221#.ryyqku5qb

Tammet, Daniel, 2006, *Born on a Blue Day: Inside the Extraordinary Mind of Autistic Savant,*

Rouse, Helen, Nick Donnelly, Julie A. Hadwin, and Tony Brown, 2004, Do children with autism perceive second-order relational features? The case of the thatcher illusion, *Journal of Child Psychology and Psychiatry,* 45 (7): 1246-1257.

Rouw, R. and Scholte, H.S., 2007, Increased structural connectivity in grapheme-color synesthesia, *Nature Neuroscience,* 10: 792-797.

Rubenstein, J. L. and M.M. Merzenich, 2003, Model of autism: increased ratio of excitation/inhibition in key neural systems, *Genes, Brain and Behavior,* 2(5), (October): 255-267.

Sacks, Oliver,1995, *An Anthropologist on Mars: Seven Paradoxical Tales,* New York: Knopf.

Sagiv, Noam, and Jamie Ward, 2006, Crossmodal interactions: Lessons from synesthesia, *Progress in Brain Research,*155 : 259-271.

Sample, Ian, 2015, Brain scans of premature babies reveal changes that may raise risk of autism,*The Guardian,* (May 4).

Sandin, Sven, Paul Lichtenstein, Ralf Kuja-Halkola, Henrik Larsson, Christina M. Hultman, and Abraham Reichenberg, 2014, The familial risk of autism,*The Journal of the American Medical Association,* 311 (17): 1770-1777.

Sarris, Marina,2014, Space invaders: Personal space and autism,(October 2). Available from: https://iancommunity.org/ssc/personal-space-autism

———, 2015, Perfect pitch: Autism's rare gift,(July 2). Available from: https://iancommunity.org/ssc/perfect-pitch-autism-rare-gift

Savarese, Ralph James, 2010, More than a thing to ignore: An interview with Tito Rajarshi Mukhopadhyay, *Disability Studies Quarterly,* 30 (1).

ScienceDaily.com., 2016, Autism genes identified using new approach. Available from: https://www.sciencedaily.com/releases/2016/08/160801113827.htm

Scola-Streckenbach, Susan, 2008, Experience-based information: The role of web-based patient networks in consumer health information services, *Journal of Consumer Health on the Internet,* 12 (3): 216-236.

Scott-Van Zeeland, A. A., B. S. Abrahams, A. I. Alvarez-Retuerto, L. I. Sonnenblick, J. D. Rudie, D. Ghahremani, and J. A. Mumford, *et al.*, 2010, Altered functional connectivity in frontal lobe circuits is associated with variation in the autism risk gene CNTNAP2, *Science Translational Medicine,* 2 (56), (November 3): 56ra80.

Seymour, Wendy, and Deborah Lupton, 2004, Holding the line online: Exploring wired relationships for people with disabilities, *Disability & Society,* 19 (4): 291-305.

Shapiro, Joseph P.,1994, *No pity: People with disabilities forging a new civil rights movement,* New York: Three Rivers Press.

Shinya, Yuta, Masahiko Kawai, Fusako Niwa, and Masako Myowa-Yamakoshi, 2016, Associations between respiratory arrhythmia and fundamental frequency of spontaneous crying in preterm and term infants at term-equivalent age, *Developmental Psychobiology,* (March 31).

Silberman, Steve, 2001, The geek syndrome, *Wired,* (December 1).

Predictive processing, counterfactual predictions, and mentalising in autism, *Consciousness and Cognition,* 36: 376-389.

Paravicini, Derek, (official website). Available from：http://www.sonustech.com/paravicini/

Parsons, Sarah, and Peter Mitchell, 2002, The potential of virtual reality in social skills training for people with autistic spectrum disorders, *Journal of Intellectual Disability Research,* 46 (5): 430-443.

Pitts-Taylor, Victoria,2016, *The Brain's Body: Neuroscience and Corporeal Politics,* Duke University Press.

Plank, A., and D. Grover, 2004, Autistic Teens Create Website for People with Asperger's Syndrome, *PRWeb*, (July 1).

Preidt, Robert, 2013, People with autism may recognize faces in different way: Study, (November 20). Available from: http://consumer.healthday.com/cognitive-health-information-26/autism-news-51/people-with-autism-may-recognize-faces-in-different-way-study-682200.html

Putnam, Robert, 1993, *Making Democracy Work: Civic Traditions in Modern Italy*, Princeton University Press.（= 2001，河田潤一訳『哲学する民主主義――伝統と改革の市民的構造』NTT 出版.）

――― , 2000, *Bowling Alone: The Collapse and Revival of American Community,*Simon &Schuster,New York.(= 2006，柴内 康文訳『孤独なボウリング――米国コミュニティの崩壊と再生』柏書房 .)

Ramachandran, Vilayanur S., and Edward M. Hubbard, 2001, Synaesthesia:a window into perception, thought and language,*Journal of Consciousness Studies,* 8 (12): 3-34.

Ramachandran, Vilayanur S., and Lindsay M. Oberman, 2006, Broken mirrors: A theory of autism, *Scientific American*(November).

Regalado, Antonio, 2005, A hedge-fund titan's millions stir up research into autism, *The Wall Street Journal,* (December 15).

Ridley, Matt, 2003, *Nature via Nurture: Genes, Experience and What Makes Us Human*, New York, Harper Collins Publishers.（= 2014, 中村桂子・斉藤隆央訳『やわらかな遺伝子』早川書房.）

Rimland, Bernard,1964, *Infantile Autism: The Syndrome and Its Implications for a Neural Theory of Behavior*, Prentice Hall.

――― , 1986, Foreword, Grandin, Temple, and Margaret M. Scariane *Emergence: Labeled Autistic,*Novato, CA: Arena Press:3.

――― , 1989, Rain man and the savants' secrets,*The Editor's Notebook, Autism Research International Newsletter,* 3 (1): 3.

――― , 1994, The Modern History of Autism: A Personal Perspective, *Autism in Children and Adults*, Johnny L. Matson, ed. Brooks/Cole:1.

Rossignol, D. A., S. J. Genuis, and R. E. Frye, 2014, Environmental toxicants and autism spectrum disorders: a systematic review,*Translational Psychiatry*, 4(2).

2014, Progressively increased M50 responses to repeated sounds in autism spectrum disorder with auditory hypersensitivity: A magnetoencephalographic study, *PloS One*, 9 (7): e102599.

Mazumdar, Soumya, Marissa King, Ka-Yuet Liu, Noam Zerubavel, and Peter Bearman, 2010, The spatial structure of autism in California, 1993-2001, *Health & Place,* 16 (3): 539-546.

Mediati, Nick, 2012, Profiles in geekdom: Alex plank of wrong planet, *PCWorld,* (June 7).

Meryman, Richard,1975, Playboy Interview: Dustin Hoffman, *Playboy,* 22 (4).

Mohan, Geoffrey, 2014, Is autism like a magic show that won't end?, *Los Angeles Times* (October 6).

Mondak, Phyllis, 2000, The Americans with disabilities act and information technology access, *Focus on Autism and Other Developmental Disabilities,* 15 (1): 43-51.

Mottron, Laurent., L. Bouvet, A. Bonnel, F. Samson, JA. Burack, M. Dawson, P. Heaton, 2013, Veridical mapping in the development of exceptional autistic abilities, *Neuroscience & Biobehavioral Reviews*, 37 (2),(February).

Mottron, Laurent, M. Dawson, I. Soulières, B. Hubert, and J. Burack, 2006,Enhanced perceptual functioning in autism: an update, and eight principles of autistic perception, *Journal of Autism and Developmental Disorders*, 36: 27-43.

Mukhopadhyay, Tito Rajarshi, 2000, *The Mind Tree: A Miraculous Child Breaks the Silence of Autism,* Arcade Publishing.

———,2008, *How Can I Talk If My Lips Don't Move?: Inside My Autistic Mind Autism*, New York, Arcade Publishing.

Murphy, Declan GM, Jennifer Beecham, Michael Craig, and Christine Ecker, 2011, Autism in adults:New biological findings and their translational implications to the cost of clinical services, *Brain Research,* 1380: 22-33.

Muskie,1998, Institute for the Study of the Neurologically Typical, Muskie. Available from: http://isnt.autistics.org/

Nakamura, Karen, 2006, *Deaf in Japan: Signing and the Politics of Identity*, Cornell University Press.

National Geographic Magazine, 2005, Mind Tree Poems. Available from:http://ngm.nationalgeographic.com/ngm/0503/feature1/online_extra.html

Nature Magazine, 2011, Editorial to the special issue, The Autism Enigma, (November):479, 05.

Ockelford, Adam,2009, *In the key of genius: The extraordinary life of Derek Paravicini,* UK, Hutchinson, May 3, 2007.

Ouimet, Tia, Nicholas EV Foster, Ana Tryfon, and Krista L. Hyde, 2012, Auditory-musical processing in autism spectrum disorders: A review of behavioral and brain imaging studies, *Annals of the New York Academy of Sciences,* 1252 (1): 325-331.

Palmer, Colin J., Anil K. Seth, and Jakob Hohwy,2015, The felt presence of other minds:

Kedar, Ido, 2012, *Ido in Autismland: Climbing out of autism's silent prison,* Sharon Kedar.
Klin, Ami, and Warren Jones, 2006, Attributing social and physical meaning to ambiguous visual displays in individuals with higher-functioning autism spectrum disorders, *Brain and Cognition,* 61 (1): 40-53.
Koelsch, Stefan, 2014, Brain correlates of music-evoked emotions, *Nature Reviews Neuroscience,* 15 (3): 170-180.
Komeda, Hidetsugu, 2015, Similarity hypothesis: Understanding of others with autism spectrum disorders by individuals with autism spectrum disorders, *Frontiers in Human Neuroscience,* 9.
Komeda, H., H. Kosaka, D. N. Saito, Y. Mano, M. Jung, T. Fujii, and H. T. Yanaka, *et al.,* 2015, Autistic empathy toward autistic others, *Social Cognitive and Affective Neuroscience,* 10 (2), (February): 145-152.
Kroll, T., R. Barbour, and J. Harris, 2007, Using focus groups in disability research, *Qualitative Health Research,* 17 (5), (May): 690-698.
Kühl, Stefan, 1994, *The Nazi Connection: Eugenics, American Racism, and German National Socialism*, Oxford University Press.（= 1999，麻生久美訳『ナチ・コネクション――アメリカの優生学とナチ優生思想』明石書店.）
Lawson, Wendy,1998, *Life Behind Glass: A Personal Account of Autism Spectrum Disorder,* Southern Cross University Press.（= 2001，ニキ・リンコ訳『私の障害、私の個性』花風社.）
Lewis, M. B., 2003, Thatcher's children: Development and the thatcher illusion, *Perception,* 32 (12): 1415-1421.
Lin, I.F., Yamada, T., Komine, Y., Kato, N., Kashino, M.,2015 Enhanced segregation of concurrent sounds with similar spectral uncertainties in individuals with autism spectrum disorder, *Scientific Reports,* (May) 22: 5.
Liu, K. Y., M. King, and P. S. Bearman, 2010, Social influence and the autism epidemic, *American Journal of Sociology,* 115 (5), (March): 1387-1434.
Lombardo, Michael V., Jennifer L. Barnes, Sally J., Wheelwright, and Simon Baron-Cohen, 2007, Self-referential cognition and empathy in autism, *PLoS One,* 2 (9): 883.
Luhrmann, Tanya M., 2012, *When God Talks Back*: *Understanding the American Evangelical Relationship with God,* New York, Vintage.
Maister, Lara, *et al.*, 2014, Changing Bodies Changes Minds: Owning Another Body Affects Social Cognition, *Trends in Cognitive Sciences*, 19(1).
Markram, Henry, Tania Rinaldi, and Kamila Markram, 2007, The intense world syndrome:an alternative hypothesis for autism, *Frontiers in Neuroscience,* 1: 6.
Markram, Kamila, and Henry Markram, 2010, The intense world theory:a unifying theory of the neurobiology of autism, *Frontiers in Human Neuroscience*, 4: 224.
Matsuzaki, Junko, Kuriko Kagitani-Shimono, Hisato Sugata, Masayuki Hirata, Ryuzo Hanaie, Fumiyo Nagatani, Masaya Tachibana, Koji Tominaga, Ikuko Mohri, and Masako Taniike,

———, 2013, Visualizing Networked Self : Agency, Reflexivity, and the Social Life of Avatars, *Social Research*, winter, 1155.

Ikegami, Eiko, and Piet Hut, 2008, Avatars are for Real: Virtual Communities and Public Spheres:A Reflection on Two Virtual Networks in early modern Japan and Contemporary Digital Culture, *Journal of Virtual Worlds Research*, 1(1), (July).

Ikegami, Eiko, and Robert Proverb, 2014, Neuro-Typicals and Us: Identity and Disability in the Digital Ethnography of Autism in Second Life, Proceedings, Annual Meeting of American Sociological Association, (August).

Iriki, Atsushi, 2006, The neural origins and implications of imitation, mirror neurons and tool use, *Current Opinion in Neurobiology*, 16 (6): 660-667.

Iriki, A., and M. Taoka, 2012, Triadic (ecological, neural, cognitive) niche construction: A scenario of human brain evolution extrapolating tool use and language from the control of reaching actions, *Philosophical Transactions of the Royal Society of London, Series B, Biological Sciences*, 367 (1585), (January 12): 10-23.

Ito, Juichi, 1994, Cochlear implantation: Preoperative counselling and postoperative problems, *Auris Nasus Larynx*, 21 (2): 98-102.

Jiang, Kevin, 2014, Autism and intellectual disability incidence linked with environmental factors, *UChicago News* (March 13).

Kaland, Nils, Lars Smith, and Erik Lykke Mortensen, 2008, Brief report: Cognitive flexibility and focused attention in children and adolescents with asperger syndrome or high-functioning autism as measured on the computerized version of the Wisconsin card sorting test, *Journal of Autism and Developmental Disorders*, 38 (6): 1161-1165.

Kalichman, Seth C., Eric G. Benotsch, Lance Weinhardt, James Austin, Webster Luke, and Chauncey Cherry, 2003, Health-related internet use, coping, social support, and health indicators in people living with HIV/AIDS: Preliminary results from a community survey, *Health Psychology*, 22 (1): 111.

Kandalaft, Michelle R., Nyaz Didehbani, Daniel C. Krawczyk, Tandra T. Allen, and Sandra B. Chapman, 2013, Virtual reality social cognition training for young adults with high-functioning autism, *Journal of Autism and Developmental Disorders*, 43 (1): 34-44.

Kanner, Leo,1943, Autistic Disturbances of Affective Contact, *Nervous Child*, 2, 217-250.

———, 1949, Problems of Nosology and Psychodynamics of Early Infantile Autism, *American Journal of Orthopsychiatry*, 19(3), (July), 416-426.

Kaplan, Melvin, 2006, *Seeing through new eyes: Changing the lives of children with autism, asperger syndrome and other developmental disabilities through vision therapy*, Jessica Kingsley Publishers.

Kashino, Makio, Makoto Yoneya, Shigeto Furukawa, and Hsin-I Liao, 2014, Reading the implicit mind from the body, *NTT Technical Review*, 12 (11): 1-6.

Katz, Alfred H., 1981, Self-help and mutual aid: An emerging social movement?, *Annual Review of Sociology*: 129-155.

201.
Happé, Francesca, and Uta Frith, 2006, The weak coherence account: Detail-focused cognitive style in autism spectrum disorders, *Journal of Autism and Developmental Disorders,* 36 (1): 5-25.
Happé, Francesca, and Angelica Ronald,2008, The 'fractionable autism triad': A review of evidence from behavioural, genetic, cognitive and neural research, *Neuropsychology Review,* 18 (4): 287-304.
Happé, Francesca, Angelica Ronald, and Robert Plomin, 2006, Time to give up on a single explanation for autism, *Nature Neuroscience,* 9 (10): 1218-1220.
Harris, Gordon J., Christopher F. Chabris, Jill Clark, Trinity Urban, Itzhak Aharon, Shelley Steele, Lauren McGrath, Karen Condouris, and Helen Tager-Flusberg, 2006, Brain activation during semantic processing in autism spectrum disorders via functional magnetic resonance imaging, *Brain and Cognition,* 61 (1): 54-68.
Hayley, N. Katherine, 1999, *How we became posthuman: Virtual bodies in cybernetics, literature, and informatics*, Chicago: Chicago University Press.
Heaton, Pamela, 2003, Pitch memory, labelling and disembedding in autism, *Journal of Child Psychology and Psychiatry*, 44 (4): 543-551.
Heble, Ajay, Donna Palmateer Pennee, and JR Struthers,1997, *New contexts of canadian criticism,* Peterborough, Ontario: Broadview Press.
Hertzberg, H., 2013, Tales of Hoffman, *New Yorker* (January 21).
Hubbard E.M. and V.S. Ramachandran, 2005, Neurocognitive mechanisms of synesthesia, *Neuron*, 48(3),(November):509-520.（= 2003「数字に色を見る人たち　共感覚から脳を探る」『日経サイエンス』8 月号.）
Humphreys, Keith, and Julian Rappaport,1994, Researching self-help/mutual aid groups and organizations: Many roads, one journey, *Applied and Preventive Psychology,* 3 (4): 217-231.
Hupé, J.-M., C. Bordier, and M. Dojat, 2012, The neural bases of grapheme-color synesthesia are not localized in real color-sensitive areas, *Cerebral Cortex,* New York: July,1991, 22 (7): 1622-1633.
Hupé, J.-M., and Dojat, M.,2015, A critical review of the neuroimaging literature on synesthesia, *Frontiers in Human Neuroscience*, 9, 103. Available from: http://doi.org/10.3389/fnhum.2015.00103
Ikegami, Eiko, 2000, A Sociological Theory of Publics: Identity and Culture as Emergent Properties in Networks, *Social Research*, winter, 67(4).
———, 2005, *Bonds of civility: Aesthetic networks and the political origins of Japanese culture,* Cambridge: Cambridge University Press.
———, 2006, My Sociological Practices and Commuting Identities, *Lessons from Sociology: Global Perspectives on Sociological Careers.* Edited by Mathieu Deflem, De Sitter Publications.

Learning Styles, *Autism Asperger's Digest* (November/December).

———, 2008, *The Way I See It: A Personal Look at Autism & Asperger's*, Future Horizons Inc.（= 2010，中尾ゆかり訳『自閉症感覚——かくれた能力を引きだす方法』NHK 出版.）

Grandin, Temple, and Sean Barron, 2005, *Unwritten Rules of Social Relationships: Decoding Social Mysteries Through the Unique Perspectives of Autism*, Future Horizons Inc.（= 2009，門脇陽子訳『自閉症スペクトラム障害のある人が才能を活かすための人間関係 10 のルール』明石書店.）

Grandin, Temple, and Catherine Johnson, 2006, *Animals in Translation: Using the Mysteries of Autism to Decode Animal Behavior*, Mariner Books.（= 2006，中尾ゆかり訳『動物感覚——アニマル・マインドを読み解く』NHK 出版.）

Grandin, Temple, and Richard Panek, 2013, *The Autistic Brain: Thinking Across the Spectrum*. (= 2014，中尾ゆかり訳『自閉症の脳を読み解く——どのように考え、感じているのか』NHK 出版 .)

Grandin, Temple, and Margaret M.Scariano,1986, *Emergence: Labeled Autistic*, Novato, CA: Arena Press: 91.（= 1994，カニングハム久子訳『我、自閉症に生まれて』学習研究社.）

Grossenbacher, Peter G., and Christopher T. Lovelace, 2001, Mechanisms of synesthesia: Cognitive and physiological constraints,*Trends in Cognitive Sciences,*5 (1): 36-41.

The Guardian, 2016, Dating with autism: 'You have to find someone who understands'. Available from:http://www.theguardian.com/tmi/2016/apr/08/dating-with-autism-you-have-to-find-someone-who-understands

———, 2016, Musical wicked to be adapted for autistic audiences. Available from: http://www.theguardian.com/tmi/2016/apr/15/musical-wicked-to-be-adapted-for-autistic-audiences

Hackling, Ian, 2009, Autistic Autobiography, *Philosophical Transaction of the Royal Society,*364, 1467-1473.

———,2009, How we have been learning to talk about autism: A role for Stories, *Metaphilosophy,* 40. issue 3-4:499-516.

Hall, Stephen S., 2014, Solving the autism puzzle, *MIT Technology Review,* (December 18).

Happé, Francesca,1999, Autism: cognitive deficit or cognitive style?, *Trends in Cognitive Sciences,* 3 (6), (June).

Happé, Francesca, Rhonda Booth, Rebecca Charlton, and Claire Hughes,2006, Executive function deficits in autism spectrum disorders and attention-deficit/hyperactivity disorder: Examining profiles across domains and ages, *Brain and Cognition,* 61 (1): 25-39.

Happé, Francesca, Stefan Ehlers, Paul Fletcher, Uta Frith, Maria Johansson, Christopher Gillberg, Ray Dolan, Richard Frackowiak, and Chris Frith,1996, 'Theory of mind' in the brain. Evidence from a PET scan study of asperger syndrome, *Neuroreport,* 8 (1): 197-

清水康夫・鈴木玲子訳『新訂　自閉症の謎を解き明かす』東京書籍.）
———, 2008, *Autism: A Very Short Introduction*, Oxford University Press.（= 2008, 神尾陽子監訳・華園力訳『ウタ・フリスの自閉症入門——その世界を理解するために』中央法規出版.）
———, 2013, An Interview by Lance Workman: From art to autism on a journey through her collection of memories, *The Psychologist,* (December). Available from: https://thepsychologist.bps.org.uk/volume-26/edition-12/art-autism
Frith, Utah, and Happé, F., 1994, Autism: Beyond "theory of mind", *Cognition*, 50. 115-132.
Gaigg, Sebastian B., 2012, The interplay between emotion and cognition in autism spectrum disorder: Implications for developmental theory, *Frontiers in Integrative Neuroscience,* 6 (113): 1-35.
Gallese, Vittorio, and Alvin Goldman, 1998, Mirror neurons and the simulation theory of mind-reading, *Trends in Cognitive Sciences,* 2 (12): 493-501.
Galton, F., 1880, Visualized numerals, *Nature*, 21 (543): 494-495.
Geddes, Linda, 2015, The big baby experiment, *Nature,* 527 (7576): 22-25.
Gerland, Gunilla,1996, *A Real Person: Life on the Outside,* Tr. Joan Tate.（= 1997, ニキ・リンコ訳『ずっと「普通」になりたかった』花風社 .）
Gernsbacher, Morton Ann, 2010, Stigma from psychological science: Group differences, not deficits-introduction to stigma special section, *Perspectives on Psychological Science: A Journal of the Association for Psychological Science,* 5 (6), (November): 687.
Gernsbacher, Morton Ann, and Sarah R. Pripas-Kapit,2012, Who's missing the point? A commentary on claims that autistic persons have a specific deficit in figurative language comprehension, *Metaphor and Symbol*, 27 (1): 93-105.
Gernsbacher, Morton Ann, Jennifer L. Stevenson, Suraiya Khandakar, and H. Hill Goldsmith,2008, Why does joint attention look atypical in autism?, *Child Development Perspectives,* 2 (1): 38-45.
Ginty, David, 2016, Understanding somatosensory deficits in autism spectrum disorder. Available from: https://sfari.org/funding/grants/abstracts/understanding-somatosensory-deficits-in-autism-spectrum-disorder
Gomot, Marie, and Bruno Wicker, 2012, A challenging, unpredictable world for people with autism spectrum disorder, *International Journal of Psychophysiology,* 83 (2): 240-247.
Gordon, Robert M., 1986, Folk psychology as simulation, *Mind & Language*, 1 (2): 158-171.
Gould, Judith, 2014, Lorna Wing obituary, *The Guardian* (June 22).
Grandin, Temple,1992, An Inside View of Autism, *High-Functioning Individuals with Autism,* Eric Schopler and Gary Mesibov, eds. New York, NY: Plenum Press: 105–125.
———, 1996, *Thinking in Pictures: My Life with Autism*, New York, NY: Vintage Books: 4. (= 1997, カニングハム久子訳『自閉症の才能開発——自閉症と天才をつなぐ環』学習研究社.）
———, 2006, The Way I See It: The Effect of Sensory and Perceptual Difficulties on

DiMaggio, Paul, Eszter Hargittai, W. Russell Neuman, and John P. Robinson, 2001, Social implications of the internet, *Annual Review of Sociology* : 307-336.

Donvan, John, and Caren Zucker, 2016, *In a different key: The story of autism,* New York: Crown Publishers.

Dovern, A., G. R. Fink, A. C. Fromme, A. M. Wohlschlager, P. H. Weiss, and V. Riedl, 2012, Intrinsic network connectivity reflects consistency of synesthetic experiences, *The Journal of Neuroscience: The Official Journal of the Society for Neuroscience,*32 (22), (May 30): 7614-7621.

Drummond, Katie, 2013, Synesthesia might be more common in people with autism, *The Verge.* Available from : http://www.theverge.com/2013/11/20/5125888/synesthesia-might-be-more-common-in-people-with-autism

Ducheneaut, N., 2010, Massively multiplayer online games as living laboratories: Opportunities and pitfalls, *Online worlds: Convergence of the real and the virtual.,* ed. William Sims Bainbridge, New York: Springer-Verlag: 135-146.

Edelson, Stephen M.,2014, Bernard Rimland's Infantile Autism: The book that changed autism, retrieved in 2016.

Eyal, Gil, 2013, For a sociology of expertise: The social origins of the autism Epidemic 1, *American Journal of Sociology,* 118 (4): 863-907.

Eyal, Gil, *et al.*, 2010, *The autism matrix,* Cambridge: Polity Press.

Falkmer, Marita, Geoffrey W. Stuart, Henrik Danielsson, Staffan Bram, Mikael Lönebrink, and Torbjörn Falkmer, 2011, Visual acuity in adults with asperger's syndrome: No evidence for "eagle-eyed" vision, *Biological Psychiatry,* 70 (9): 812-816.

Favre, Mônica R., Deborah La Mendola, Julie Meystre, Dimitri Christodoulou, Melissa J. Cochrane, Henry Markram, and Kamila Markram, 2015, Predictable enriched environment prevents development of hyper-emotionality in the VPA rat model of autism, *Frontiers in Neuroscience,* 9.

Feinberg, Edward, and John Vacca, 2000, The drama and trauma of creating policies on autism critical issues to consider in the new millennium, *Focus on Autism and Other Developmental Disabilities,* 15 (3): 130-137.

Finch, David, 2009, Somewhere inside, a path to empathy, *The New York Times* (May 15).

Finn, Jerry,1999, An exploration of helping processes in an online self-help group focusing on issues of disability, *Health & Social Work* , 24 (3), (August): 220-231.

Freeth, Megan, Elizabeth Sheppard, Rajani Ramachandran, and Elizabeth Milne, 2013, A cross-cultural comparison of autistic traits in the UK, India and Malaysia, *Journal of Autism and Developmental Disorders,* 43 (11): 2569-2583.

Frith, Utah, 1989, *Autism:Explaining the Enigma,* Blackwell.

———, 1991, Asperger and His Syndrome, *Autism and Asperger Syndrome,* Cambridge, UK: Cambridge University Press.

———, 2003, *Autism: Explaining the Enigma, Second edition,* Wiley. (= 2009, 冨田真紀・

Buchen, Lizzie, 2011,"When Geeks meet", *Nature*, 479: 25-27.
Buxbaum, Joseph D., and Patrick R. Hof., 2011, The emerging neuroscience of autism spectrum disorders, *Brain Research,* 1380 : 1-2.
Canis,Major, 2012, *How do you deal with losing games?* . Available from: http://wrongplanet.net/forums/viewtopic.php?t=208333
CBS, 60 Minutes, 2010, *Derek Paravicini's extraordinary gift*. Available from: http://www.cbsnews.com/news/derek-paravicinis-extraordinary-gift-12-03-2010/
Cedars-Sinai Medical Center, 2013, Neurons in brain's 'face recognition center' respond differently in patients with autism, *Medical Press*. Available from: http://medicalxpress.com/news/2013-11-neurons-brain-recognition-center-differently.html
Charman, Tony, Catherine RG Jones, Andrew Pickles, Emily Simonoff, Gillian Baird, and Francesca Happé, 2011, Defining the cognitive phenotype of autism, *Brain Research,* 1380: 10-21.
Charmaz, Kathy,1983, Loss of self : A fundamental form of suffering in the chronically ill, *Sociology of Health & Illness*,5 (2): 168-195.
Collingwood, Jane, 2015, Synesthesia linked to autism, *Psych Central*. Available from: http://psychcentral.com/news/2014/02/11/synesthesia-linked-to-autism/65721.html
Columbia University Medical Center Newsroom, 2014, Children with autism have extra synapses in brain. Available from:http://newsroom.cumc.columbia.edu/blog/2014/08/21/children-autism-extra-synapses-brain/
Conrad, P., and C. Stults, 2010, Internet and the experience of illness, *Handbook of medical sociology, sixth edition.,* eds. C. Bird, P. Conrad, A. Fremont and S. Timmermans: 179-191. Nashville: Vanderbilt University Press.
Crane, L., L. Goddard, and L. Pring, 2009, Sensory processing in adults with autism spectrum disorders, *Autism: The International Journal of Research and Practice,*13 (3) (May): 215-228.
Crespi, Bernard J., 2016, Autism as a disorder of high intelligence, *Frontiers in Neuroscience,* 10.
Cruise, Tom, 2003, Tom Cruise: My Struggle to Read, *People* (July 21), 60(3). Available from:http://www.people.com/people/archive/article/0,,20140587,00.html
Cruz, Joe, and Robert M. Gordon, 2003, Simulation theory, *Encyclopedia of Cognitive Science*.
Dakin, Steven, and Uta Frith, 2005, Vagaries of visual perception in autism, *Neuron,* 48 (3): 497-507.
Davidson, Joyce, 2008, Autistic culture online: Virtual communication and cultural expression on the spectrum,*Social & Cultural Geography*,9 (7): 791-806.
Davies, Martin, and Tony Stone, eds. 1995*, Folk psychology: The theory of mind debate*, Hoboken: Wiley-Blackwell.
De Witt, John C.,1991, The role of technology in removing barriers, *The Milbank Quarterly* , 69: 313-332.

Perceptual consciousness overflows cognitive access, *Trends in Cognitive Sciences*,15 (12): 567-575.

Blume, Harvey, 1997, Autistics Are Communicating in Cyberspace, *New York Times*(June 30).

———, 1998, Neurodiversity: On the neurological underpinnings of geekdom, *The Atlantic* (September).

Boellstorff, Tom, 2008, *Coming of age in second life: An anthropologist explores the virtually human,* Princeton: Princeton University Press.

Boellstorff, Tom, Bonnie Nardi, Celia Pearce, and T. L. Taylor,2012, *Ethnography and virtual worlds: A handbook of method*, Princeton: Princeton University Press.

Bonfranceschi, Anna L., 2014, 5 simulazioni per capire il mondo dell'autismo（イタリア版*Wired* 誌からの翻訳.「自閉症の世界を理解するための５つのシミュレーション」日本版「*Wired*」誌のウェブサイトより）: Available from: http://wired.jp/2014/05/10/autism-simulation/

Bonnel, Anna, Laurent Mottron, Isabelle Peretz, Manon Trudel, Erick Gallun, and Anne-Marie Bonnel, 2003, Enhanced pitch sensitivity in individuals with autism: A signal detection analysis, *Journal of Cognitive Neuroscience,* 15 (2): 226-235.

Bor D., J. Billington, and S. Baron-Cohen, 2007, Savant memory for digits in a case of synaesthesia and Asperger syndrome is related to hyperactivity in the lateral prefrontal cortex, *Neurocase,* 13, (October) : 311-319.

Borkman, Thomasina, 1999, *Understanding Self-Help/Mutual Aid: Experiential learning in the commons,* New Brunswick: Rutgers University Press.

Boulos, Maged N. Kamel, Lee Hetherington, and Steve Wheeler, 2007, Second life: An overview of the potential of 3-D virtual worlds in medical and health education, *Health Information & Libraries Journal*, 24 (4): 233-245.

Bouvet, Lucie, Andrée-Anne Simard-Meilleur, Adeline Paignon, Laurent Mottron, and Sophie Donnadieu, 2014, Auditory local bias and reduced global interference in autism, *Cognition*, 131 (3): 367-372.

Bowker, Natilene, and Keith Tuffin, 2002, Disability discourses for online identities, *Disability & Society*, 17 (3): 327-344.

Bowling, Heather, and Eric Klann,2014, Shaping dendritic spines in autism spectrum disorder: MTORC1-dependent macroautophagy, *Neuron*, 83 (5): 994-996.

British Psychological Society (BPS), 2015, Can synesthesia be taught? colored letters, tasty sounds?, *ScienceDaily*.

Brown, W.A., K. Cammuso, H. Sachs, B. Winklosky, J. Mullane, R.Bernier, S. Svenson, D. Arin, B. Rosen-Sheidley, and S.E. Folstein, 2003, Autism-Related Language, Personality, and Cognition in People with Absolute Pitch: Results of a Preliminary Study, *Journal of Autism and Developmental Disorders,* 33(2): 163-167.

Brownlee, John, 2007, The natural language of autism?, *Wired* (January 30).

impaired adolescents, *Computers in Human Behavior* , 24 (5): 1802-1815.

Baron, Saskia, 2015, Neurotribes review: the evolution of our understanding of autism, *The Guardian*(August 23).

Baron-Cohen, Simon, 1995, *Mindblindness: An Essay on Autism and Theory of Mind,* Cambridge, MA: MIT Press.（= 2002，長野敬・長畑正道・今野義孝訳『自閉症とマインド・ブラインドネス』青土社.）

———, 2008, *Autism and Asperger Syndrome:The Facts*, Oxford University Press.（= 2011，水野薫・鳥居深雪・岡田智訳『自閉症スペクトラム入門——脳・心理から教育の治療までの最新知識』中央法規出版.）

Baron-Cohen, Simon, Donielle Johnson, Julian Asher, Sally Wheelwright, Simon E. Fisher, Peter K. Gregersen, and Carrie Allison, 2013, Is synaesthesia more common in autism? , *Molecular Autism* 4 (1): 1.

Baron-Cohen, Simon, Alan M. Leslie, and Uta Frith, 1985, Does the autistic child have a "theory of mind"? , *Cognition*, 21 (1): 37-46.

Baron-Cohen, Simon, Howard A. Ring, Sally Wheelwright, Edward T. Bullmore, Mick J. Brammer, Andrew Simmons, and Steve CR Williams, 1999, Social intelligence in the normal and autistic brain: An fMRI study, *European Journal of Neuroscience,* 11 (6): 1891-1898.

Baron-Cohen, Simon, H. Tager-Flusberg, and D. Cohen, ed.,1993, *Understanding Other minds: Perspectives from Autism*, Oxford University Press.(= 1997，田原俊司監訳『心の理論——自閉症の視点から（上）』八千代出版.）

Baron-Cohen, Simon, Sally Wheelwright, Richard Skinner, Joanne Martin, and Emma Clubley, 2001, The autism-spectrum quotient (AQ): Evidence from asperger syndrome/high-functioning autism, malesand females, scientists and mathematicians, *Journal of Autism and Developmental Disorders*, 31 (1): 5-17.

Behrmann, Marlene, Cibu Thomas, and Kate Humphreys,2006, Seeing it differently: Visual processing in autism,*Trends in Cognitive Sciences,* 10 (6): 258-264.

Bettelheim, Bruno,1967, *The Empty Fortress: Infantile Autism and the Birth of the Self,* Florence, MA: Free Press:125, 348.

Bird, G., G. Silani, R. Brindley, S. White, U. Frith, and T. Singer, 2010, Empathic brain responses in insula are modulated by levels of alexithymia but not autism, *Brain : A Journal of Neurology*,133 (Pt 5), (May): 1515-1525.

Blakemore, Sarah-Jayne, Teresa Tavassoli, Susana Calò, Richard M. Thomas, Caroline Catmur, Uta Frith, and Patrick Haggard, 2006, Tactile sensitivity in asperger syndrome, *Brain and Cognition*, 61 (1): 5-13.

Blakeslee, Sandra, 2002, A boy, a mother and a rare map of autism's world, New York Times. Com (November 19).

Blascovich, Jim, and Jeremy Bailenson, 2011, *Infinite reality: Avatars, eternal life, new worlds, and the dawn of the virtual revolution,* New York: Harper Collins.Block, Ned, 2011,

参考文献

【欧文文献】

Academic Autistic Spectrum Partnership in Research and Education, 2016., "AASPIRE's use of 'person first language.'" Available from: http://aaspire.org/?p=about&c=language

Agmon, Eran, and Randall D. Beer, 2013, The evolution and analysis of action switching in embodied agents, *Adaptive Behavior,* 22 (1): 3-20.

Ashwin, Emma, Chris Ashwin, Danielle Rhydderch, Jessica Howells, and Simon Baron-Cohen, 2009, Eagle-eyed visual acuity: An experimental investigation of enhanced perception in autism, *Biological Psychiatry,* 65 (1): 17-21.

Asperger, H., 1944, Die 'Autistischen Psychopathen' im Kindesalter, *Archiv für Psychiatrie und Nervenkrankheiten*, 117:76-136.

———, 1979, Problems of Infantile Autism, *Communication: Journal of the National Autistic Society*, 13.

Au, Wagner James, 2008, *The making of second life: Notes from the new world*, New York: Collins Business. (= 2009，井口 耕二・滑川 海彦訳『仮想コミュニティがビジネスを創りかえる――セカンドライフ』日経 BP 社.)

Autism Speaks, 2014, Virtual reality training improves social skills and brain activity. Available from: https://www.autismspeaks.org/science/science-news/virtual-reality-training-improves-social-skills-and-brain-activity

Bagatell, Nancy, 2010, From Cure to Community: Transforming Notions of Autism, *Ethos,* 38(1).

Baggs, Mel, 2006, *Let's play Assumption Ping-pong!* Available from: https://ballastexistenz.wordpress.com/2006/03/10/lets-play-assumption-ping-pong/

———, 2016, *Ballastexistenz: About.* Available from: https://ballastexistenz.wordpress.com/about-2/

———, 2016, *There is ableism somewhere at the heart of your oppression, no matter what your oppression might be.* Available from: https://ballastexistenz.wordpress.com

Bainbridge, William Sims, 2007, The scientific research potential of virtual worlds, *Science:*New York, 317 (5837), (July 27): 472-476.

Bainbridge, William Sims, ed. 2010, *Online worlds: Convergence of the real and the virtual,* New York: Springer-Verlag.

Barak, Azy, Meyran Boniel-Nissim, and John Suler, 2008, Fostering empowerment in online support groups, *Computers in Human Behavior,* 24 (5): 1867-1883.

Barak, Azy, and Yael Sadovsky, 2008, Internet use and personal empowerment of hearing-

池上英子（いけがみ・えいこ）
ニュー・スクール大学大学院社会学部教授、同大学社会学部学部長歴任。ハーバード大学社会学部博士課程、イエール大学大学院社会学部准教授、プリンストン高等研究所研究員などをへて現職。専攻は歴史社会学、社会理論、文化社会学、ネットワーク論。ニューヨーク在住。お茶の水女子大学文教育学部国文学科卒業。日本経済新聞社勤務をへて筑波大学大学院地域研究科修士課程修了、ハーバード大学社会学部博士課程（1989Ph.D）。著書に『名誉と順応——サムライ精神の歴史社会学』〔原著 *The Taming of the Samurai: Honorific Individualism and the Making of Modern Japan* ハーバード大学出版〕、『美と礼節の絆——日本における交際文化の政治的起源』〔原著 *Bonds of Civility: Political Origins of Japanese Culture* ケンブリッジ大学出版、全米アジア学会ジョン・W・ホール著作賞、全米社会学会ベスト文化社会学賞、政治社会学卓越著作賞、The Mirra Komarovsky Book Award 賞〕（ともにＮＴＴ出版）は、世界各国で出版。2007 年より仮想世界の研究に取りくみ、本書のテーマに関連した障害者と仮想空間の研究で、ヘルスケア関連で権威あるジョンソン財団賞を受賞。近著に『自閉症という知性』（ＮＨＫ新書）、『江戸とアバター——私たちの内なるダイバーシティ』共著 田中優子、朝日新書）がある。

ハイパーワールド
共感しあう自閉症アバターたち

2017 年 3 月 2 日　初版第 1 刷発行
2022 年 11 月 30 日　初版第 2 刷発行

著　者　池上英子
発行者　東　明彦
発行所　NTT 出版株式会社
〒 108-0023　東京都港区芝浦 3-4-1　グランパークタワー
TEL　03-6809-4891（営業担当）／ 03-6809-3276（編集担当）
FAX　03-6809-4101　https://www.nttpub.co.jp/
装　丁　長久雅行
印刷製本　株式会社光邦

ISBN 978-4-7571-4347-0 C0011